2025国家执业药师职业资格考试2000题

中药学综合知识与技能

主　编　费永彪
副主编　李晶晶　宗晨钟
编　者　（按姓氏笔画排序）
　　　　王　林　李晶晶　张晓旭　宗晨钟
　　　　孟　晶　费永彪　郭佳乐

中国健康传媒集团
中国医药科技出版社

内 容 提 要

本书由具有丰富考前培训经验的专家老师根据新版执业药师职业资格考试大纲及考试指南的内容要求精心编写而成。书中习题按新版考试指南章节编排，题量丰富，出题角度多样，题目难度恰当，题型与真题要求完全一致，并逐题配有答案和详尽解析。随书附赠配套数字化资源，包括历年真题、考生手册、思维导图、高频考点、飞升上岸修炼计划等；赠线上模拟试卷，方便考生系统复习后自查备考。考生可通过做题加深对所学知识点的理解、运用和记忆，提升应试能力。本书是参加 2025 年国家执业药师职业资格考试考生的辅导用书。

图书在版编目（CIP）数据

中药学综合知识与技能 / 费永彪主编. －－ 北京：中国医药科技出版社，2025.4. －－（2025 国家执业药师职业资格考试 2000 题）. －－ ISBN 978-7-5214-5048-4

Ⅰ. R28-44

中国国家版本馆 CIP 数据核字第 20256S5A85 号

美术编辑　陈君杞
责任编辑　高延芳
版式设计　友全图文

出版　**中国健康传媒集团** | 中国医药科技出版社
地址　北京市海淀区文慧园北路甲 22 号
邮编　100082
电话　发行：010 - 62227427　邮购：010 - 62236938
网址　www.cmstp.com
规格　889 × 1194mm $\frac{1}{16}$
印张　13 $\frac{1}{2}$
字数　455 千字
版次　2025 年 4 月第 1 版
印次　2025 年 4 月第 1 次印刷
印刷　大厂回族自治县彩虹印刷有限公司
经销　全国各地新华书店
书号　ISBN 978-7-5214-5048-4
定价　**69.00 元**

获取新书信息、投稿、为图书纠错，请扫码联系我们。

数字资源编委会

主　编　李晶晶　袁卫玲　蒋桂华

编　者　（按姓氏笔画排序）

　　　　王　林　王成朋　牛　漫

　　　　尹显梅　李晶晶　杨书瑜

　　　　杨高婷　张丽娟　郑雨青

　　　　费永彪　袁卫玲　徐子涵

　　　　陶　静　蒋桂华

出版说明

执业药师职业资格制度的核心是保障职业准入人员具备良好的职业素质和能力。国家执业药师职业资格考试以执业药师岗位职责和实践内容为出发点，以培养在药品质量管理和药学服务方面具有综合性职业能力、具备自主学习和终生学习的态度和意识、能较好地服务公众健康的人才为目标。

为了更好地服务于考生，帮助考生顺利通过考试，我们组织国内工作在教学一线、有着丰富考前培训经验的专家编写了这套丛书。本丛书依据新版考试大纲和考试指南，在对近几年考试真题的考点分布及题型比例、出题难度进行深入研究的基础上编写而成，力求语言规范化、试题原创性和考点全覆盖。本丛书具有以下特点：

1. 紧扣新版考纲。新版考试大纲从考试内容、重点要求、出题方向、考题类型等多方面，更加强调实践应用，要求药学服务从业人员系统地掌握"三基"，即基本理论、基本知识和基本技能，并要具备将这些知识在实践中领会、运用、综合、分析等方面的能力。本丛书题目的设计紧紧围绕"以用定考、以考促学、学以致用"这一中心原则。

2. 精选通关试题。本丛书所设题型与历年真题完全一致，包括最佳选择题（只有1个最符合题意）、配伍选择题（备选项可重复选用，也可不选用）、综合分析选择题（每组题基于同一个案例，只有1个最符合题意）和多项选择题（有2个或2个以上符合题意），并根据近年执业药师考试真题中各章节所占分值比重，对各章节试题总量和题型比例做了合理配置。对重要考点多角度出题，帮助考生举一反三，利用联想记忆、对比记忆和分类记忆等方法掌握相关考点内容。

3. 逐题精准解析。为方便考生及时补充知识缺漏，书中对每道试题均设有解析。针对难点和重点题目做了详细解析，旨在开拓考生解题思路。

4. 合理安排题量。本丛书各分册均设计试题2000余道，题量丰富，旨在使考生通过反复做题，从不同角度熟悉考点，提高复习效率和应试能力。

5. 附赠配套资源。为令本丛书更加立体化，使考前复习更加高效、便捷，随书附赠配套数字化资源，包括历年真题、考生手册、思维导图、高频考点、飞升上岸修炼计划等，并赠线上模拟试卷，便于考生熟悉题型，模拟考场，自查备考。获取步骤详见图书封底。

本丛书适合参加2025年国家执业药师职业资格考试的考生使用。在使用中，如果您有任何意见和建议，欢迎扫描版权页的二维码与我们联系，我们将在今后的工作中不断修订完善。

中国医药科技出版社
2025 年 4 月

目　录

上篇　通关试题

下篇　试题答案与解析

上篇
通关试题

第一章 执业药师与中药药学服务

第一节 中药药学服务及其模式

一、最佳选择题

1. 药学服务的目的是
   A. 提高患者生命质量
   B. 促进临床合理用药
   C. 保障临床药品供应
   D. 提高技术服务水平
   E. 提高人类生活质量

2. 下列不属于执业药师基本技能的是
   A. 对特殊人群进行治疗药物监测
   B. 收集、整理、分析并反馈中药安全信息，开展中药药物评价
   C. 中药处方审核
   D. 中药饮片炮制
   E. 中药信息检索

二、配伍选择题

[1~2题共用备选答案]
   A. 以病人为中心
   B. 以药品为中心
   C. 以合理用药为中心
   D. 以遵循职业道德为中心
   E. 以提高职业技能为中心

1. 原卫计委发布《关于加强药事管理转变药学服务模式的通知》后，药学服务的中心是

2. 原卫计委发布《关于加强药事管理转变药学服务模式的通知》前，药学服务的中心是

[3~4题共用备选答案]
   A. 促进临床合理使用中药
   B. 遵循职业道德
   C. 提高职业技能

   D. 保障药品供应
   E. 以人为本

3. 中药药学服务的宗旨是

4. 中药药学服务的服务目标是

三、多项选择题

1. 随着中药药学服务的开展，中药药学服务也在不同方面取得新进展，分别包括
   A. 开展药学查房工作
   B. 药物重整
   C. 开展中药药物警戒工作
   D. 中药临方炮制和临方制剂
   E. 中药知识科普与药学信息服务

2. 中药药学服务的主要实施内容包括
   A. 中药调剂   B. 中药处方点评
   C. 参与临床会诊   D. 患者用药教育
   E. 开展药学监护

3. 提供药学服务的执业药师必须具有
   A. 药学专业背景
   B. 扎实的中医药学专业知识
   C. 丰富的临床诊疗经验
   D. 与人沟通的技巧
   E. 高尚的职业道德

4. 药物重整的目的是
   A. 获取和确认患者的既往用药史
   B. 消除处方不一致
   C. 做好用药评估
   D. 预防医疗过程中的药品不良事件
   E. 避免漏服药物

第二节　药学服务常用文献信息

一、最佳选择题

1. 下列属于一次文献的是
   A. 文献
   B. 书目
   C. 专利说明
   D. 论文综述
   E. 百科全书

2. 下列以黄帝与岐伯、雷公等君臣问答体例讨论了摄生、阴阳五行、藏象经络、病因病机、诊法治则及对有关病证认识等内容的是
   A.《伤寒论》
   B.《黄帝内经》
   C.《金匮要略方论》
   D.《温疫论》
   E.《巢氏诸病源候论》（《诸病源候论》）

3. 最早的一部中医典籍是
   A.《伤寒论》
   B.《黄帝内经》
   C.《金匮要略方论》
   D.《温疫论》
   E.《诸病源候论》

4. 奠定了后世医学尤其是针灸学发展的是
   A.《伤寒论》
   B.《黄帝内经》
   C.《金匮要略方论》
   D.《温疫论》
   E.《诸病源候论》

5. 被后世称为"众方之祖"的是
   A.《伤寒论》
   B.《黄帝内经》
   C.《金匮要略方论》
   D.《温疫论》
   E.《诸病源候论》

6. 中医史上第一部论温疫的专著是
   A.《伤寒论》
   B.《黄帝内经》
   C.《金匮要略方论》
   D.《温疫论》
   E.《诸病源候论》

7. 指出药物按照三品分类原则的专著是
   A.《本草经集注》
   B.《新修本草》
   C.《重修政和本草》
   D.《本草纲目》
   E.《神农本草经》

8. 创"诸病通用药"专项的专著是
   A.《本草经集注》
   B.《新修本草》
   C.《重修政和本草》
   D.《本草纲目》
   E.《神农本草经》

9. 我国历史上第一部官修本草是
   A.《新修本草》
   B.《经史证类备急本草》
   C.《神农本草经》
   D.《本草经集注》
   E.《本草纲目》

10. 总结了东晋以前的中医急症治疗方法的是
    A.《备急千金要方》
    B.《肘后备急方》
    C.《太平惠民和剂局方》
    D.《普济方》
    E.《外台秘要》

11. 重视医德，设"大医精诚"专论讨论医德的是
    A.《普济方》
    B.《肘后备急方》
    C.《太平惠民和剂局方》
    D.《备急千金要方》
    E.《外台秘要》

12. 中国古代收方最多的方书是
    A.《普济方》
    B.《肘后备急方》
    C.《太平惠民和剂局方》
    D.《备急千金要方》
    E.《外台秘要》

13. 由宋代太医局编纂，我国官方发行的首部成药典是
    A.《普济方》
    B.《肘后备急方》
    C.《太平惠民和剂局方》
    D.《备急千金要方》
    E.《外台秘要》

14. 我国第一部炮制专著是
    A.《雷公炮炙论》
    B.《炮炙全书》
    C.《修事指南》
    D.《药性解》
    E.《炮炙大法》

二、配伍选择题

[1~3题共用备选答案]
A. 一次文献
B. 二次文献
C. 三次文献
D. 四次文献
E. 五次文献

1.《全国中医图书联合目录》属于

2. 黄芪药理作用研究综述属于

3. 学位论文属于

[4~6题共用备选答案]

    A. 抗生素   B. 药用辅料

    C. 通则   D. 植物油脂

    E. 生物制品

4.《中华人民共和国药典》一部收载

5.《中华人民共和国药典》二部收载

6.《中华人民共和国药典》三部收载

三、多项选择题

1. 下列属于《神农本草经》取得的成就有

    A. 世界上第一部药典

    B. 最早的本草学专著

    C. 我国医药学四大经典著作之一

    D. 提出药物三品分类原则

    E. 我国历史上第一部药典性本草

2. 下列属于我国主要方书典籍的有

    A.《太平圣惠方》   B.《伤寒论》

    C.《本草经集注》   D.《外台秘要》

    E.《千金要方》

3. 当医药工作者需要查询文献时，可以用到的数据库包括

    A. 中国知网   B. 万方数据库

    C. 维普网   D. 中医药在线

    E. 中国生物医学文献数据库

4. 下列属于《中华人民共和国药典》收载内容的有

    A. 通则   B. 药材及饮片

    C. 药用辅料   D. 单味制剂

    E. 成方制剂

5. 下列属于我国主要炮制典籍的有

    A.《雷公炮炙论》   B.《炮制大法》

    C.《修事指南》   D.《外台秘要》

    E.《普济方》

第二章　中医理论基础

第一节　中医学的基本特点

一、最佳选择题

1. 人是有机的整体，而其"中心"是
   - A. 五脏
   - B. 经络
   - C. 心
   - D. 肝
   - E. 脑

2. 中医学的基本特点包括
   - A. 整体观念和三因制宜
   - B. 八纲辨证和辨证论治
   - C. 整体观念和异病同治
   - D. 整体观念和辨证论治
   - E. 阴阳五行和五运六气

3. 中医学中常会提到的"证"是指
   - A. 疾病症状与体征的概括
   - B. 对疾病症状与体征的调查认识
   - C. 对疾病症状与体征的分析了解
   - D. 疾病过程中某一阶段的病理概括
   - E. 疾病全过程的总体属性、特征和规律

4. 同病异治是因为
   - A. 所属疾病相同
   - B. 症状表现不同
   - C. 所属阶段相同
   - D. 证候表现不同
   - E. 体征表现不同

5. 在治疗感冒时，可以用辛温解表或辛凉解表或扶正解表的方法，这是由于
   - A. 辨病论治
   - B. 因时制宜
   - C. 同病异治
   - D. 异病同治

   - E. 对症论治

6. 中医在治疗疾病时主要是依据
   - A. 症状
   - B. 证候
   - C. 疾病
   - D. 病因
   - E. 病机

二、配伍选择题

[1~2题共用备选答案]
   - A. 相同的疾病用相同的方法治疗
   - B. 不同的疾病用不同的方法治疗
   - C. 相同的疾病，证不同就用不同的方法治疗
   - D. 不同的疾病，证相同就用相同的方法治疗
   - E. 相同的疾病，症状不同用不同的方法治疗

1. 同病异治是
2. 异病同治是

三、多项选择题

1. 之所以说人体是一个有机整体，是因为
   - A. 形神一体观
   - B. 五脏一体观
   - C. 物质与功能一体观
   - D. 自然界的变化会影响人体
   - E. 社会环境会影响人体

2. 对于相同的疾病可以采取不同的治疗方法，这是因为
   - A. 疾病的阶段不同
   - B. 发病的时间不同
   - C. 发病的地域不同
   - D. 患者的反应有异
   - E. 疾病的类型不同

第二节　阴阳学说

一、最佳选择题

1. 以下关于阴阳的叙述，最准确的是
   - A. 阴阳是朴素的两点论
   - B. 阴阳所代表的事物或现象存在绝对的对立性
   - C. 用阴阳去对事物进行划分时，可以是完全不相干的两类事物
   - D. 阴阳分别代表相互关联的事物或现象
   - E. 阴阳分别代表相互关联且又相互对立的事物或现象

2. 根据阴阳学说，属阴的是
   A. 南　　　　　　　B. 轻
   C. 昼　　　　　　　D. 春
   E. 湿润

3. 阴阳属性可以因为一些条件，如时间、地点等的变化而发生转变，这属于阴阳的
   A. 相关性　　　　　B. 普遍性
   C. 相对性　　　　　D. 可分性
   E. 规定性

4. "清阳为天，浊阴为地"体现阴阳之间存在的相互关系是
   A. 对立制约　　　　B. 互根互用
   C. 相互转化　　　　D. 消长平衡
   E. 相互感应

5. 四季的气候存在着温、热、凉、寒的转化，这种变化发生的前提是
   A. 对立制约　　　　B. 互根互用
   C. 相互转化　　　　D. 消长平衡
   E. 相互感应

6. 上下左右都是分阴阳的，当其中一方存在，那么另外一方的存在也成立，体现阴阳的相互关系是
   A. 对立制约　　　　B. 互根互用
   C. 相互转化　　　　D. 消长平衡
   E. 相互感应

7. 由冬至春及夏，气候会从寒冷变为炎热，这反映了阴阳的
   A. 对立制约　　　　B. 互根互用
   C. 相互转化　　　　D. 消长平衡
   E. 相互感应

8. 人入夜后逐渐安静，日出后逐渐兴奋是由体内阳气与阴气之间的相互关系决定的，这说明阴阳之间可以
   A. 对立制约　　　　B. 互根互用
   C. 相互转化　　　　D. 消长平衡
   E. 相互感应

9. 所谓"重阴必阳，重阳必阴"是由于阴阳的
   A. 对立制约　　　　B. 互根互用
   C. 相互转化　　　　D. 消长平衡
   E. 相互感应

10. "阴胜则阳病，阳胜则阴病"是由于阴阳的
    A. 相对性失常

B. 互根互用关系失常
C. 相互转化关系失常
D. 消长平衡关系失常
E. 相互感应关系失常

11. 针对实热证的患者选择使用清热药，是基于阴阳的
    A. 对立制约　　　　B. 互根互用
    C. 相互转化　　　　D. 消长平衡
    E. 相互感应

12. 当患者阴虚日久乃至发生阴损及阳以致阴阳两虚的表现时，是由于
    A. 阴阳的对立制约关系失常
    B. 阴阳的互根互用关系失常
    C. 阴阳的相互转化关系失常
    D. 阴阳的消长平衡关系失常
    E. 阴阳的相互感应关系失常

13. 当患者出现下列何种脉象时，提示阳证
    A. 沉脉　　　　　　B. 小脉
    C. 涩脉　　　　　　D. 细脉
    E. 滑脉

14. 下列适宜采用阳病治阴方法进行治疗的是
    A. 实热证　　　　　B. 实寒证
    C. 虚热证　　　　　D. 虚寒证
    E. 寒热错杂证

15. 对于阴中求阳、阳中求阴的治法，提出的理论根源是阴阳的
    A. 对立制约　　　　B. 互根互用
    C. 相互转化　　　　D. 消长平衡
    E. 相互感应

16. 阴阳相互转化的前提是阴阳的
    A. 对立制约　　　　B. 互根互用
    C. 阴阳自和　　　　D. 消长平衡
    E. 相互感应

17. 阴中求阳是指在治疗时，除用补阳药外，还少量添加补阴药，针对的是
    A. 实热证　　　　　B. 实寒证
    C. 虚热证　　　　　D. 虚寒证
    E. 寒热错杂证

18. 下列治法属阴的是
    A. 涌吐　　　　　　B. 开窍
    C. 散寒　　　　　　D. 祛风

E. 消积导滞

19. 在《素问·生气通天论》中，阳气隆是在
    A. 平旦　　　　　　　B. 日中
    C. 日两　　　　　　　D. 黄昏
    E. 日暮

20. 被称为"阴中之阴"的是
    A. 夜半至黎明　　　　B. 黎明至中午
    C. 中午至黄昏　　　　D. 黄昏至夜半
    E. 黄昏至黎明

21. "益火之源，以消阴翳"的治法适用于
    A. 虚寒证　　　　　　B. 虚热证
    C. 阴阳两虚证　　　　D. 实热证
    E. 实寒证

二、配伍选择题

[1~3题共用备选答案]
    A. 阴中之阳　　　　　B. 阳中之阴
    C. 阴中之阴　　　　　D. 阳中之阳
    E. 阴中之至阴

1. 前半夜属于
2. 后半夜属于
3. 上午属于

[4~6题共用备选答案]
    A. 热者寒之　　　　　B. 寒者热之
    C. 阴中求阳　　　　　D. 阳中求阴
    E. 阴阳并补
4. 因阳胜所致的疾病应该选用的治法是
5. 因阴虚所致的疾病应该选用的治法是

6. 因阴阳互损所致的疾病应该选用的治法是

三、多项选择题

1. 就药物归类而言，属阳的是
    A. 温里药　　　　　　B. 泻下药
    C. 清热药　　　　　　D. 补益药
    E. 拔毒祛腐生肌药

2. 下列对人体起到何种作用的物质或功能属阴
    A. 兴奋作用　　　　　B. 推动作用
    C. 滋润作用　　　　　D. 抑制作用
    E. 凝聚作用

3. 下列属于根据阴阳互根互用原理确立的治则为
    A. 阳病治阴　　　　　B. 阴病治阳
    C. 阳中求阴　　　　　D. 阴中求阳
    E. 寒者热之

4. 临床上针对虚寒证，宜选取的治法治则是
    A. 扶阳益火　　　　　B. 滋阴壮水
    C. 阴病治阳　　　　　D. 阳病治阴
    E. 实则泻之

5. 阴阳学说的主要内容包括
    A. 对立制约　　　　　B. 互根互用
    C. 相互转化　　　　　D. 消长平衡
    E. 相互感应

6. 五味一般是指酸苦甘辛咸，其中属阳的是
    A. 甘味　　　　　　　B. 苦味
    C. 酸味　　　　　　　D. 辛味
    E. 咸味

第三节　五行学说

一、最佳选择题

1. 对于五脏变动的对应关系，错误的是
    A. 肝之变动为握
    B. 心之变动为笑
    C. 脾之变动为哕
    D. 肺之变动为咳
    E. 肾之变动为栗

2. 五行中特性为"润下"的是
    A. 木　　　　　　　　B. 火
    C. 土　　　　　　　　D. 金

E. 水

3. 肺病及肝属于五行相互关系之间的
    A. 母病及子　　　　　B. 子病犯母
    C. 相乘　　　　　　　D. 相侮
    E. 相生

4. 按照季节划分，属于土行的是
    A. 春　　　　　　　　B. 夏
    C. 长夏　　　　　　　D. 秋
    E. 冬

5. 五行金行的"所不胜"是

A. 火 　　　　　　B. 水
C. 土 　　　　　　D. 木
E. 金

6. 五行中特性为"稼穑"的是
   A. 木 　　　　　　B. 火
   C. 土 　　　　　　D. 金
   E. 水

7. 脏病相传中属于"五行相乘"的是
   A. 心病及脾 　　　　B. 心病及肾
   C. 心病及肺 　　　　D. 心病及肝
   E. 肝病及心

8. "木火刑金"属于五行关系中的
   A. 母病及子 　　　　B. 相乘传变
   C. 子病犯母 　　　　D. 相侮传变
   E. 制化传变

9. 当患者面见青色，脉见弦象，则病位在
   A. 肝 　　　　　　B. 心
   C. 脾 　　　　　　D. 肺
   E. 肾

10. 泻南补北法是由于
    A. 五行相生 　　　　B. 五行相克
    C. 五行制化 　　　　D. 五行相乘
    E. 五行相侮

11. 五行情志中怒所胜的是
    A. 喜 　　　　　　B. 思
    C. 悲 　　　　　　D. 恐
    E. 惊

12. 根据"实则泻其子"所确立的治法是
    A. 肝火旺泻心火 　　B. 肝火旺泻胆火
    C. 肝火旺泻脾热 　　D. 肝火旺泻肺火
    E. 肺热旺泻大肠

13. 脾虚的患者见面色青，按照五行的生克乘侮关系是由于
    A. 木克土 　　　　B. 木乘土
    C. 土侮木 　　　　D. 土生金
    E. 土克水

14. 下列属于相生关系的是
    A. 滋水涵木法 　　　B. 抑木扶土法
    C. 培土制水法 　　　D. 佐金平木法
    E. 泻南补北法

15. 某患者，男性，44 岁。症见咳嗽，干咳少痰或咯血，潮热盗汗，腰膝酸软，遗精，体瘦，口干，舌红少苔，脉细数。对于其治疗方法，应采取
    A. 滋水涵木法 　　　B. 金水相生法
    C. 培土制水法 　　　D. 佐金平木法
    E. 益火补土法

16. 对于脾胃气虚，生化减少，而致肺气失养的肺脾气虚的患者，最适合采用
    A. 滋水涵木法 　　　B. 金水相生法
    C. 培土生金法 　　　D. 佐金平木法
    E. 益火补土法

17. 疏肝健脾法又称
    A. 滋水涵木法 　　　B. 金水相生法
    C. 培土制水法 　　　D. 抑木扶土法
    E. 益火补土法

18. 当患者表现为肾阴不足，心火偏旺，水火未济，心肾不交时，需要采用
    A. 滋水涵木法 　　　B. 金水相生法
    C. 培土制水法 　　　D. 佐金平木法
    E. 泻南补北法

19. 患者素有脾胃虚弱，后因不能耐受肝气的克伐，出现泄必腹痛，泄后痛减的表现时，即所谓
    A. 母病及子 　　　　B. 土虚水侮
    C. 木火刑金 　　　　D. 木旺乘土
    E. 土虚木乘

20. 因心血不足累及肝血亏虚而致的心肝血虚证是由于
    A. 母病及子 　　　　B. 子病犯母
    C. 木火刑金 　　　　D. 木旺乘土
    E. 土虚木乘

二、配伍选择题

[1～3 题共用备选答案]
   A. 酸 　　　　　　B. 苦
   C. 甘 　　　　　　D. 辛
   E. 咸

1. 五行对应的五味中，属于"水"的味是
2. 五行对应的五味中，属于"木"的味是
3. 五行对应的五味中，属于"金"的味是

[4～6 题共用备选答案]
   A. 益火补土 　　　　B. 培土制水

C. 抑木扶土　　　　D. 泻南补北

E. 佐金平木

4. 不属于由相克规律确定的治法是

5. 通过温肾阳以补脾阳的治法属于

6. 通过清泻肝火以治疗肝火犯肺证的治法属于

三、多项选择题

1. 脏与脏间疾病相传属"子病犯母"的有

A. 肺病传脾　　　　B. 脾病传肺

C. 肾病传肺　　　　D. 肝病传肾

E. 心病及肾

2. 下列通过"虚则补其母、实则泻其子"确立的治法有

A. 滋肾养肝法　　　　B. 补脾养肺法

C. 泻肝清肺法　　　　D. 肝旺泻心法

E. 心火滋肾法

3. 肾脏有病应该出现的表现包括

A. 面部显黄色　　　　B. 口中味苦

C. 耳鸣耳聋　　　　D. 牙齿枯槁

E. 开窍于舌

4. 下列属于土的特性的有

A. 生化　　　　B. 生长

C. 受纳　　　　D. 承载

E. 闭藏

第四节　藏　象

一、最佳选择题

1. 下列是对藏象含义完整描述的是

A. 以五脏为中心的整体观

B. 内脏的解剖形象

C. 脏腑的生理功能

D. 脏腑的病理表现

E. 内脏及表现于外的生理病变征象

2. 所谓"传化物而不藏"是指

A. 五脏　　　　B. 六腑

C. 奇恒之腑　　　　D. 脏腑

E. 经络

3. 所谓"藏而不泄"是指

A. 五脏　　　　B. 六腑

C. 络脉　　　　D. 脏腑

E. 经络

4. 既是"六腑"又是"奇恒之腑"的为

A. 胆　　　　B. 胃

C. 大肠　　　　D. 小肠

E. 膀胱

5. 之所以说心为"君主之官",是因为

A. 心主血脉　　　　B. 心主神明

C. 心在五行属火　　　　D. 心开窍于舌

E. 心其华在面

6. 生理功能为主脉的脏是

A. 肝　　　　B. 心

C. 脾　　　　D. 肺

E. 肾

7. 心之所以称"五脏六腑之大主"是因为

A. 心主血脉　　　　B. 心主神明

C. 心开于舌　　　　D. 心其华在面

E. 心在五行属火

8. 五脏中与精神意识思维活动关系最密切的是

A. 心　　　　B. 肝

C. 脾　　　　D. 肺

E. 肾

9. 肺主一身之气的原因是肺可以

A. 吸入清气　　　　B. 呼出浊气

C. 生成元气　　　　D. 调节气机

E. 辅心行血

10. 下列主行水的是

A. 肝　　　　B. 心

C. 脾　　　　D. 肺

E. 肾

11. 肺之所以"通调水道"是因为

A. 肺主司一身之气

B. 肺司呼吸之气

C. 肺朝百脉

D. 肺主治节

E. 肺气宣发肃降

12. 主治节的脏是

A. 肝　　　　B. 心

C. 脾　　　　　　　　　D. 肺

E. 肾

13. 下列称为"华盖"的是

A. 肝　　　　　　　　　B. 心

C. 脾　　　　　　　　　D. 肺

E. 肾

14. 下列被称为"后天之本"的是

A. 肝　　　　　　　　　B. 心

C. 脾　　　　　　　　　D. 肺

E. 肾

15. 下列主运化的是

A. 肝　　　　　　　　　B. 心

C. 脾　　　　　　　　　D. 肺

E. 肾

16. 下列主统血的是

A. 肝　　　　　　　　　B. 心

C. 脾　　　　　　　　　D. 肺

E. 肾

17. 脾被称为"气血生化之源"是因为

A. 脾主运化水液　　　　B. 脾主运化水谷

C. 脾气主升　　　　　　D. 脾主统摄血液

E. 脾喜燥恶湿

18. 当患者出现月经过多、皮下血肿、便血、衄血等因虚导致血不循经的表现时，最有可能因为

A. 心主血功能失常

B. 脾主统血功能失常

C. 肝主藏血功能失常

D. 肺朝百脉功能失常

E. 肾精化血功能失常

19. 脾之所以统血是因为

A. 脉管的约束　　　　　B. 心气旺盛

C. 肾气封藏　　　　　　D. 肝主藏血

E. 气的固摄

20. 与调节心情关系最密切的脏是

A. 肝　　　　　　　　　B. 心

C. 脾　　　　　　　　　D. 肺

E. 肾

21. 可以贮藏血液、调节血量和防止出血的是

A. 肝　　　　　　　　　B. 心

C. 脾　　　　　　　　　D. 肺

E. 肾

22. 肝主疏泄的中心环节是

A. 肝可以调畅情志

B. 肝可以调畅全身气机

C. 肝可以协调脾胃升降

D. 肝可以促进血液运行

E. 肝可以促进津液代谢

23. 可以促进男子排精和女子排卵的是

A. 肝　　　　　　　　　B. 心

C. 脾　　　　　　　　　D. 肺

E. 肾

24. 具有刚强躁急、主升、主动特性的是

A. 肝　　　　　　　　　B. 心

C. 脾　　　　　　　　　D. 肺

E. 肾

25. 当患者出现黄疸、胁痛、胆结石等异常的病理表现时，可提示

A. 肝疏泄功能出现异常

B. 肝协调脾胃升降的功能出现异常

C. 肝促进津液代谢的功能出现异常

D. 肝贮藏血液的功能出现异常

E. 肝防止出血的功能出现异常

26. 肝之所以有"喜条达而恶抑郁"的特点，是因为

A. 肝调畅情志　　　　　B. 肝调畅气机

C. 肝协调脾胃升降　　　D. 肝促进血液运行

E. 肝促进津液代谢

27. 肝防止出血的功能是因为气具有

A. 推动作用　　　　　　B. 温煦作用

C. 防御作用　　　　　　D. 固摄作用

E. 气化作用

28. "天癸"的化生依赖

A. 肝血　　　　　　　　B. 肾精

C. 脾气　　　　　　　　D. 肺阴

E. 心血

29. 肾主纳气主要是因为肾

A. 使肺之呼吸保持一定的深度

B. 有助于元气的固摄

C. 有助于精液的固摄

D. 有助于元气的生成

E. 有助于肺气的宣发

30. 肾主闭藏的功能不包括
    A. 纳气归肾，促进元气之生成
    B. 固摄二便，防止二便之失禁
    C. 固摄血液，防止血液溢出脉外
    D. 固摄精气，防止精气无故散失
    E. 摄纳清气，保持呼吸深度

31. 下列与脑关系最密切的是
    A. 心　　　　　　　　B. 肺
    C. 脾　　　　　　　　D. 肝
    E. 肾

32. 腰为
    A. 肾之府　　　　　　B. 血府
    C. 气海　　　　　　　D. 髓海
    E. 五脏六腑之海

33. "先天之本"指的是
    A. 肝　　　　　　　　B. 心
    C. 脾　　　　　　　　D. 肺
    E. 肾

34. 五脏阳气的根本是
    A. 肝阳　　　　　　　B. 心阳
    C. 脾阳　　　　　　　D. 肺阳
    E. 肾阳

35. 对机体有滋养和濡润作用的是
    A. 肾精　　　　　　　B. 肾气
    C. 肾阴　　　　　　　D. 肾阳
    E. 肾血

36. 对于体内津液的输布和排泄，维持津液代谢平衡的是
    A. 肾的濡养作用　　　B. 肾的气化作用
    C. 肾的凉润作用　　　D. 肾精的盛衰
    E. 肾血的营养作用

37. "肾为气之根"是由于肾的
    A. 藏精功能　　　　　B. 主水功能
    C. 纳气功能　　　　　D. 化生元气的功能
    E. 温煦全身的功能

38. 血液运行与呼吸吐纳协同调节关系密切的是
    A. 心与肺　　　　　　B. 心与肾
    C. 肺与脾　　　　　　D. 脾与肝
    E. 肺与肝

39. 与血液生成及运行关系密切的是
    A. 心与肺　　　　　　B. 心与肾
    C. 心与脾　　　　　　D. 脾与肝
    E. 肺与肝

40. 行血与藏血以及精神调节关系密切的是
    A. 心与肺　　　　　　B. 心与肾
    C. 心与脾　　　　　　D. 心与肝
    E. 肺与脾

41. "水火既济"指的是
    A. 心肺关系　　　　　B. 肺肝关系
    C. 肝脾关系　　　　　D. 脾肾关系
    E. 心肾关系

42. 在津液代谢、呼吸运动及阴液互滋方面密切相关的是
    A. 心与脾　　　　　　B. 脾与肾
    C. 肾与肝　　　　　　D. 肝与肺
    E. 肺与肾

43. 与气机调节关系最密切的是
    A. 心与脾　　　　　　B. 肺与脾
    C. 脾与肾　　　　　　D. 肺与肝
    E. 肺与心

44. 藏泄互用指的是
    A. 心与肺　　　　　　B. 肺与肾
    C. 肾与肝　　　　　　D. 肝与脾
    E. 脾与心

45. "乙癸同源"指的是
    A. 心肺关系　　　　　B. 肺肝关系
    C. 肝脾关系　　　　　D. 肝肾关系
    E. 心肾关系

46. 有先后天互促互助关系的是
    A. 心与肺　　　　　　B. 肺与肾
    C. 肾与肝　　　　　　D. 肝与脾
    E. 脾与肾

47. 心在体相合的是
    A. 脉　　　　　　　　B. 筋
    C. 骨　　　　　　　　D. 皮
    E. 肉

48. 在液为涎的是
    A. 肝　　　　　　　　B. 心
    C. 脾　　　　　　　　D. 肺
    E. 肾

49. 肾的"外华"是
    A. 发   B. 爪
    C. 毛   D. 面
    E. 唇

50. 其华在爪的是
    A. 肝   B. 心
    C. 脾   D. 肺
    E. 肾

51. "筋之余"是指
    A. 发   B. 爪
    C. 毛   D. 唇
    E. 面

52. "血之余"是指
    A. 发   B. 爪
    C. 毛   D. 唇
    E. 面

53. 在窍为二阴的是
    A. 肝   B. 心
    C. 脾   D. 肺
    E. 肾

54. 肺之门户是
    A. 鼻   B. 口
    C. 喉   D. 皮毛
    E. 玄府

55. 与脾关系最密切的情志是
    A. 怒   B. 喜
    C. 思   D. 悲
    E. 恐

56. 肾精所化生的液是
    A. 泪   B. 汗
    C. 涎   D. 涕
    E. 唾

57. 在液为汗的是
    A. 肝   B. 心
    C. 脾   D. 肺
    E. 肾

58. 能生养肌肉,与四肢强健关系最密切的是
    A. 肝   B. 心
    C. 脾   D. 肺
    E. 肾

59. 具有"以通为用,以降为顺"特点的是
    A. 五脏   B. 六腑
    C. 奇恒之腑   D. 经络
    E. 血脉

60. 与胆相表里的脏是
    A. 肝   B. 心
    C. 脾   D. 肺
    E. 肾

61. 胆的生理功能是
    A. 受盛化物   B. 传化糟粕
    C. 主持诸气   D. 受纳腐熟
    E. 主决断

62. 有"太仓"之称的是
    A. 胆   B. 胃
    C. 小肠   D. 大肠
    E. 膀胱

63. "水谷之海"指的是
    A. 脾   B. 胃
    C. 小肠   D. 大肠
    E. 膀胱

64. 具有"受盛化物"功能的腑是
    A. 胆   B. 胃
    C. 小肠   D. 大肠
    E. 膀胱

65. 大肠的功能是
    A. 排泄胆汁   B. 受纳通降
    C. 受盛化物   D. 传化糟粕
    E. 运行水液

66. "中焦如沤"比喻的是
    A. 胃主受纳的功能状态
    B. 脾气散精的功能状态
    C. 小肠泌别清浊的功能状态
    D. 水谷精微的弥漫布散状态
    E. 胃腐熟水谷的状态

67. 下列说法错误的是
    A. 心藏神   B. 肺藏魄
    C. 肝藏魂   D. 脾藏意
    E. 肾藏智

68. 与女子胞的功能活动关系密切的是
    A. 心、肝、脾、肺、冲脉、督脉

B. 心、肺、肝、肾、冲脉、带脉

C. 心、肝、肺、肾、冲脉、督脉

D. 心、肺、脾、冲脉、带脉、任脉

E. 心、肝、脾、肾、冲脉、任脉

69. 下列不属于脾胃关系的是

A. 燥湿相济　　　B. 纳运相得

C. 升降相因　　　D. 升清降浊

E. 水火既济

70. 泌别清浊是

A. 胆的生理功能

B. 胃的生理功能

C. 小肠的生理功能

D. 大肠的生理功能

E. 膀胱的生理功能

二、配伍选择题

[1~2题共用备选答案]

A. 肝　　　　　　B. 心

C. 脾　　　　　　D. 肺

E. 肾

1. 与水液代谢关系密切的脏是

2. 与血液运行关系密切的脏是

[3~4题共用备选答案]

A. 脉、面、舌

B. 皮、毛、鼻

C. 肉、四肢、口、唇

D. 筋、爪、目

E. 骨、发、耳、齿

3. 脾与志、液、体、华、窍的关系为

4. 肾与志、液、体、华、窍的关系为

[5~6题共用备选答案]

A. 心　　　　　　B. 肝

C. 脾　　　　　　D. 肺

E. 肾

5. 主泪的是

6. 主唾的是

[7~8题共用备选答案]

A. 娇脏　　　　　B. 刚脏

C. 孤府　　　　　D. 水脏

E. 水府

7. 肝为

8. 三焦为

[9~10题共用备选答案]

A. 肺与肾　　　　B. 肺与脾

C. 肺与肝　　　　D. 肺与心

E. 脾与肾

9. 具有先后关系的两脏是

10. 与呼吸关系密切的两脏是

三、综合分析选择题

[1~5题共用题干]

某女，75岁。平素身体虚弱，且有近20年的泄泻病史，去医院查体提示胃下垂。现症见头晕眼花，气短疲乏，脘腹有坠胀感，大便溏稀，舌淡苔薄白，脉缓。

1. 与该患者病理表现关系密切的脏是

A. 心　　　　　　B. 肝

C. 脾　　　　　　D. 肺

E. 肾

2. 患者出现以上病理表现是由于

A. 脾运化水谷精微的功能失常

B. 脾运化水液的功能失常

C. 肝协调脾胃升降的功能失常

D. 肝促进津液代谢的功能失常

E. 肺宣发肃降的功能失常

3. 患者发病的脏与之相表里的腑是

A. 胆　　　　　　B. 胃

C. 小肠　　　　　D. 大肠

E. 膀胱

4. 与气的生成和津液输布代谢关系密切的脏除了本脏外还有

A. 心　　　　　　B. 肝

C. 脾　　　　　　D. 肺

E. 肾

5. 燥湿相济体现的脏腑是脾与

A. 胆　　　　　　B. 胃

C. 小肠　　　　　D. 大肠

E. 膀胱

四、多项选择题

1. 下列关于心的说法，叙述正确的有

A. 总司一身血液的运行

B. 心其华在唇

C. 心气统摄血液于脉中

D. 心在志为思

E. 心开窍于舌

2. 所谓肝主疏泄作用是指肝可以

   A. 调畅排精、排卵、行经

   B. 调畅脾胃之气的升降

   C. 调畅情志

   D. 调畅胆汁的分泌排泄

   E. 调畅血和津液的运行输布

3. 下列属于五行相生关系的是

   A. 肝藏血以济心

   B. 肺清肃下行以助肾水

   C. 心火下降于肾使肾不寒

   D. 温肾阳以温煦脾阳

   E. 肾藏精以滋养肝血

4. 根据"有诸内，必形诸外"的理论，肾中精气盛衰表现在

   A. 面色   B. 牙齿

   C. 精神   D. 骨骼

   E. 头发

5. 五脏的生理特点是

   A. 泻而不藏   B. 藏而不泻

   C. 满而不实   D. 实而不满

   E. 以上说法都对

6. 下列说法正确的是

   A. 爪为骨之余   B. 发为血之余

   C. 脉为血之府   D. 脑为髓之海

   E. 爪为筋之余

7. 奇恒之腑有

   A. 脑、髓   B. 胆、女子胞

   C. 骨、脉   D. 膀胱、三焦

   E. 大肠、小肠

8. 下列属于膀胱生理功能的是

   A. 升清降浊   B. 泌别清浊

C. 排泄尿液   D. 贮存尿液

E. 主津

9. 心与肝的关系表现为

   A. 血液生成   B. 气的生成

   C. 行血与藏血   D. 阴阳互资

   E. 精神情志调节

10. 下列脏腑功能中，与血液运行相关的是

   A. 肺主宣降   B. 肝主疏泄

   C. 肺朝百脉   D. 脾主运化

   E. 心主血脉

11. 与气的盛衰密切相关的脏腑生理功能是

   A. 肺的呼吸功能

   B. 肺的宣发肃降功能

   C. 肾的纳气功能

   D. 脾的统血功能

   E. 脾的运化功能

12. 肺主治节是指的肺能治理调节

   A. 气   B. 血

   C. 津液   D. 精

   E. 经络

13. 肾主藏精功能关系到

   A. 生长发育   B. 血液运行

   C. 女子月经   D. 髓海充盈

   E. 津液的生成

14. 中医发展过程中的"补土派"注重顾护脾胃，这是因为脾胃是

   A. 后天之本   B. 气血生化之源

   C. 主气   D. 藏血

   E. 化神

15. 下述与肝有关系的是

   A. 目   B. 泪

   C. 恐   D. 液

   E. 口

第五节　气血津液

一、最佳选择题

1. 按照气的分布，行于脉外的是

   A. 元气   B. 宗气

   C. 营气   D. 卫气

E. 脏腑之气

2. 影响宗气盛衰的脏腑是

   A. 心与肺   B. 肝与肾

   C. 肺与肾   D. 肺与脾（胃）

E. 肝与脾

3. 影响汗孔开合的气为
   A. 元气　　　　　　B. 宗气
   C. 营气　　　　　　D. 卫气
   E. 脏腑之气

4. 起温养全身作用的气是
   A. 元气　　　　　　B. 宗气
   C. 营气　　　　　　D. 卫气
   E. 脏腑之气

5. 《灵枢·本脏》中"分肉解利，皮肤调柔，腠理致密"，主要是因为
   A. 正气充足　　　　B. 卫气和利
   C. 营气和利　　　　D. 宗气充盛
   E. 元气充盛

6. 可以激发各脏腑、经络等组织器官的生理活动的气是
   A. 元气　　　　　　B. 宗气
   C. 营气　　　　　　D. 卫气
   E. 脏腑之气

7. 根据气的分布，可以贯注于心脉的气是
   A. 元气　　　　　　B. 宗气
   C. 营气　　　　　　D. 卫气
   E. 脏腑之气

8. 影响语言、声音、呼吸强弱的气是
   A. 元气　　　　　　B. 宗气
   C. 营气　　　　　　D. 卫气
   E. 脏腑之气

9. 水谷精微中的剽悍滑利部分化生
   A. 元气　　　　　　B. 宗气
   C. 肺气　　　　　　D. 卫气
   E. 脏腑之气

10. 元气流行于全身的道路是
    A. 心脉　　　　　　B. 胸腔
    C. 全身　　　　　　D. 脉外
    E. 三焦

11. 气、血、津液等物质的新陈代谢及相互转化依赖气的
    A. 推动作用　　　　B. 温煦作用
    C. 防御作用　　　　D. 固摄作用
    E. 气化过程

12. 患者出现自汗、多尿的症状表现时，说明气的哪项生理功能减退
    A. 推动作用　　　　B. 温煦作用
    C. 防御作用　　　　D. 固摄作用
    E. 营养作用

13. 患者变得易于感冒时，说明气的哪项生理功能减退
    A. 推动作用　　　　B. 温煦作用
    C. 防御作用　　　　D. 固摄作用
    E. 营养作用

14. 血液不逸出于脉外的原因是气具有
    A. 推动作用　　　　B. 温煦作用
    C. 防御作用　　　　D. 固摄作用
    E. 营养作用

15. 可以营养全身和化生血液作用的是
    A. 元气　　　　　　B. 宗气
    C. 营气　　　　　　D. 卫气
    E. 脏腑之气

16. 清气与水谷之气结合生成的是
    A. 元气　　　　　　B. 宗气
    C. 营气　　　　　　D. 卫气
    E. 中气

17. 与血液生成相关的脏腑是
    A. 心脾肝　　　　　B. 心脾肺
    C. 脾肝肾　　　　　D. 脾肺肝
    E. 心脾肾

18. 与血液运行相关的脏腑是
    A. 心肝肾　　　　　B. 心肝肺
    C. 心脾肾　　　　　D. 脾肺肾
    E. 肺心肾

19. 血液运行的基本动力是
    A. 心气　　　　　　B. 心血
    C. 心阳　　　　　　D. 肺的功能
    E. 肾的功能

20. 临床治疗血虚病证时，常于补血药中配以补气药，这是因为
    A. 气能行血　　　　B. 血能载气
    C. 气能生血　　　　D. 肺的功能
    E. 血能养气

21. 布散于皮肤、肌肉和孔窍，起滋润作用的是
    A. 精　　　　　　　B. 气

C. 血   D. 津

E. 液

22. 津液代谢最依赖的脏腑是

A. 肝脾肾   B. 脾肺肾

C. 心肝脾   D. 脾肺心

E. 肝肺肾

23. 中医学中的"气随血脱"是由于

A. 气能生血   B. 气能行血

C. 气能摄血   D. 血能载气

E. 血能养气

24. 在针对大出血的患者进行治疗时，常用益气固脱法是因为

A. 气能生血   B. 气能行血

C. 气能摄血   D. 血能载气

E. 血能养气

25. 气随汗脱的原因是

A. 气能生津   B. 气能化津

C. 气能摄津   D. 津能载气

E. 气能行津

26. 临床在治疗因为气虚不能固摄而出现的出血证时，常用补气的方法，这是因为

A. 气能生血   B. 气能行血

C. 气能摄血   D. 血能载气

E. 血能养气

27. 临床治疗血行失常的病证时，常分别配合降气、理气或补气等药物，是因为

A. 气能生血   B. 气能行血

C. 气能摄血   D. 血能载气

E. 血能养气

28. 通过气的运动而产生的各种变化，称作

A. 气化   B. 元气

C. 营气   D. 气机

E. 卫气

29. 元气又称为

A. 原气   B. 后天之气

C. 正气   D. 荣气

E. 卫气

二、配伍选择题

[1~3题共用备选答案]

A. 根于肾中之气   B. 积聚于胸中之气

C. 吸入于肺中之气   D. 行于脉外之气

E. 行于脉中之气

1. 元气是

2. 宗气是

3. 营气是

[4~6题共用备选答案]

A. 推动作用   B. 温煦作用

C. 防御作用   D. 气化作用

E. 固摄作用

4. 血液、津液的生成不足，运行滞缓，而发生血虚、血行不利或水液在体内潴留等病变，此时失常的是气的

5. 维持脏腑器官位置的稳定，使之保持正常的生理活动，依赖气的

6. 饮食物经过消化和吸收后，其残渣可转化成糟粕排出体外，依赖气的

[7~8题共用备选答案]

A. 宗气   B. 元气

C. 卫气   D. 精气

E. 营气

7. 临床检查时常以心尖搏动部位（虚里）的搏动状况和脉象判断盛衰的是

8. 肺所宣发的气是

[9~10题共用备选答案]

A. 气能生血   B. 气能行血

C. 气能摄血   D. 血能载气

E. 血能养气

9. 患者因肝病日久出现两胁胀满疼痛等气滞表现时，兼见舌质瘀斑、瘀点表现的生理基础是

10. 妇女产后大出血，继则冷汗淋漓，甚则晕厥的生理基础是

三、多项选择题

1. 以下脏腑与气的生成密切相关的是

A. 心   B. 肝

C. 脾   D. 肺

E. 肾

2. 气的固摄作用失常可能会导致

A. 呕吐   B. 滑精

C. 自汗   D. 各种出血症

E. 小便失禁

3. 气对于汗液正常排泄的调节，主要体现在气的

A. 推动作用   B. 营养作用

C. 防御作用 　　D. 固摄作用

E. 气化作用

4. 宗气可以

A. 调节呼吸强弱

B. 调节心率和心律

C. 调节腠理开阖

D. 推动人体生长发育

E. 调节生殖功能

5. 下列气的生成与脾胃相关的包括

A. 元气 　　B. 卫气

C. 宗气 　　D. 清气

E. 营气

6. 保障津液在体内正常输布的中心环节是

A. 脾的正常运化

B. 肺的正常宣降

C. 肾的蒸腾气化

D. 心主神明正常

E. 胃的正常通降

7. 下列属于津液排泄形式的是

A. 汗液 　　B. 胃液

C. 尿液 　　D. 肠液

E. 呼气

8. 血液的生成主要来源于

A. 水谷精微 　　B. 肾精

C. 元气 　　D. 宗气

E. 营气

9. 气的温煦作用体现在

A. 维持体温 　　B. 温煦脏腑

C. 温煦经络 　　D. 温煦血液

E. 温煦津液

10. 元气的生成依赖

A. 父母生殖之精 　　B. 母体精微物质

C. 肾中精气 　　D. 水谷精气

E. 呼吸之气

11. 与血液运行直接相关的脏腑包括

A. 肝 　　B. 心

C. 脾 　　D. 肺

E. 肾

12. 血液的主要成分包括

A. 营气 　　B. 卫气

C. 宗气 　　D. 津液

E. 肾精

13. 津液包括

A. 关节液 　　B. 肠液

C. 血液 　　D. 唾液

E. 胃液

14. "气为血之帅"是指

A. 气能生血 　　B. 气能行血

C. 气能摄血 　　D. 血能化气

E. 血能载气

15. "血为气之母"是指的

A. 气能生血 　　B. 气能行血

C. 气能摄血 　　D. 血能化气

E. 血能载气

16. 与津液生成相关的脏腑是

A. 大肠 　　B. 小肠

C. 三焦 　　D. 胃

E. 心

17. 气的生理功能包括

A. 推动作用 　　B. 温煦作用

C. 防御作用 　　D. 固摄作用

F. 营养作用

18. 属于卫气生理功能的是

A. 防御外邪 　　B. 资先天

C. 温养全身 　　D. 走息道行呼吸

E. 调控腠理

19. 津液中"液"的特点是

A. 灌注于骨节、脏腑、脑、髓

B. 流动性小

C. 布散于孔窍

D. 浊而黏稠

E. 起濡养作用

20. 血液的主要功能包括

A. 营养全身 　　B. 滋润全身

C. 运输代谢废料 　　D. 推动生长发育

E. 温阳全身

第六节　经　络

一、最佳选择题

1. 足三阳经的走向规律是
   A. 从手走头　　　　B. 从头走足
   C. 从胸走手　　　　D. 从足走头
   E. 从足走腹（胸）

2. 足三阴经的走向规律是
   A. 从手走头　　　　B. 从头走足
   C. 从胸走手　　　　D. 从足走头
   E. 从足走腹（胸）

3. 足厥阴肝经在内踝尖八寸以上的
   A. 下肢内侧前缘　　B. 下肢外侧前缘
   C. 下肢内侧后缘　　D. 下肢外侧后缘
   E. 下肢内侧中线

4. 上肢外侧中线的经脉是
   A. 手少阴心经　　　B. 手厥阴心包经
   C. 手太阳小肠经　　D. 手少阳三焦经
   E. 手太阴肺经

5. 下肢内侧后缘（内踝八寸以上）的经脉是
   A. 足少阳胆经
   B. 足少阴肾经
   C. 足厥阴肝经
   D. 足太阴脾经
   E. 足阳明胃经

6. 面额部的经脉是
   A. 太阳经　　　　　B. 阳明经
   C. 少阳经　　　　　D. 厥阴经
   E. 太阴经

7. 头后部的经脉是
   A. 太阳经　　　　　B. 阳明经
   C. 少阳经　　　　　D. 厥阴经
   E. 太阴经

8. 腹部循行的经脉中，自内向外的是
   A. 足少阴经、足阳明经、足太阴经、足厥阴经
   B. 足少阴经、足阳明经、足厥阴经、足太阴经
   C. 足太阴经、足阳明经、足少阴经、足厥阴经
   D. 足阳明经、足少阴经、足太阴经、足厥阴经
   E. 足阳明经、足太阴经、足厥阴经、足少阴经

9. 足少阳胆经在
   A. 下肢内侧前缘
   B. 下肢外侧前缘
   C. 下肢内侧后缘
   D. 下肢外侧中线
   E. 下肢外侧后缘

10. 手厥阴经相表里的经脉是
    A. 足厥阴经　　　　B. 足少阳经
    C. 足阳明经　　　　D. 手太阳经
    E. 手少阳经

11. 十二经脉流注次序，大肠经下交
    A. 足厥阴肝经　　　B. 足少阳胆经
    C. 足阳明胃经　　　D. 手太阳小肠经
    E. 足太阳膀胱经

12. 在足小趾端与足少阴肾经交接的是
    A. 足厥阴肝经　　　B. 足少阳胆经
    C. 足阳明胃经　　　D. 手太阳小肠经
    E. 足太阳膀胱经

13. 手足三阳经交接于
    A. 手　　　　　　　B. 足
    C. 头　　　　　　　D. 腹
    E. 胸

14. 可以约束纵行诸经的经脉是
    A. 冲脉　　　　　　B. 任脉
    C. 督脉　　　　　　D. 阴维脉
    E. 带脉

15. 与脑、髓、肾关系密切的经脉是
    A. 冲脉　　　　　　B. 任脉
    C. 督脉　　　　　　D. 阴维脉
    E. 带脉

16. 任脉又称
    A. 阳脉之海　　　　B. 阴脉之海
    C. 气海　　　　　　D. 血海
    E. 髓海

17. "血海"是指
    A. 冲脉　　　　　　B. 带脉
    C. 督脉　　　　　　D. 阴、阳维脉

E. 任脉

18. 督脉可以

A. 总督一身之阴经

B. 总督一身之阳经

C. 分主一身左右之阴阳

D. 约束诸经

E. 调节十二经气血

二、多项选择题

1. 经络系统的组成部分包括

A. 经脉 B. 络脉

C. 奇经八脉 D. 十二正经

E. 连属部分

2. 与女子的经带胎产关系密切的经脉包括

A. 督脉 B. 任脉

C. 冲脉 D. 带脉

E. 阴、阳维脉

3. 阴经与阳经的交接部位是

A. 头面部 B. 胸中

C. 肺中 D. 上肢末端

E. 下肢末端

4. 奇经八脉包括

A. 任脉 B. 阴、阳跷脉

C. 带脉 D. 督脉

E. 三焦经

第七节 体 质

一、最佳选择题

1. 健康之人的体质类型是

A. 偏阳质 B. 偏阴质

C. 阴阳平和质 D. 肥胖质

E. 瘦小质

2. 体质特征表现为亢奋、偏热、多动的是

A. 阳虚质 B. 偏阴质

C. 偏阳质 D. 肝郁质

E. 阴阳平和质

二、多项选择题

1. 体质的构成要素包括

A. 对某些病因的易感性

B. 发病的倾向性

C. 形态结构的差异性

D. 生理功能的差异性

E. 心理特征的差异性

2. 下列属于偏阴质特点的是

A. 喜静少动 B. 畏寒喜热

C. 性格内向 D. 食量较大

F. 喜动

3. 偏阳质的人在感受外邪发病后多表现为

A. 热证 B. 寒证

C. 实证 D. 虚证

E. 不易发病

第八节 病 因

一、最佳选择题

1. 暑、火(热)、燥三邪侵犯机体所表现的共同致病特点是

A. 扰神 B. 炎热

C. 伤津 D. 动血

E. 生风

2. 造成"荨麻疹"的邪气是

A. 风邪 B. 寒邪

C. 暑邪 D. 湿邪

E. 火(热)邪

3. 六淫邪气中最易引起发热恶风、汗出等表证表现的是

A. 风邪 B. 寒邪

C. 暑邪 D. 湿邪

E. 火(热)邪

4. 风邪引发的疾病可表现出病位游移、行无定处,是因为

A. 风为阳邪 B. 风性善行

C. 风性数变　　　　　　D. 风性开泄

E. 风性轻扬

5. 风邪引发的疾病可表现出发病急、传变较快，是因为
   A. 风为阳邪　　　　　　B. 风性善行
   C. 风性数变　　　　　　D. 风性开泄
   E. 风性轻扬

6. 风邪的特征是
   A. 为阳邪，其性炎热
   B. 为阳邪，其性开泄
   C. 为阳邪，伤津耗气
   D. 为阳邪，易生风动血
   E. 为阳邪，其性炎上

7. 六淫邪气中其性开泄，易袭阳位的是
   A. 风邪　　　　　　　　B. 寒邪
   C. 湿邪　　　　　　　　D. 燥邪
   E. 火（热）邪

8. 六淫邪气中引起"痛痹"的是
   A. 风邪　　　　　　　　B. 寒邪
   C. 湿邪　　　　　　　　D. 燥邪
   E. 火（热）邪

9. 寒邪侵犯机体可引起恶寒或畏寒，是因为
   A. 寒为阴邪，伤人阳气
   B. 寒性凝滞，气血阻滞不通
   C. 寒伤肌里，卫阳被遏
   D. 寒性收引，经脉拘急
   E. 寒性黏滞，气机不畅

10. 最容易引起疼痛的六淫邪气是
    A. 风邪　　　　　　　　B. 寒邪
    C. 湿邪　　　　　　　　D. 燥邪
    E. 火（热）邪

11. 对于寒邪引起的症状表现，其性质多为
    A. 其性重浊　　　　　　B. 其性黏滞
    C. 其性干涩　　　　　　D. 其性趋下
    E. 其性凝滞

12. 寒邪侵犯机体导致肢体屈伸不利的原因是
    A. 寒为阴邪，易伤阳气
    B. 寒客肌表，卫阳被遏
    C. 寒性凝滞，痹阻经脉
    D. 寒性收引，筋脉挛急
    E. 寒邪入里，直中三阴

13. 侵袭人体，可使气机收敛，腠理、经络、筋脉收缩而挛急的是
    A. 风邪　　　　　　　　B. 寒邪
    C. 火（热）邪　　　　　D. 湿邪
    E. 燥邪

14. 暑邪侵犯机体导致汗多，气短，乏力，是因为
    A. 暑为阳邪，其性炎热
    B. 暑应于心，易扰心神
    C. 暑多夹湿，易困脾土
    D. 暑性升散，耗气伤津
    E. 暑为阳邪，化火伤阴

15. 暑邪侵犯机体导致胸闷，四肢困倦，是因为
    A. 暑多夹湿，气滞湿阻
    B. 暑性升散，汗多伤津，肢体失养
    C. 暑性升散，伤津耗气
    D. 暑性炎热，阳热内盛
    E. 暑性升散，易扰心神

16. 六淫邪气中具有升散、耗气特性的是
    A. 风邪　　　　　　　　B. 寒邪
    C. 暑邪　　　　　　　　D. 湿邪
    E. 燥邪

17. 引发肌肤不仁、关节疼痛重着等"着痹"表现的病邪是
    A. 风邪　　　　　　　　B. 寒邪
    C. 暑邪　　　　　　　　D. 湿邪
    E. 火（热）邪

18. 湿邪伤人，其病多见于下部，如下肢水肿明显，是因为
    A. 湿性趋下　　　　　　B. 湿性重浊
    C. 湿为阴邪　　　　　　D. 湿性黏滞
    E. 湿性疾病缠绵难愈

19. 六淫邪气中最易阻滞气机，损伤阳气的是
    A. 风邪　　　　　　　　B. 寒邪
    C. 暑邪　　　　　　　　D. 湿邪
    E. 燥邪

20. 湿邪致病的病程较长或反复发作，是因为
    A. 湿为阴邪，易阻遏气机
    B. 湿邪伤阳困脾
    C. 湿性黏滞，胶着难解
    D. 湿性重浊，留滞体内
    E. 湿性趋下，易袭阴位

21. 六淫邪气中致病多见肺系表现的是
    A. 风邪　　　　　　　B. 寒邪
    C. 暑邪　　　　　　　D. 湿邪
    E. 燥邪

22. 六淫邪气中侵犯人体多见干涩表现，易伤津液的是
    A. 风邪　　　　　　　B. 寒邪
    C. 暑邪　　　　　　　D. 湿邪
    E. 燥邪

23. 六淫邪气中常引起神明扰乱以致出现心烦失眠、狂躁妄动的是
    A. 风邪　　　　　　　B. 寒邪
    C. 湿邪　　　　　　　D. 燥邪
    E. 火（热）邪

24. 六淫邪气中侵犯人体最易导致目睛上视、颈项强直、角弓反张表现的是
    A. 风邪　　　　　　　B. 寒邪
    C. 湿邪　　　　　　　D. 燥邪
    E. 火（热）邪

25. 六淫邪气中导致血液妄行，逸出脉外，出现各种出血表现的是
    A. 风邪　　　　　　　B. 寒邪
    C. 湿邪　　　　　　　D. 燥邪
    E. 火（热）邪

26. 六淫邪气中侵犯人体，腐蚀血肉，易发肿疡的是
    A. 风邪　　　　　　　B. 寒邪
    C. 湿邪　　　　　　　D. 燥邪
    E. 火（热）邪

27. 六淫邪气中导致症状表现为燔灼趋上特性的是
    A. 风邪　　　　　　　B. 寒邪
    C. 湿邪　　　　　　　D. 燥邪
    E. 火（热）邪

28. 疠气的致病特点是
    A. 病情轻　　　　　　B. 发热
    C. 易伤津耗气　　　　D. 扰动心神
    E. 传染性强

29. 各种情志刺激都可损伤的脏是
    A. 肝　　　　　　　　B. 心
    C. 脾　　　　　　　　D. 肺
    E. 肾

30. 情志过度会影响脏腑功能，使肝疏泄失调的是
    A. 过喜　　　　　　　B. 过思
    C. 过怒　　　　　　　D. 过恐
    E. 过悲

31. 过度恐惧会影响气的运动，造成
    A. 气消　　　　　　　B. 气结
    C. 气上　　　　　　　D. 气下
    E. 气乱

32. 暴喜会导致
    A. 神无所归，虑无所定
    B. 不思饮食，腹胀纳呆
    C. 面红目赤，头胀痛
    D. 精神不能集中，甚则神志失常
    E. 意志消沉，面色惨淡

33. 思虑过度影响气机，造成
    A. 气乱　　　　　　　B. 气下
    C. 气上　　　　　　　D. 气结
    E. 气消

34. 导致心无所倚，神无所归，虑无所定的是
    A. 暴怒　　　　　　　B. 狂喜
    C. 过悲　　　　　　　D. 受惊
    E. 思虑过度

35. 导致患者脘腹胀满，嗳腐吞酸，泻下臭秽的是
    A. 摄食不足　　　　　B. 饮食不洁
    C. 暴饮暴食　　　　　D. 饮食偏寒
    E. 饮食五味偏嗜

36. 多食肥甘厚味，则可致
    A. 心肝火旺　　　　　B. 生痰化热
    C. 佝偻病　　　　　　D. 夜盲
    E. 脚气病

37. 劳神过度，临床症状多表现为
    A. 腰酸腿软，精神萎靡
    B. 气少力衰，神疲体倦
    C. 心悸、失眠、纳呆、腹胀、便溏
    D. 动则心悸，气喘汗出
    E. 眩晕耳鸣，性功能减退

38. 痰饮停胃可见
    A. 肢体麻木　　　　　B. 恶心呕吐
    C. 胸闷心痛　　　　　D. 胸闷气喘
    E. 胸胁胀满

39. 痰饮流注于经络可见
    A. 肢体麻木　　　　B. 恶心呕吐
    C. 胸闷心痛　　　　D. 胸闷气喘
    E. 胸胁胀满

40. 瘀血所致疼痛的特点是
    A. 胀痛　　　　　　B. 窜痛
    C. 灼痛　　　　　　D. 刺痛
    E. 重痛

41. 瘀血所致出血的特点是
    A. 出血量多　　　　B. 血色鲜红
    C. 夹有血块　　　　D. 伴有重痛
    E. 伴有肿胀

42. 临床见咽中梗阻如有异物，咽之不下，吐之不出，胸膈满闷，情绪低落，善太息等症状表现时，提示痰饮
    A. 阻肺　　　　　　B. 停胃
    C. 痹阻心脉　　　　D. 滞于咽喉
    E. 留于脏腑

二、配伍选择题

[1~2题共用备选答案]
    A. 风邪　　　　　　B. 寒邪
    C. 湿邪　　　　　　D. 燥邪
    E. 火（热）邪

1. 具有凝滞特性的邪气是
2. 具有黏滞特性的邪气是

[3~4题共用备选答案]
    A. 风邪　　　　　　B. 寒邪
    C. 湿邪　　　　　　D. 燥邪
    E. 火（热）邪

3. 最易袭阳位的邪气是
4. 最易袭阴位的邪气是

[5~6题共用备选答案]
    A. 风邪　　　　　　B. 寒邪
    C. 湿邪　　　　　　D. 燥邪
    E. 火（热）邪

5. 致病后常阻滞中焦的邪气是
6. 致病后常生风动血的邪气是

[7~8题共用备选答案]
    A. 汗出恶风　　　　B. 头重如裹
    C. 皮肤干涩　　　　D. 狂躁妄动

    E. 头身疼痛，肢体活动不利

7. 火（热）邪致病可见
8. 湿邪致病可见

[9~10题共用备选答案]
    A. 气上　　　　　　B. 气下
    C. 气缓　　　　　　D. 气结
    E. 气消

9. 情志为病，思则
10. 情志为病，悲则

[11~12题共用备选答案]
    A. 劳力过度　　　　B. 劳神过度
    C. 房劳过度　　　　D. 过度饥饿
    E. 饮食超量

11. 损伤心脾的病理因素是
12. 损伤肾精的病理因素是

三、综合分析选择题

[1~3题共用题干]

某男，43岁。平素嗜食肥甘厚味，身体肥胖，每于生气后常见头晕目眩、精神不振。近日淋雨后出现头重如裹，周身酸楚，舌淡苔白厚，脉滑。

1. 本例患者嗜食肥甘厚味容易酿生的病理产物是
    A. 肿瘤　　　　　　B. 痰饮
    C. 瘀血　　　　　　D. 结石
    E. 积食

2. 患者生气后见头晕目眩，原因为所酿生的病理产物容易
    A. 阻滞气血运行
    B. 延长病程
    C. 广泛影响机体的各个部位
    D. 蒙蔽心神
    E. 影响水液代谢

3. 淋雨后，湿邪侵袭入体故出现头重如裹的表现，这体现的湿邪的致病特点是
    A. 损伤阳气　　　　B. 湿性重浊
    C. 湿性黏滞　　　　D. 湿性趋下
    E. 湿为阴邪

四、多项选择题

1. 六淫中易扰心神的是
    A. 风邪　　　　　　B. 湿邪
    C. 寒邪　　　　　　D. 火（热）邪

E. 暑邪

2. 寒邪侵袭导致患者出现恶寒发热、无汗、头身疼痛，原因为

A. 阳气被寒邪所闭

B. 寒性凝滞

C. 寒伤阳气

D. 腠理闭塞

E. 经络和筋脉收缩挛急

3. 伤津耗气的邪气包括

A. 风邪   B. 暑邪

C. 燥邪   D. 火（热）邪

E. 湿邪

4. 七情致病最易影响的脏腑是

A. 心   B. 肺

C. 脾   D. 肝

E. 胃

5. 属"阳邪"的六淫邪气包括

A. 风邪   B. 寒邪

C. 暑邪   D. 火（热）邪

E. 湿邪

6. 下述属于湿邪致病特点的是

A. 易伤阳气   B. 重浊

C. 趋下   D. 易伤肺

E. 阻遏气机

7. 疫疠之邪的致病特点包括

A. 发病急、病情重

B. 传染性强

C. 流行性强

D. 症状相似

E. 地域性

8. 痰饮致病的特点包括

A. 阻滞气血运行   B. 易于蒙蔽心神

C. 影响水液代谢   D. 致病变幻多端

E. 易于损伤脉络

9. 与痰饮形成密切相关的有

A. 肺失宣降   B. 胃失和降

C. 脾失健运   D. 膀胱失司

E. 心气的推动

10. 瘀血致病会导致患者出现

A. 刺痛   B. 胀痛

C. 出血   D. 发绀

E. 脉象细涩，沉弦，结代

11. 下列关于情志刺激直接影响脏腑的对应关系，正确的是

A. 怒伤肝   B. 喜伤心

C. 思伤脾   D. 惊恐伤肾

E. 悲忧伤肺

12. 外来之毒包括

A. 燥毒   B. 疫毒

C. 秽毒   D. 梅毒

E. 药毒

13. 毒邪的致病特点是

A. 损脏伤形   B. 致病广泛

C. 复杂多变   D. 症状秽浊

E. 顽固难愈

14. 下列属于毒邪的症状表现是

A. 恶寒   B. 谵语

C. 泄泻   D. 紫癜

E. 黄疸

15. 炮制不当会导致药邪，下列有毒中药的炮制方法正确的是

A. 乌头火炮   B. 半夏姜制

C. 马钱子去油去毛   D. 巴豆去毛

E. 乌头蜜制

16. 药邪的致病特点是

A. 症状秽浊   B. 中毒

C. 加重病情   D. 变生他疾

E. 顽固难愈

第九节　发病与病机

一、最佳选择题

1. 疾病发生的内在根据是

A. 正气被伤   B. 正气不足

C. 邪气内生   D. 邪气亢盛

E. 邪气损正

2. 疾病发生的重要条件是

A. 正气被伤　　　　　B. 正气不足

C. 邪气内生　　　　　D. 邪气侵袭

E. 邪盛正伤

3. 下列属实证表现的是

A. 二便不通　　　　　B. 神疲体倦

C. 五心烦热　　　　　D. 面容憔悴

E. 自汗盗汗

4. 虚证是指

A. 以正气虚损为矛盾主要方面的病理状态

B. 正气不足，邪气亢盛的病理变化

C. 邪气亢盛，正气日衰的病理变化

D. 正虚邪恋的病理状态

E. 邪正相持的病理状态

5. 虚证与实证之间的变化主要取决于

A. 邪气亢盛与否　　　B. 正气旺盛与否

C. 脏腑功能盛衰　　　D. 邪正的消长盛衰

E. 气血的旺盛与否

6. 所谓"大实有羸状"是指

A. 由实转虚　　　　　B. 实中夹虚

C. 真实假虚　　　　　D. 真虚假实

E. 虚实错杂

7. 所谓"至虚有盛候"是指

A. 由实转虚　　　　　B. 实中夹虚

C. 真实假虚　　　　　D. 真虚假实

E. 虚实错杂

8. 实证的病机是

A. 邪气亢盛　　　　　B. 正气旺盛

C. 气血瘀滞　　　　　D. 水液蓄积

E. 痰浊壅滞

9. 某男，34 岁。症见神情默默，倦怠懒言，却言语时声高气粗，倦怠动之觉舒，胸腹硬满拒按，脉象沉细却按之有力。其发病机制为

A. 由实转虚　　　　　B. 实中夹虚

C. 真实假虚　　　　　D. 真虚假实

E. 虚实错杂

10. 由于正气虚弱，脏腑经络之气不足，而见实证假象。此为

A. 真实假虚　　　　　B. 由虚转实

C. 虚中夹实　　　　　D. 真虚假实

E. 因实致虚

11. 由于邪气亢盛，结聚于内，阻滞经络，气血不能外达，而见虚证假象。此为

A. 真实假虚　　　　　B. 由虚转实

C. 虚中夹实　　　　　D. 真虚假实

E. 因实致虚

12. 某人患有肺肾两虚的哮证，肺卫不固，复感风寒，哮喘复发，迁延不愈，久见寒邪束表，痰涎壅肺证，是因为

A. 由实转虚　　　　　B. 因虚致实

C. 真实假虚　　　　　D. 真虚假实

E. 虚实错杂

13. 实热或实寒的病机为

A. 阴阳离决　　　　　B. 阴阳偏盛

C. 阴阳偏衰　　　　　D. 阴阳格拒

E. 阴阳互损

14. 阳偏盛是因为

A. 脏腑功能障碍

B. 病理性代谢产物积聚

C. 功能亢奋，热量过剩

D. 阴不制阳，阳相对偏亢

E. 阴液不足，火热内生

15. 阴偏盛是因为

A. 阴液不足，阳气失制而偏盛

B. 功能抑制，热量耗伤过多

C. 阳气亢盛，耗伤机体的阴液

D. 阴寒内盛而阳未虚

E. 阳气虚损，产热不足

16. "阳胜则热"表现为

A. 虚热证　　　　　　B. 假热证

C. 实热证　　　　　　D. 寒热错杂证

E. 阳亢耗阴证

17. "阴胜则寒"表现为

A. 假热证　　　　　　B. 假寒证

C. 虚寒证　　　　　　D. 实寒证

E. 阴盛伤阳证

18. 在阳偏衰的病机中，占有极其重要的地位的是

A. 肾阳虚　　　　　　B. 心阳虚

C. 肺阳虚　　　　　　D. 肝阳虚

E. 脾阳虚

19. 阴阳互损最容易发生于

A. 心　　　　　　　　B. 肝

C. 肾　　　　　　　　　D. 脾

E. 肺

20. 阴损及阳是指

    A. 阴虚不能制约阳气

    B. 阴盛于内，格阳于外

    C. 阴气亏虚，阳无以化生依附

    D. 阴盛伤阳，阳气受损

    E. 阴气盛极，阳气浮越于外

21. 阴盛格阳可以导致

    A. 假寒证

    B. 假热证

    C. 实寒证

    D. 实热证

    E. 寒热错杂证

22. 真热假寒就阴阳关系而言是

    A. 阴盛格阳　　　　B. 阳盛格阴

    C. 阳虚阴盛　　　　D. 阴虚阳盛

    E. 阴损及阳

23. 因邪热内伏不能达于四肢以致厥冷的病机是

    A. 阳盛则阴病　　　　B. 阴盛则寒

    C. 阳虚则寒　　　　D. 阴损及阳

    E. 阳盛格阴

24. 阴寒之邪壅盛于内，逼迫阳气浮越于外会导致

    A. 阴盛格阳　　　　B. 阴损及阳

    C. 阳盛格阴　　　　D. 阳损及阴

    E. 阴盛耗阴

25. 气机失调不包括

    A. 气滞　　　　　　B. 气虚

    C. 气陷　　　　　　D. 气闭

    E. 气脱

26. 元气耗损，功能失调，脏腑功能衰退，抗病能力下降的病机变化，称作

    A. 气虚　　　　　　B. 气滞

    C. 气逆　　　　　　D. 气闭

    E. 气脱

27. 气外出太过而不能内守，称作

    A. 气虚　　　　　　B. 气滞

    C. 气逆　　　　　　D. 气闭

    E. 气脱

28. 气不能外达而郁结闭塞于内，称作

    A. 气虚　　　　　　B. 气滞

    C. 气逆　　　　　　D. 气闭

    E. 气脱

29. 气逆最常发作于

    A. 肺、胃、肾

    B. 心、胃、肝

    C. 肝、胃、肾

    D. 肺、胃、肝

    E. 肝、肺、肾

30. 气的运行不畅，或在局部郁滞不通，称作

    A. 气虚　　　　　　B. 气滞

    C. 气逆　　　　　　D. 气闭

    E. 气脱

31. 气上升不及或下降太过，称作

    A. 气虚　　　　　　B. 气滞

    C. 气陷　　　　　　D. 气闭

    E. 气脱

二、配伍选择题

[1~3 题共用备选答案]

    A. 实证　　　　　　B. 虚证

    C. 虚实夹杂证　　　　D. 真虚假实证

    E. 真实假虚证

1. 正气不足，邪气亢盛，导致

2. 邪气亢盛，正气不虚，导致

3. 实邪结聚，阻滞经络，气血不能外达所形成的病证是

[4~6 题共用备选答案]

    A. 阴液不足，阳气相对亢盛

    B. 阳热亢盛，阴液受损

    C. 阳气严重耗散而致全身功能突然严重衰竭

    D. 阳气不足，阴寒内盛

    E. 阴邪为病，阳气受损

4. "阴胜则阳病"的发病机制为

5. "阳胜则阴病"的发病机制为

6. 亡阳的发病机制为

[7~9 题共用备选答案]

    A. 实寒证　　　　　　B. 虚寒证

    C. 虚热证　　　　　　D. 实热证

    E. 寒热错杂证

7. 阴偏盛会导致

8. 阴偏衰会导致

9. 阳偏衰会导致

[10～12 题共用备选答案]

    A. 虚寒证   B. 虚热证

    C. 阳偏盛   D. 阴偏盛

    E. 阴阳离决

10. 阴阳互损，以致最终阴阳亡失，会导致

11. 久病耗伤阴液会导致

12. 机体阳气不足，阴相对亢盛，会导致

[13～15 题共用备选答案]

    A. 闷胀疼痛

    B. 面红目赤

    C. 少腹重坠

    D. 突然昏厥，不省人事

    E. 汗出不止

13. 气闭的症状表现是

14. 气滞的症状表现是

15. 气脱的症状表现是

[16～17 题共用备选答案]

    A. 血液不足，或血的濡养功能减退

    B. 血液循行迟缓或不畅或停滞

    C. 血分有热，血行加速或迫血妄行

    D. 气血失和，不荣经脉

    E. 血随气逆，咯血或呕血

16. 血虚是指

17. 血瘀是指

三、多项选择题

1. 下列关于发病的描述，正确的有

    A. 正虚感邪而发病

    B. 正虚生邪而发病

    C. 正气的强弱可决定发病的症候性质

    D. 正气不足是疾病发生的内在因素

    E. 正气的盛衰决定着发病与不发病以及发病的深
        浅和病证

2. 下列病理本质属于虚证的有

    A. 至虚有盛候   B. 阴阳偏衰

    C. 阴阳互损   D. 阳胜格阴

    E. 阴胜格阳

3. 在疾病发展过程中，邪盛和正虚兼有的是

    A. 由实转虚

    B. 因虚致实

    C. 虚中夹实

    D. 实中夹虚

    E. 真实假虚

4. 属于证候真假的有

    A. 真寒假热   B. 真热假寒

    C. 真实假虚   D. 真虚假实

    E. 实中夹虚

5. 阴阳失调的病机变化包括

    A. 阴阳偏盛   B. 阴阳偏衰

    C. 阴阳互损   D. 阴阳格拒

    E. 阴阳亡失

6. 阴偏胜的病机特点包括

    A. 阴气病理性偏盛

    B. 常伴阳气不足

    C. 功能障碍

    D. 阳不制阴，寒从内生

    E. 属实寒证

7. 阴证的症状特点包括

    A. 寒   B. 热

    C. 静   D. 动

    E. 湿

8. 气的运动失常包括

    A. 气脱   B. 气滞

    C. 气逆   D. 气陷

    E. 气闭

9. 亡阳证的症状包括

    A. 冷汗淋漓   B. 手足厥冷

    C. 脉数疾   D. 呼吸细微

    E. 气息微弱

10. 亡阴证的症状包括

    A. 汗热而黏   B. 手足温热

    C. 脉数疾   D. 皮肤皱褶

    E. 气息微弱

第十节　防治原则

一、最佳选择题

1. 提升抗邪能力的关键是
   - A. 讲究卫生
   - B. 增强体质
   - C. 慎避外邪
   - D. 人工免疫
   - E. 防范外伤

2. 先安未受邪之地属于
   - A. 治病求本
   - B. 急则治标
   - C. 未病先防
   - D. 既病防变
   - E. 因时制宜

3. 防止病邪侵袭人体可以采用的方法是
   - A. 顺应自然
   - B. 养性调神
   - C. 调理饮食
   - D. 形体锻炼
   - E. 避其邪气，药物预防

4. "正治"是指
   - A. 正确的治疗法则
   - B. 顺从疾病的某些假象而治的方法
   - C. 逆其疾病症状性质而治的原则
   - D. 扶助正气而治的方法
   - E. 祛除邪气而治的方法

5. "反治"是指
   - A. 顺从疾病的病因而治
   - B. 逆着疾病的假象而治
   - C. 逆其疾病的现象而治
   - D. 顺从疾病的假象而治
   - E. 反常的治疗方法

6. 依治疗方式而言，"虚则补之"属于
   - A. 逆治法
   - B. 从治法
   - C. 治标法
   - D. 反治法
   - E. 治本法

7. 下列属于"从治"的是
   - A. 治热以寒
   - B. 寒者热之
   - C. 阳病治阴
   - D. 用热远热
   - E. 通因通用

8. "寒因寒用"主要用于治疗
   - A. 真寒假热证
   - B. 表热里寒证
   - C. 真热假寒证
   - D. 寒热错杂证
   - E. 表寒里热证

9. 某男，70岁。因脾虚运化无力引起了腹部胀满的表现，应该采取的治法是
   - A. 通因通用
   - B. 寒因寒用
   - C. 热因热用
   - D. 塞因塞用
   - E. 寒者热之

10. 依治疗方式而言，"热者寒之"属于
    - A. 正治法
    - B. 反治法
    - C. 治标法
    - D. 从治法
    - E. 治本法

11. "热因热用"主要用于治疗
    - A. 实热证
    - B. 虚热证
    - C. 真热假寒证
    - D. 真寒假热证
    - E. 寒热错杂证

12. 适用"急则治其标"方法的是
    - A. 二便不通
    - B. 脾虚泄泻
    - C. 阳虚外寒
    - D. 阴虚内热
    - E. 气血两亏

13. 针对瘀血引起的崩漏，其治疗宜选
    - A. 塞因塞用
    - B. 通因通用
    - C. 补气摄血
    - D. 清热凉血
    - E. 热者寒之

14. 患者为肺痨咳嗽，且咳嗽不甚时采取的治法是
    - A. 治标
    - B. 治本
    - C. 标本兼治
    - D. 先治本后治标
    - E. 反治

15. 气虚之人外感，治宜益气解表，此属于
    - A. 扶正
    - B. 祛邪
    - C. 标本兼治
    - D. 急则治标
    - E. 缓则治本

16. 扶正与祛邪同时运用适用于
    - A. 邪气盛，正气未衰
    - B. 正气虚，邪气不盛
    - C. 邪气盛，正气虚，但不甚严重
    - D. 邪盛正虚，但正气尚耐攻伐
    - E. 邪盛正虚，正气不耐攻伐

17. 阴中求阳适用于
    - A. 虚热证
    - B. 实寒证
    - C. 表寒证
    - D. 虚寒证

E. 阴虚证

18. 针对"至虚有盛候"的治法是
    A. 以通治通   B. 以补开塞
    C. 热因热用   D. 寒因寒用
    E. 通因通用

19. 符合"用寒远寒"治则的是
    A. 阳虚之人慎用寒凉药物
    B. 寒冬季节慎用寒凉药物
    C. 高纬度居民慎用寒凉药物
    D. 寒热错杂证慎用寒凉药物
    E. 真寒假热证慎用寒凉药物

20. 适用于"益火之源,以消阴翳"治法的证型是
    A. 实热证   B. 实寒证
    C. 虚寒证   D. 虚热证
    E. 虚实错杂证

21. 在补阴时可适当配用补阳药的治法就阴阳关系而言属于
    A. 阴病治阳   B. 阳病治阴
    C. 阴中求阳   D. 阳中求阴
    E. 虚则补之

22. 针对血滞者,除用活血药外还要加行气药的原因是
    A. 气能行血   B. 气能生血
    C. 气能摄血   D. 血能养气
    E. 血能载气

23. 下列不属于"因人制宜"的是
    A. 因性别不同而用药各异
    B. 因居处环境不同而用药各异
    C. 因体质不同而用药各异
    D. 因年龄不同而用药各异
    E. 因老幼不同而用药各异

24. 我国东南地区多用辛凉解表,西北地区则常用辛温解表,体现的治则是
    A. 既病防变   B. 治病求本
    C. 因人制宜   D. 因时制宜
    E. 因地制宜

25. 用寒远寒,用热远热属于
    A. 扶正祛邪   B. 因地制宜
    C. 因人制宜   D. 因时制宜
    E. 未病先防

26. 下列不属于"八法"内容的是
    A. 汗法、吐法
    B. 下法、清法
    C. 宣法、通法
    D. 清法、补法
    E. 和法、温法

27. 下列不宜使用"下法"治疗的是
    A. 宿食   B. 结痰
    C. 水饮   D. 瘀血
    E. 痞块

二、配伍选择题

[1~2题共用备选答案]
    A. 治病求本   B. 未病先防
    C. 既病防变   D. 因地制宜
    E. 因时制宜
1. "反治法"属于
2. "正治法"属于

[3~4题共用备选答案]
    A. 热者寒之   B. 寒者热之
    C. 塞因塞用   D. 通因通用
    E. 虚则补之
3. 热结旁流应采用的治疗方法是
4. 实寒性病证应采用的治疗方法是

[5~6题共用备选答案]
    A. 正治   B. 从治
    C. 标本兼治   D. 治本
    E. 治标
5. 对大出血患者应采用的治疗原则是
6. 高热患者应采用的治疗原则是

[7~8题共用备选答案]
    A. 实证   B. 虚证
    C. 虚实夹杂   D. 虚中夹实
    E. 实中夹虚
7. 扶正法适用于
8. 祛邪法适用于

[9~10题共用备选答案]
    A. 肝   B. 胆
    C. 脾   D. 胃
    E. 骨
9. 喜燥恶湿的是
10. 喜润恶燥的是

[11～13题共用备选答案]
  A. 辛温解表法   B. 辛凉解表法
  C. 透疹解表法   D. 扶正解表法
  E. 祛湿解表法

11. 某女，16岁。症见恶寒发热，无汗，头痛鼻塞，平素见倦怠无力，气短懒言，舌淡苔白，脉浮无力。针对本患适宜

12. 某男，44岁。症见发热重，恶寒轻，咽干，口渴，鼻塞，流黄涕，咳嗽，痰黏或黄，舌苔薄黄，脉浮数。针对本患适宜

13. 某男，8岁。症见发热恶风，麻疹透发不出，或出而不畅，舌苔薄黄，脉浮数。针对本患适宜

三、多项选择题

1. 治未病的三方面内容分别是
  A. 未病先防   B. 既病防变
  C. 饮食调护   D. 愈后防复
  E. 形神兼养

2. 未病先防的原则包括
  A. 早期诊治   B. 扶助正气
  C. 消灭病邪   D. 平衡阴阳
  E. 形神兼养

3. 下列属于扶助正气，提高抗病能力的是
  A. 锻炼身体   B. 起居有常
  C. 避其邪气   D. 调畅情志
  E. 顺应自然

4. 临床应用"八法"进行论治时，不宜使用温法的情形包括

  A. 素体阴虚者不宜使用
  B. 辨证血虚者不宜使用
  C. 血热妄行的出血证不宜使用
  D. 真热假寒证不宜使用
  E. 神昏液脱者不宜使用

5. 既病防变中防止传变的办法包括
  A. 阻截病传途径   B. 顺应自然
  C. 先安未受邪之地 D. 调畅情志
  E. 重视增强体质

6. 下列属于调气范畴的是
  A. 气虚宜补   B. 气滞宜疏
  C. 气陷宜升   D. 气逆宜降
  E. 气脱宜固

7. 下列不宜使用汗法的情况是
  A. 麻疹已透   B. 半表半里证
  C. 吐泻   D. 失血
  E. 妇女月经期

8. 吐法可以针对停蓄在咽喉、胸膈、胃脘的病邪，病邪包括
  A. 瘀血   B. 结石
  C. 宿食   D. 痰涎
  E. 毒物

9. 针对致病原因和病情的不同，消法可分为
  A. 消食导滞法   B. 攻补兼施法
  C. 消痞散积法   D. 调和肠胃法
  E. 软坚散结法

第三章　中医诊断基础

第一节　中医诊断学概述

一、最佳选择题

1. 中医诊断学的基本原则是
   A. 审内察外　　　　　B. 司外揣内
   C. 辨病论治　　　　　D. 辨证论治
   E. 见微知著

2. 区分疾病类别的总纲是
   A. 阴阳　　　　　　　B. 表里
   C. 虚实　　　　　　　D. 寒热
   E. 常变

3. 八纲中分辨疾病属性的是
   A. 阴阳　　　　　　　B. 表里
   C. 虚实　　　　　　　D. 寒热
   E. 常变

4. 四诊不包括
   A. 望色　　　　　　　B. 诊舌
   C. 切脉　　　　　　　D. 诊病
   E. 嗅气味

二、配伍选择题

[1~2题共用备选答案]
   A. 阴阳　　　　　　　B. 表里
   C. 虚实　　　　　　　D. 寒热
   E. 常变

1. 八纲中分辨邪正盛衰的是
2. 八纲中分辨疾病病位与病势浅深的是

三、多项选择题

1. 辨证的方法包括
   A. 病因辨证　　　　　B. 气血津液辨证
   C. 脏腑辨证　　　　　D. 经络辨证
   E. 六经辨证

2. 八纲辨证分别是指
   A. 阴阳　　　　　　　B. 表里
   C. 虚实　　　　　　　D. 寒热
   E. 常变

第二节　四　诊

一、最佳选择题

1. 望神突出表现在
   A. 面色　　　　　　　B. 眼神
   C. 言语　　　　　　　D. 表情
   E. 脉象

2. 下列符合"有神"表现的是
   A. 目光暗淡　　　　　B. 两眼灵活
   C. 神志恍惚　　　　　D. 精神萎靡
   E. 面色晦暗

3. 下列不符合"失神"表现的是
   A. 两目晦暗　　　　　B. 神识不清
   C. 精神萎靡　　　　　D. 颧红如妆

   E. 循衣摸床

4. 假神的发病机制为
   A. 气血不足，精神亏损
   B. 机体阴阳严重失调
   C. 脏腑虚衰，功能低下
   D. 阴不敛阳，欲将离决
   E. 阴不制阳，虚阳上亢

5. 某男，73岁。久病，精神萎靡，面色晦暗，目光呆滞，呼吸微弱，循衣摸床，撮空理线。属于
   A. 少神　　　　　　　B. 假神
   C. 失神　　　　　　　D. 有神
   E. 神乱

6. 生命垂危的患者突然出现神清多语，两颧泛红如妆，这是
A. 神乱　　　　B. 少神
C. 失神　　　　D. 假神
E. 得神

7. 某女，19岁。高考不利，导致情志抑郁，经常喃喃自语，哭笑无常。此为
A. 癫病　　　　B. 狂病
C. 脏躁　　　　D. 痫病
E. 失神

8. 神乱常见的临床表现不包括
A. 焦虑恐惧　　　B. 狂躁不安
C. 淡漠痴呆　　　D. 猝然昏倒
E. 倦怠乏力

9. 若突然跌仆，昏不知人，口吐涎沫，四肢抽动。此为
A. 癫病　　　　B. 痴呆
C. 痫病　　　　D. 狂病
E. 脏躁

10. 某男，41岁。症见面目一身俱黄，黄色鲜明如橘色，伴见纳呆呕恶，脘腹胀满，胁肋疼痛，胁下有痞块，小便黄，大便溏薄，舌红苔黄腻，脉弦数。造成其面色的原因是
A. 寒湿困阻　　　B. 脾胃虚弱
C. 湿热熏蒸　　　D. 肝郁脾虚
E. 肝郁气滞

11. 五色主病中，青色主
A. 惊风　　　　B. 热证
C. 虚证　　　　D. 湿证
E. 水饮

12. 寒盛的面色可表现为
A. 面青
B. 眼眶周围见黑色
C. 面色与口唇青紫
D. 面黑而干焦
E. 眉间、鼻柱、唇周色青

13. 面目一身俱黄，晦暗如烟熏的临床意义是
A. 湿热熏蒸　　　B. 脾虚湿盛
C. 脾胃气虚　　　D. 肾虚水饮
E. 寒湿郁阻

14. 出现戴阳证的临床意义是

A. 阴虚火旺　　　B. 虚阳浮越
C. 脏腑实热　　　D. 外感风热
E. 阴虚内热

15. 面黄虚浮，称为
A. 黄胖　　　　B. 苍黄
C. 阳黄　　　　D. 阴黄
E. 萎黄

16. 下列不属于面色青主病的是
A. 寒证　　　　B. 惊风
C. 湿证　　　　D. 气滞
E. 瘀血

17. 青色和黑色共同所主的是
A. 瘀血　　　　B. 惊风
C. 水饮　　　　D. 肾虚
E. 气滞

18. 面色黑而干焦，多是
A. 肾精虚　　　B. 肾气虚
C. 脾气虚　　　D. 心气虚
E. 肝血虚

19. 脾胃气虚患者的面色表现是
A. 面色青灰　　　B. 面色萎黄
C. 面目一身俱黄　　D. 面色青黄
F. 面黄虚浮

20. 满面通红的临床意义是
A. 真寒假热　　　B. 虚阳上越
C. 邪热亢盛　　　D. 阴虚火旺
E. 阳气暴脱

21. 面白虚浮的临床意义是
A. 阳气暴脱　　　B. 营血亏损
C. 阳气不足　　　D. 阴液暗耗
E. 阴寒凝滞

22. 面色白一般不见于
A. 亡阳证　　　B. 血虚证
C. 阴虚证　　　D. 阳虚证
E. 气虚证

23. 下列各项不属于面赤临床意义的是
A. 肝火上炎　　　B. 阴虚证
C. 戴阳证　　　　D. 实热证
E. 肾精久耗

24. 面黑是因为

A. 惊风　　　　　　　　B. 湿热

C. 风湿　　　　　　　　D. 水饮

E. 热极

25. 小儿鼻柱、眉间及口唇四周色偏青的原因是

A. 肝脾不调　　　　　　B. 瘀血内阻

C. 小儿惊风　　　　　　D. 疼痛剧烈

E. 寒凝气滞

26. 体强的临床表现不包括

A. 胸廓宽厚　　　　　　B. 肌肉充实

C. 皮肤滑润　　　　　　D. 食欲旺盛

E. 形瘦肌削

27. 坐而喜俯，少气懒言的临床意义是

A. 痰涎壅盛　　　　　　B. 心阳不足

C. 肺气不足　　　　　　D. 中焦有寒

E. 水饮内停

28. 咳逆倚息不得卧，卧则气逆的临床意义是

A. 痰涎壅盛　　　　　　B. 心阳不足

C. 肺气不足　　　　　　D. 中焦有寒

E. 水饮内停

29. 卧时向外，躁动不安的临床意义是

A. 阳证　　　　　　　　B. 阴证

C. 寒证　　　　　　　　D. 虚证

E. 虚寒证

30. 肢体软弱，行动不便的临床意义是

A. 瘫痪　　　　　　　　B. 痹病

C. 痿证　　　　　　　　D. 痫证

E. 中风后遗症

31. 某男，65 岁。猝然昏倒，不省人事，醒后见一侧手足举动不遂，麻木不仁。此为

A. 瘫痪　　　　　　　　B. 痹病

C. 痿证　　　　　　　　D. 痫证

E. 中风偏瘫

32. 突然出现片状脱发的临床意义是

A. 精血不足　　　　　　B. 血虚受风

C. 肾虚　　　　　　　　D. 阴虚火旺

E. 津液亏损

33. 患者眼窝凹陷的临床意义是

A. 水肿病　　　　　　　B. 津液亏耗

C. 肾精耗竭　　　　　　D. 肝胆火炽

E. 脾胃虚衰

34. 小儿昏睡露睛的临床意义是

A. 脾胃虚弱　　　　　　B. 肾虚阴亏

C. 津液亏耗　　　　　　D. 肝经风热

E. 肝风内动

35. 黄疸的特征性表现是

A. 白睛发黄　　　　　　B. 黑睛发黄

C. 目胞发黄　　　　　　D. 血络发黄

E. 眼球突出

36. 两目上视或斜视、直视多见于

A. 脾胃虚弱　　　　　　B. 肾虚阴亏

C. 津液亏耗　　　　　　D. 肝经湿热

E. 肝风内动

37. 鼻柱溃烂塌陷多见于

A. 胆经蕴热　　　　　　B. 风热

C. 梅毒　　　　　　　　D. 肝经湿热

E. 肺热

38. 齿缝出血，不红微肿者的临床意义是

A. 虚火伤络　　　　　　B. 血热证

C. 心火亢盛　　　　　　D. 胃火盛

E. 肝胆热盛

39. 血瘀证的唇色是

A. 樱桃红　　　　　　　B. 淡白

C. 深红　　　　　　　　D. 青紫

E. 青黑

40. 牙龈红肿而痛者的临床意义是

A. 肝火上炎　　　　　　B. 脾经有热

C. 胃火伤络　　　　　　D. 胃阴虚损

E. 肾火上炎

41. 牙齿干燥如枯骨的临床意义是

A. 热盛伤津　　　　　　B. 阳明热盛

C. 胃阴不足　　　　　　D. 肾阴枯涸

E. 肺热阴伤

42. 某患儿，咳如犬吠声，喉中有灰白色假膜，擦之不去，重擦出血，且随即复生。其临床意义为

A. 热盛伤津　　　　　　B. 阳明热盛

C. 胃阴不足　　　　　　D. 肾阴枯涸

E. 肺热阴伤

43. 患者咽喉色鲜红娇嫩，肿痛不甚。其临床意义为

A. 肺胃积热　　　　　　B. 痰湿停滞

C. 寒凝咽喉　　　　　　D. 阴虚火旺

E. 胃中有热

44. 不属于疹临床表现的是
A. 点小如粟　　　　B. 色红
C. 高出皮肤　　　　D. 抚之碍手
E. 平铺于皮下

45. 不属于斑临床表现的是
A. 点大成片　　　　B. 色红
C. 平摊于皮肤　　　D. 擦破流水
E. 摸之不应手

46. 外感热病出现斑疹的原因为
A. 气不摄血　　　　B. 热毒内盛
C. 营血热炽　　　　D. 肝火动血
E. 痰湿阻于血络

47. 疮疡病变中若出现起于浅表，形小而圆，红肿热痛的皮肤表现时，提示
A. 痈　　　　　　　B. 疔
C. 疖　　　　　　　D. 疮
E. 疽

48. 患部顶白形小如粟，根角坚硬深入，麻木痒痛者称
A. 痈　　　　　　　B. 疽
C. 疔　　　　　　　D. 疖
E. 白痦

49. 湿痰的特点是
A. 痰黄黏稠有块　　B. 痰白清稀
C. 痰少而黏难咯　　D. 脓血痰味腥臭
E. 痰白量多易咯

50. 咯痰白而清稀的是
A. 寒痰　　　　　　B. 燥痰
C. 湿痰　　　　　　D. 热痰
E. 肺痈之痰

51. 呕吐物色黄味苦的原因是
A. 邪热犯胃
B. 胃阳不足，难以腐熟水谷
C. 暴饮暴食，宿食不化
D. 肝胆有热、胃失和降
E. 胃有积热或胃脘宿有瘀血

52. 胃热或食积而导致的呕吐物的特点是
A. 呕吐物清稀　　　B. 呕吐物酸臭
C. 伴食物残渣　　　D. 伴暗红色血

E. 呕吐黄绿苦水

53. 若大便夹有黏胨、脓血。提示患者患有
A. 肠痈　　　　　　B. 泄泻
C. 痢疾　　　　　　D. 疟疾
E. 脱肛

54. 肺痈患者的痰会表现为
A. 痰黄黏稠，坚而成块
B. 痰白滑量多
C. 痰少而黏，难咯出
D. 痰中带血
E. 咯吐脓血如米粥状

55. 舌两侧反映的病变脏腑是
A. 心肺　　　　　　B. 脾胃
C. 肝胆　　　　　　D. 肾
E. 膀胱

56. 患者出现脾胃病变时，判断其病变情况可通过舌的部位是
A. 舌尖　　　　　　B. 舌面
C. 舌中　　　　　　D. 舌边
E. 舌根

57. 挟舌本的经脉是
A. 手太阴经　　　　B. 手少阴经
C. 足太阴经　　　　D. 足少阴经
E. 足厥阴经

58. 邪热深入营血的舌象是
A. 红舌　　　　　　B. 青舌
C. 绛舌　　　　　　D. 淡舌
E. 紫舌

59. 热毒炽盛，内入营血，营阴受灼，津液耗损，气血壅滞的舌象表现是
A. 全舌青紫
B. 舌有紫色斑点
C. 舌色淡红中泛现青紫
D. 舌色淡紫而湿润
E. 舌色绛紫而干枯少津

60. 舌苔薄黄的临床意义是
A. 湿热盛　　　　　B. 上焦热
C. 胃肠有热　　　　D. 风热表证
E. 热盛津伤

61. 舌质淡白湿润并有齿痕的意义是

A. 气虚

B. 脾虚而寒湿壅盛

C. 湿热痰浊

D. 阴虚津亏

E. 血虚

62. 久病舌痿软而淡白无华的临床意义是

    A. 气血俱虚　　　　　B. 阴虚动风

    C. 风痰阻络　　　　　D. 热极伤阴

    E. 阴虚火旺

63. 舌中部芒刺的临床意义是

    A. 心火亢盛　　　　　B. 肝胆火盛

    C. 肺热壅盛　　　　　D. 胃肠热盛

    E. 膀胱湿热

64. 伸舌时舌体偏向一侧，或左或右可见于

    A. 颤动舌　　　　　　B. 歪斜舌

    C. 强硬舌　　　　　　D. 痿软舌

    E. 短缩舌

65. 镜面舌色红绛的临床意义是

    A. 胃阴枯竭　　　　　B. 营血大虚

    C. 气血两虚　　　　　D. 气虚痰浊未化

    E. 阳气虚衰

66. 阴寒内盛的舌色是

    A. 淡紫舌　　　　　　B. 淡白舌

    C. 绛紫舌　　　　　　D. 青紫舌

    E. 淡红舌

67. 舌绛少苔有裂纹的临床意义是

    A. 热邪内盛　　　　　B. 气血两虚

    C. 阴虚火旺　　　　　D. 瘀血内阻

    E. 脾虚湿侵

68. 多属危重舌象的是

    A. 裂纹舌　　　　　　B. 歪斜舌

    C. 短缩舌　　　　　　D. 胖嫩舌

    E. 红星舌

69. 舌苔花剥提示

    A. 脾肾阳虚　　　　　B. 脾虚湿盛

    C. 湿遏热郁　　　　　D. 胃阴大伤

    E. 肝肾阴亏

70. 阳气亏虚，运血无力，寒湿内生时的舌象表现是

    A. 老舌　　　　　　　B. 嫩舌

    C. 胖舌　　　　　　　D. 瘦舌

E. 点、刺舌

71. 短缩舌，舌色淡白或青紫而湿润的临床意义是

    A. 寒凝筋脉　　　　　B. 气血俱虚

    C. 痰湿内蕴　　　　　D. 热盛伤津

    E. 动风先兆

72. 中风或中风先兆的舌态是

    A. 舌强　　　　　　　B. 舌痿

    C. 舌颤　　　　　　　D. 舌短

    E. 吐舌

73. 滑苔的临床意义是

    A. 食积　　　　　　　B. 湿温

    C. 阴液亏耗　　　　　D. 热盛津伤

    E. 水湿内停

74. 舌面上覆盖着一层浊而滑腻的苔垢，颗粒细腻而致密，刮之难去属

    A. 滑苔　　　　　　　B. 腐苔

    C. 腻苔　　　　　　　D. 垢苔

    E. 浊腻苔

75. 正气渐衰的苔象可见

    A. 舌苔从全到剥落

    B. 舌苔剥落后复生薄白

    C. 未剥落处有腻滑苔

    D. 舌苔剥脱部位时时移动

    E. 舌苔呈乳白色

76. 下列不属于腐苔的是

    A. 舌苔根底松浮

    B. 舌苔颗粒粗大

    C. 如豆腐渣堆铺

    D. 舌苔颗粒细腻

    E. 舌苔揩之可去

77. 苔质不包括

    A. 燥苔　　　　　　　B. 厚苔

    C. 腐苔　　　　　　　D. 黄苔

    E. 剥苔

78. 舌苔有根无根的临床意义是

    A. 气血盈亏　　　　　B. 邪气盛衰

    C. 津液存亡　　　　　D. 胃气有无

    E. 脏腑虚实

79. 腻苔的临床意义不包括

    A. 痰饮　　　　　　　B. 食积

C. 阳虚   D. 湿浊
E. 湿温

80. 某男，39岁。症见干咳无痰，胸痛，午后颧红，夜间低热，盗汗，口干咽燥，形体消瘦，脉细数。其典型舌象应是
A. 舌红苔黄   B. 舌红少苔
C. 舌绛苔黄   D. 舌紫苔黄
E. 舌淡少苔

81. 可能使舌苔白染的是
A. 橘子   B. 橄榄
C. 牛乳   D. 乌梅
E. 核黄素

82. 谵语的临床表现为
A. 语无伦次，狂妄叫骂
B. 胡言乱语，声高有力
C. 语言重复，声音低微
D. 自言自语，见人则止
E. 语言错乱，说后自知

83. 自言自语，喃喃不休，见人语止，首尾不续，称
A. 独语   B. 错语
C. 狂言   D. 谵语
E. 郑声

84. 疫毒攻喉所致白喉的临床表现是
A. 咳声重浊沉闷
B. 咳声如犬吠，伴声音嘶哑，吸气困难
C. 咳声不扬，痰臭色黄，不易咯出
D. 咳有痰声，痰多容易咯出
E. 干咳无痰或少痰

85. 语言謇涩是由于
A. 热扰心神   B. 痰火扰心
C. 风痰阻络   D. 心气不足
E. 心阴大伤

86. 嗳气、呃逆的共同临床意义是
A. 肝气上逆   B. 肺气上逆
C. 胃气上逆   D. 肝郁气滞
E. 脾失健运

87. 古代所称"噫气"的是
A. 呃逆   B. 嗳气
C. 少气   D. 矢气
E. 呵气

88. 口气臭秽者的临床意义是
A. 食积胃肠   B. 胃中有热
C. 内有溃腐脓疡   D. 牙疳
E. 寒邪犯胃

89. 外感风寒初期的临床表现为
A. 寒热俱重
B. 寒热俱轻
C. 恶寒重而发热轻
D. 发热重而恶寒轻
E. 但寒不热

90. 表证多有的临床表现是
A. 恶寒发热   B. 发热不恶寒
C. 恶风发热   D. 汗出
E. 畏寒

91. 久病畏寒的临床意义是
A. 寒邪内侵   B. 风寒袭表
C. 感受风邪   D. 风湿外袭
E. 阳气虚衰

92. 自觉身冷，得衣近火则缓解者为
A. 寒厥   B. 恶寒
C. 畏寒   D. 寒栗
E. 寒战

93. 湿温潮热的临床表现是
A. 至夏则热，秋凉则止
B. 身热不扬，午后热甚
C. 午后发热，入夜尤甚
D. 长期发热，劳必益甚
E. 入夜发热，天明热退

94. 每当午后或入夜即发热，以五心烦热为特征，甚至有热自深层向外透发的感觉，兼见盗汗、颧赤、口咽干燥、舌红少津。此属于
A. 日晡潮热   B. 湿温潮热
C. 气虚发热   D. 阴虚发热
E. 热入营血

95. 肌肤初扪之不觉热，但扪之稍久即感灼手的热象为
A. 气虚低热   B. 阴虚发热
C. 身热不扬   D. 日晡热甚
E. 潮热

96. 阳明潮热的发热特点的是
A. 低热，午后发作

B. 夏季长期低热

C. 热势较低，午后或夜间发生

D. 身热不扬，午后热甚

E. 热势较高，日晡为甚

97. 寒热往来见于
   A. 表寒证　　　　　B. 里寒证
   C. 表热证　　　　　D. 里热证
   E. 半表半里证

98. 先恶寒战栗，继而汗出者属于
   A. 盗汗　　　　　B. 自汗
   C. 蒸汗　　　　　D. 冷汗
   E. 战汗

99. 自汗的临床意义是
   A. 阳气暴脱于外　　B. 气虚卫阳不固
   C. 阴虚阳亢于上　　D. 血虚阴亏于里
   E. 邪正相争剧烈

100. 绝汗的临床表现不包括
   A. 汗热而黏　　　B. 冷汗淋漓如水
   C. 面色苍白　　　D. 战栗汗出
   E. 四肢厥冷

101. 正邪相争发展到转折点的标志是
   A. 战汗　　　　　B. 自汗
   C. 盗汗　　　　　D. 冷汗
   E. 热汗

102. 外感病汗出热退身凉者，表示
   A. 表邪入里　　　B. 阳气衰少
   C. 汗出亡阳　　　D. 真热假寒
   E. 邪去正安

103. 睡时汗出，醒则汗止，属于
   A. 气虚　　　　　B. 阴虚
   C. 血虚　　　　　D. 痰盛
   E. 气滞

104. 有形实邪闭阻气机的疼痛性质是
   A. 胀痛　　　　　B. 灼痛
   C. 冷痛　　　　　D. 绞痛
   E. 隐痛

105. 指疼痛并不剧烈，可以忍耐，却绵绵不休，持续时间较长的感觉，称为
   A. 空痛　　　　　B. 酸痛
   C. 胀痛　　　　　D. 重痛

E. 隐痛

106. 湿邪困阻气机所致疼痛的特点是
   A. 胀痛　　　　　B. 冷痛
   C. 隐痛　　　　　D. 重痛
   E. 绞痛

107. 腰部冷痛沉重多提示
   A. 肾虚　　　　　B. 瘀血
   C. 寒湿　　　　　D. 阳虚
   E. 阴虚

108. 痰浊阻滞的胸痹，如有胸前憋闷、痛如针刺刀绞者为
   A. 胸痹　　　　　B. 真心痛
   C. 痰湿犯肺　　　D. 肝气郁滞
   E. 肝火犯肺

109. 痰热阻肺，热壅血瘀所致肺痈的临床表现是
   A. 左胸心前区憋闷作痛，时痛时止
   B. 胸痛剧烈，面色青灰，手足青冷
   C. 胸痛，壮热面赤，喘促鼻扇
   D. 胸痛，颧赤盗汗，午后潮热，咳痰带血
   E. 胸痛，咳吐脓血腥臭痰

110. 头两侧疼痛属
   A. 太阳经　　　　B. 阳明经
   C. 少阳经　　　　D. 太阴经
   E. 少阴经

111. 前额部连眉棱骨痛属
   A. 太阳经　　　　B. 阳明经
   C. 少阳经　　　　D. 太阴经
   E. 少阴经

112. 患者易饥多食，但大便溏泻、倦怠乏力，此属
   A. 胃火亢盛　　　B. 胃强脾弱
   C. 脾胃气虚　　　D. 湿邪困脾
   E. 胃阴不足

113. 患者口干，但欲漱水不欲咽的临床意义是
   A. 湿热证　　　　B. 温病营分证
   C. 痰饮内停　　　D. 瘀血内停
   E. 阴虚证

114. 消渴病的临床表现是
   A. 口渴咽干，鼻干唇燥，发于秋季
   B. 口干微渴，兼发热
   C. 大渴，喜冷饮，兼见壮热面赤，汗出，脉

洪数

D. 大渴引饮，小便量多，多食易饥，体渐消瘦

E. 口渴咽干，夜间尤甚，兼颧红盗汗，舌红少津

115. 患者渴喜热饮，饮水不多或饮入即吐的临床意义是

A. 湿热证　　　　　B. 温病营分证

C. 痰饮内停　　　　D. 瘀血内停

E. 阴虚证

116. 脾胃虚弱的临床表现是

A. 食欲减退，兼见面色萎黄，食后腹胀，疲乏无力

B. 纳呆少食，兼见脘闷腹胀，头身困重，便溏苔腻

C. 厌食，兼脘腹胀满，嗳气酸腐，舌苔厚腻

D. 厌食油腻之物，兼脘腹痞闷，呕恶便溏，肢体困重

E. 厌食油腻厚味，伴胁肋胀痛灼热，口苦泛呕，身目发黄

117. 消谷善饥的临床意义是

A. 胃火炽盛　　　　B. 胃阴不足

C. 脾胃虚弱　　　　D. 脾胃湿热

E. 脾阳虚衰

118. "除中"表现为

A. 久病食入不消　　B. 久病胃脘痞满

C. 久病不能进食　　D. 久病突然能食

E. 胃热消谷善饥

119. 患者自觉口中甜而腻的临床意义是

A. 胃火炽盛　　　　B. 脾胃湿热

C. 肝火上炎　　　　D. 心火上炎

E. 脾气亏虚

120. 患者泻下黄糜，肛门灼热的临床意义是

A. 热结旁流　　　　B. 食滞胃肠

C. 肾阳虚衰　　　　D. 大肠湿热

E. 寒湿困脾

121. 大便时干时稀提示患者

A. 脾阳虚　　　　　B. 脾气虚

C. 脾肾阳虚　　　　D. 肝脾不调

E. 食滞胃肠

122. 大便先干而后稀的临床意义是

A. 命门火衰　　　　B. 脾气虚

C. 脾阳虚　　　　　D. 肝脾不调

E. 湿邪困脾

123. 下列不会导致癃闭的是

A. 瘀血内结

B. 湿热蕴结膀胱

C. 结石阻塞

D. 肾阳不足，气化不利

E. 肾气不固

124. 尿后余沥不尽的临床意义是

A. 肾阴亏虚　　　　B. 肾精亏虚

C. 肾气不固　　　　D. 膀胱湿热

E. 肾虚水泛

125. 妇女月经先期而至，量多，色深质稠的临床意义是

A. 肝气郁滞　　　　B. 气不摄血

C. 瘀血积滞　　　　D. 阳盛血热

E. 寒邪凝滞

126. 月经后期的患者可以出现的证候是

A. 血海不宁　　　　B. 脾气亏虚

C. 阳盛血热　　　　D. 肝郁化热

E. 气滞血瘀

127. 下列不属于"十问歌"内容的是

A. 问睡眠　　　　　B. 问头身

C. 问汗　　　　　　D. 问寒热

E. 问便

128. 脉诊的"寻"法是指

A. 轻按寸口

B. 重按寸口

C. 用力不轻不重按寸口

D. 一指按其寸口一部

E. 三指同按寸口

129. 按寸口脉分候脏腑，左关脉可候

A. 心　　　　　　　B. 肾

C. 脾与胃　　　　　D. 肝

E. 肺

130. "有根"之脉象的临床表现是

A. 节律一致　　　　B. 不浮不沉

C. 不快不慢　　　　D. 和缓有力

E. 尺部沉取有力

131. 脉来缓弱而有规则的歇止，止有定数者是

A. 结脉　　　　　B. 代脉
C. 促脉　　　　　D. 迟脉
E. 数脉

132. 结脉、代脉、促脉的共同点是
　　A. 脉来较数　　　B. 脉来时止
　　C. 止无定数　　　D. 止有定数
　　E. 脉来缓慢

133. 脉沉细，应指无力的脉象是
　　A. 细脉　　　　　B. 微脉
　　C. 濡脉　　　　　D. 弱脉
　　E. 虚脉

134. 动脉的脉象特点是
　　A. 脉形短
　　B. 沉按弦
　　C. 脉来数而时止，止无规律
　　D. 脉来时止，有规律
　　E. 脉来缓而时一止，止有规律

135. 滑脉的脉象是
　　A. 轻取即得，举之泛泛
　　B. 往来流利，应指圆滑
　　C. 厥厥动摇，滑数有力
　　D. 脉短如豆，滑数有力
　　E. 状如波涛，来盛去衰

136. 下列不属于实热证的脉象是
　　A. 紧脉　　　　　B. 滑脉
　　C. 洪脉　　　　　D. 促脉
　　E. 数脉

137. 弦脉的脉象特点是
　　A. 脉气紧张，端直而长
　　B. 脉来绷急，状如牵绳
　　C. 浮而搏指，滑数有力
　　D. 状如波涛，来盛去衰
　　E. 沉按实大，弦长有力

138. 濡脉的脉象特点是
　　A. 浮数无根　　　B. 浮而细软
　　C. 浮大无力　　　D. 沉细而软
　　E. 脉细如线

139. 脉位表浅的是
　　A. 紧脉　　　　　B. 弱脉
　　C. 细脉　　　　　D. 濡脉
　　E. 弦脉

140. 具有沉而实大弦长特征的是
　　A. 弦脉　　　　　B. 长脉
　　C. 伏脉　　　　　D. 紧脉
　　E. 牢脉

141. 按脉时需推筋着骨始得的脉是
　　A. 牢脉　　　　　B. 沉脉
　　C. 弱脉　　　　　D. 伏脉
　　E. 革脉

142. 浮大中空，如按葱管的脉象是
　　A. 伏脉　　　　　B. 革脉
　　C. 芤脉　　　　　D. 虚脉
　　E. 弱脉

143. 下列不具有脉率快特征的是
　　A. 滑脉　　　　　B. 数脉
　　C. 动脉　　　　　D. 疾脉
　　E. 促脉

144. 主病为邪闭，厥证，痛极的脉是
　　A. 革脉　　　　　B. 牢脉
　　C. 紧脉　　　　　D. 伏脉
　　E. 弦脉

145. 外邪侵袭肌表，卫阳抗邪于外时的是
　　A. 浮脉　　　　　B. 散脉
　　C. 芤脉　　　　　D. 革脉
　　E. 沉脉

146. 往来艰涩不畅，有如轻刀刮竹的是
　　A. 弦脉　　　　　B. 涩脉
　　C. 迟脉　　　　　D. 缓脉
　　E. 沉脉

147. 实热内盛，或外感病邪热亢盛时的是
　　A. 数脉　　　　　B. 疾脉
　　C. 虚脉　　　　　D. 弱脉
　　E. 实脉

148. 痰湿留聚或食积时的脉象是
　　A. 长脉　　　　　B. 短脉
　　C. 滑脉　　　　　D. 动脉
　　E. 涩脉

149. 与疼痛无关的脉象是
　　A. 紧脉　　　　　B. 弦脉
　　C. 伏脉　　　　　D. 动脉
　　E. 滑脉

第三章 中医诊断基础

150. 肝胆病常见的脉象是
    A. 滑脉　　　　　　　B. 紧脉
    C. 牢脉　　　　　　　D. 弦脉
    E. 动脉

二、配伍选择题

[1～2题共用备选答案]
    A. 面色荣润，目光明亮
    B. 精神不振，健忘嗜睡
    C. 精神萎靡，两目晦暗
    D. 淡漠寡言，闷闷不乐
    E. 焦虑不安，心悸气促
1. 失神的表现是
2. 得神的表现是

[3～5题共用备选答案]
    A. 赤色　　　　　　　B. 白色
    C. 黄色　　　　　　　D. 青色
    E. 黑色
3. 外感发热的面色是
4. 小儿惊风或惊风先兆的面色是
5. 大失血及寒证的面色是

[6～8题共用备选答案]
    A. 萎黄　　　　　　　B. 黄胖
    C. 黄如橘皮　　　　　D. 淡黄
    E. 阴黄
6. 脾虚湿阻的面色是
7. 脾胃气虚的面色是
8. 湿热所致的阳黄面色是

[9～10题共用备选答案]
    A. 赤色、白色　　　　B. 黑色、青色
    C. 黄色、黑色　　　　D. 青色、赤色
    E. 赤色、黑色
9. 瘀血内阻的面色表现是
10. 水湿内停的面色表现是

[11～12题共用备选答案]
    A. 痈　　　　　　　　B. 疽
    C. 疔　　　　　　　　D. 疖
    E. 白痦
11. 发病局部范围较大，红、肿、热、痛，根盘紧束的是
12. 起于浅表，形圆而红、肿、热、痛，化脓即软的是

[13～14题共用备选答案]
    A. 痰黄黏稠　　　　　B. 痰多易咯
    C. 痰少难咯　　　　　D. 痰如泡沫
    E. 痰稀白，夹有灰黑点
13. 寒痰的特点是
14. 燥痰的特点是

[15～16题共用备选答案]
    A. 寒湿困脾　　　　　B. 气机不畅
    C. 内有瘀血　　　　　D. 津液亏乏
    E. 痰饮内停
15. 患者舌质红而少津的临床意义是
16. 患者舌色紫暗或舌上有斑点的临床意义是

[17～18题共用备选答案]
    A. 自汗　　　　　　　B. 盗汗
    C. 绝汗　　　　　　　D. 战汗
    E. 头汗
17. 日间汗出，活动后尤甚，是
18. 睡时汗出，醒则汗止，是

[19～20题共用备选答案]
    A. 白带　　　　　　　B. 黄带
    C. 赤带　　　　　　　D. 赤白带
    E. 五色带
19. 色白、量多淋漓者，为
20. 色淡黄、黏稠臭秽，是为

三、多项选择题

1. 青色主病是
    A. 寒　　　　　　　　B. 痛
    C. 瘀血　　　　　　　D. 湿热
    E. 虚证

2. 患者卧时常面向里，喜静懒动，身重不能转侧，多属
    A. 阴证　　　　　　　B. 阳证
    C. 寒证　　　　　　　D. 实证
    E. 虚证

3. 望舌质的内容包括
    A. 舌形　　　　　　　B. 舌色
    C. 舌态　　　　　　　D. 苔质
    E. 苔色

4. 舌体运动异常包括
    A. 痿软　　　　　　　B. 颤动

C. 青紫　　　　　　　　D. 喝斜

E. 短缩

5. 灼热疼痛的病理本质是

A. 寒邪客胃　　　　　　B. 饮食伤胃

C. 肝气犯胃　　　　　　D. 胃火炽盛

E. 胃阴亏耗

6. 与脉象形成有关的脏腑是

A. 心　　　　　　　　　B. 肺

C. 脾　　　　　　　　　D. 肝

E. 肾

7. 脉形细小，脉势软弱无力的脉象是

A. 濡脉　　　　　　　　B. 微脉

C. 弱脉　　　　　　　　D. 细脉

E. 虚脉

8. 下列脉象主病与痰（饮）有关的是

A. 滑脉　　　　　　　　B. 结脉

C. 弦脉　　　　　　　　D. 濡脉

E. 促脉

第三节　辨　证

一、最佳选择题

1. 表证的临床表现有

A. 恶寒发热，头身疼痛，喷嚏，鼻塞

B. 喜暖，口淡不渴，肢冷蜷卧

C. 恶热喜冷，口渴欲饮，面赤

D. 手足厥冷，溺清长，便溏

E. 形体消瘦，口燥咽干，两颧潮红

2. 下述对里证的描述，正确的是

A. 多见于内伤杂病

B. 新起恶寒发热并见

C. 内部脏腑的症状不明显

D. 有胸胁苦满等特有表现

E. 以头身疼痛、鼻塞或喷嚏等为常见症状

3. 表证与里证的鉴别点为

A. 脉浮与脉沉　　　　　B. 口渴与不渴

C. 便溏与便结　　　　　D. 声高与声低

E. 体质壮实与虚弱

4. 下述对热证的描述，正确的是

A. 畏寒，冷痛

B. 口淡不渴，肢冷蜷卧

C. 痰、涎、涕清稀，小便清长

D. 面色白，舌淡

E. 发热喜凉，口渴欲饮，面赤

5. 寒证的舌象表现是

A. 舌淡红苔薄黄　　　　B. 舌淡苔白润

C. 舌紫苔腻　　　　　　D. 舌绛苔黄腻

E. 舌红苔白干

6. 热证可见的脉象是

A. 数脉　　　　　　　　B. 沉脉

C. 伏脉　　　　　　　　D. 代脉

E. 结脉

7. 患者症见咳嗽喘促，动则益甚，声低息微，腰膝酸软，舌淡，脉沉细无力。可诊断为

A. 表证　　　　　　　　B. 寒证

C. 虚证　　　　　　　　D. 热证

E. 实证

8. 虚证和实证的鉴别要点不包括

A. 汗出的有无　　　　　B. 病程的新久

C. 语声的高低　　　　　D. 脉象的虚实

E. 舌象的老嫩

9. 不属于阳证表现的是

A. 面红目赤　　　　　　B. 疼痛拒按

C. 烦躁不宁　　　　　　D. 脉数有力

E. 舌淡胖嫩

10. 阴虚证的临床表现包括

A. 五心烦热　　　　　　B. 身热不扬

C. 日晡潮热　　　　　　D. 夜热早凉

E. 易感冒

11. 亡阳的发病机制是

A. 热结肠胃

B. 外感寒邪未及时发散

C. 阳气偏盛，阳热内郁

D. 大失血等阴血消亡而阳随阴脱

E. 瘀血停蓄

12. 心的气血阴阳虚四证的共同临床表现是

A. 心痛　　　　　　　　B. 心烦

C. 失眠　　　　　　　　D. 健忘

E. 心悸

13. 心阳虚脱证的临床表现不包括
    A. 大汗淋漓　　　　B. 四肢厥冷
    C. 口唇青紫　　　　D. 失眠多梦
    E. 呼吸微弱

14. 心血虚证的临床表现不包括
    A. 心悸怔忡　　　　B. 健忘
    C. 唇舌淡白　　　　D. 失眠
    E. 盗汗

15. 心血虚证、心阴虚证的共同临床表现不包括
    A. 心悸　　　　　　B. 失眠
    C. 怔忡　　　　　　D. 健忘
    E. 易惊

16. 心脉瘀阻所致胸痛的临床表现是
    A. 胀痛　　　　　　B. 刺痛
    C. 闷痛　　　　　　D. 隐痛
    E. 剧痛

17. 心脉痹阻所致胸痛发作时伴见
    A. 痛引胸胁　　　　B. 痛引脘腹
    C. 痛引腰背　　　　D. 痛引颈项
    E. 痛引肩背

18. 心火亢盛证的临床表现包括
    A. 腹泻　　　　　　B. 高热
    C. 胸痛　　　　　　D. 急躁
    E. 郑声

19. 心火亢盛证的舌象是
    A. 舌尖红绛　　　　B. 舌边红绛
    C. 舌根红绛　　　　D. 舌中红绛
    E. 全舌红绛

20. 下列不属于肺气虚证临床表现的是
    A. 咳喘无力　　　　B. 面色白
    C. 声低懒言　　　　D. 盗汗
    E. 周身乏力

21. 肺气虚证咳嗽的临床表现是
    A. 咳声不扬　　　　B. 咳声清脆
    C. 咳喘无力　　　　D. 干咳无痰
    E. 咳声紧闷

22. 肺气虚证的辨证要点是
    A. 面色白
    B. 声低懒言

C. 眩晕
D. 咳喘无力、气少不足以息
E. 失眠

23. 肺阴虚证的临床表现不包括
    A. 痰少易咯　　　　B. 痰中带血
    C. 口燥咽干　　　　D. 舌红少津
    E. 午后发热

24. 以下不属于风寒犯肺证临床表现的是
    A. 咳嗽　　　　　　B. 恶寒
    C. 鼻塞流清涕　　　D. 咽痛
    E. 舌苔薄白

25. 风寒犯肺证和风热犯肺证的共同症状是
    A. 咳嗽气喘　　　　B. 鼻流清涕
    C. 身痛无汗　　　　D. 咯痰稀白
    E. 咽喉肿痛

26. 燥热犯肺证与肺阴虚证共同的临床表现为
    A. 干咳　　　　　　B. 五心烦热
    C. 盗汗　　　　　　D. 午后潮热
    E. 痰黄而少

27. 痰浊阻肺证的临床表现是
    A. 干咳　　　　　　B. 痰黄易咯
    C. 胁痛　　　　　　D. 咳嗽痰多
    E. 自汗

28. 脾虚气陷证脘腹坠胀的临床表现是
    A. 运动后加重　　　B. 睡眠时加重
    C. 食入后加重　　　D. 情志不遂时加重
    E. 便后加重

29. 脾虚气陷证的临床表现不包括
    A. 脱肛　　　　　　B. 慢性腹泻
    C. 气短懒言　　　　D. 齿落
    E. 胃下垂

30. 脾阳虚证的临床表现是
    A. 便滞不爽　　　　B. 小便不畅
    C. 饥不欲食　　　　D. 带下清稀
    E. 阴囊瘙痒

31. 脾不统血证的临床表现不包括
    A. 少气懒言　　　　B. 面色苍白
    C. 舌红苔黄　　　　D. 神疲乏力
    E. 崩漏

32. 脾失健运证的临床表现不包括

A. 浮肿　　　　　　　B. 面色萎黄

C. 大便溏泻　　　　　D. 纳少

E. 面青

33. 脾失健运证、脾虚气陷证、脾不统血证共同的临床表现是

A. 纳差乏力　　　　　B. 久泄不止

C. 畏寒肢冷　　　　　D. 头晕目眩

E. 月经过多

34. 寒湿困脾证与脾胃湿热证的共见症状是

A. 口甜口黏　　　　　B. 口淡不渴

C. 身热不扬　　　　　D. 脘腹胀满

E. 皮肤瘙痒

35. 不属于脾胃湿热证临床表现的是

A. 不思饮食　　　　　B. 脘腹胀满

C. 口苦口咸　　　　　D. 厌恶油腻

E. 体倦身重

36. 肝血虚证的临床表现是

A. 两目干涩　　　　　B. 视力减退

C. 手足蠕动　　　　　D. 头痛目赤

E. 面部烘热

37. 肝火上炎证的临床表现不包括

A. 胁肋灼痛　　　　　B. 头晕胀痛

C. 面红目赤　　　　　D. 抑郁寡欢

E. 耳鸣如潮

38. 肝火上炎证的脉象表现是

A. 洪数　　　　　　　B. 滑数

C. 弦数　　　　　　　D. 紧数

E. 细数

39. 肝风内动证的临床表现不包括

A. 眩晕欲仆　　　　　B. 震颤

C. 嗜睡　　　　　　　D. 抽搐

E. 蠕动

40. 肝阳化风证的临床表现不包括

A. 眩晕欲仆　　　　　B. 言语不利

C. 肢体震颤　　　　　D. 角弓反张

E. 半身不遂

41. 少腹胀痛牵引睾丸，或阴囊冷缩的临床意义是

A. 寒凝胞宫　　　　　B. 寒滞肝脉

C. 寒滞胃肠　　　　　D. 寒滞脾脉

E. 寒滞肾脉

42. 肝胆湿热证的临床表现不包括

A. 食欲亢进　　　　　B. 胁肋胀痛

C. 睾丸肿痛　　　　　D. 阴痒

E. 黄疸

43. 肾精不足证的临床表现不包括

A. 成人早衰　　　　　B. 生殖功能减退

C. 男子精少不育　　　D. 遗精早泄

E. 女子经闭不孕

44. 肾阳虚证的脉象表现是

A. 脉沉迟无力　　　　B. 脉沉弦

C. 脉沉紧　　　　　　D. 脉沉滑

E. 脉沉实

45. 肾阴虚证的临床表现不包括

A. 眩晕耳鸣　　　　　B. 少气懒言

C. 牙齿松动　　　　　D. 口燥咽干

E. 五心烦热

46. 某男，36 岁。腰膝酸软，神疲乏力，耳鸣失聪，小便，尿后余沥不尽，滑精、早泄，舌淡，苔白，脉弱。其临床意义是

A. 肾气不固证　　　　B. 气不摄津证

C. 肾阳虚证　　　　　D. 脾虚气陷证

E. 肾精亏虚证

47. 患者咳嗽，少痰难咯，咽干口燥，微有发热恶寒，其辨证是

A. 风热犯肺证　　　　B. 风寒束肺证

C. 肺阴亏虚证　　　　D. 燥热犯肺证

E. 肺热炽盛证

48. 心脾两虚证的临床表现不包括

A. 心悸怔忡　　　　　B. 失眠多梦

C. 食欲不振　　　　　D. 腹胀便溏

E. 舌红苔少

49. 心肾不交证的辨证要点是

A. 腰痛　　　　　　　B. 不寐

C. 胸闷　　　　　　　D. 舌尖痛

E. 狂躁

50. 肝火犯肺证咳嗽的临床表现是

A. 咳声紧闷　　　　　B. 咳声不扬

C. 咳嗽阵作　　　　　D. 咳声低微

E. 咳如犬吠

51. 下列属于肝胃不和证临床表现的是

A. 腹痛肠鸣　　　　　B. 腹泻不爽

C. 脘腹胀痛走窜　　　D. 嗳气，吞酸，嘈杂

E. 肠鸣矢气

52. 脾肾阳虚证的大便表现是

　　A. 溏结不爽　　　　　B. 黄糜臭秽

　　C. 五更泄泻　　　　　D. 稀水样便

　　E. 脓血便

53. 肝肾阴虚证的临床表现不包括

　　A. 胁部胀痛　　　　　B. 头晕耳鸣

　　C. 腰膝酸软　　　　　D. 口燥咽干

　　E. 男子遗精

54. 某男，45岁。心烦不寐，眩晕耳鸣，健忘，腰酸梦遗，舌红少津，脉细数。涉及的病变脏腑是

　　A. 心、脾　　　　　　B. 肺、肾

　　C. 肺、肝　　　　　　D. 心、肾

　　E. 肝、胃

55. 患者口燥咽干，唇燥而裂，皮肤干枯无泽，小便短少，大便干结，舌红少津，脉细数。可诊断为

　　A. 温燥证　　　　　　B. 血虚证

　　C. 阴虚证　　　　　　D. 津液不足证

　　E. 阳虚证

56. 气虚证的临床表现包括

　　A. 内脏下垂，脱肛，阴挺

　　B. 自汗，或大便、小便、经血、精液、胎元等不固

　　C. 呼吸微弱而不规则，汗出不止，口开目合，全身瘫软

　　D. 头晕目眩，少气懒言，精神疲惫，体倦乏力

　　E. 胸胁、脘腹等处或损伤部位的胀闷或疼痛

57. 患者头晕眼花，气短疲乏，形体消瘦，阴挺，脉弱的临床意义是

　　A. 气陷证　　　　　　B. 气滞证

　　C. 气逆证　　　　　　D. 气脱证

　　E. 气闭证

58. 气滞证的临床表现是

　　A. 头晕眼花　　　　　B. 胀闷疼痛

　　C. 嗳气恶心　　　　　D. 腹部坠胀

　　E. 手足发麻

59. 与气逆证相关的脏腑是

　　A. 肺脾胃　　　　　　B. 肺脾肝

　　C. 肺胃肝　　　　　　D. 脾胃肝

　　E. 肺脾肾

60. 患者面色苍白，头晕眼花，手足发麻，舌淡脉细的临床意义是

　　A. 气虚证　　　　　　B. 津亏证

　　C. 阴虚证　　　　　　D. 血虚证

　　E. 阳虚证

61. 血虚证的辨证要点是

　　A. 心悸失眠　　　　　B. 经少经闭

　　C. 肢体麻木　　　　　D. 头晕眼花

　　E. 面色、口唇等失其血色

62. 患者左胸前区刺痛，常于夜间发作，面色暗淡，舌尖有紫瘀点，脉弦涩的临床意义是

　　A. 气逆证　　　　　　B. 气滞证

　　C. 气闭证　　　　　　D. 血热证

　　E. 血瘀证

63. 患者身热夜甚，烦躁不眠，舌红绛，脉细数，月经先期、量多的临床意义是

　　A. 湿热证　　　　　　B. 瘀热搏结证

　　C. 血热证　　　　　　D. 阴虚证

　　E. 气虚发热证

64. 患者头晕目眩，乏力少气，自汗，面色萎黄，心悸多梦，舌淡而嫩，脉细无力的临床意义是

　　A. 气虚血瘀证　　　　B. 气血两虚证

　　C. 气滞血瘀证　　　　D. 气虚证

　　E. 血虚证

65. 患者面白无华，短气，身倦乏力，便血，舌淡，脉细弱的临床意义是

　　A. 气随血脱证　　　　B. 气不摄血证

　　C. 气血两虚证　　　　D. 血虚证

　　E. 气陷证

66. 患者胃脘刺痛，痛有定处而拒按，食后痛甚，舌质紫暗，脉涩。其发病机制为

　　A. 气机阻滞　　　　　B. 食积气阻

　　C. 瘀血停胃　　　　　D. 血瘀血虚

　　E. 气虚血瘀

二、配伍选择题

[1~2题共用备选答案]

　　A. 寒证　　　　　　　B. 热证

　　C. 实证　　　　　　　D. 虚证

　　E. 表证

1. 患者胸腹胀满，按之疼痛，腹满不减，根据八纲辨

证的原则，可诊其为

2. 患者胸腹胀满，按之不痛，腹满时减，根据八纲辨证的原则，可诊其为

[3~4题共用备选答案]

    A. 实热证   B. 实寒证

    C. 虚热证   D. 虚寒证

    E. 真寒假热证

3. 阴偏衰可见

4. 阴偏盛可见

[5~6题共用备选答案]

    A. 胃气上逆证   B. 肝气上逆证

    C. 肺气上逆证   D. 肝胃不和证

    E. 肝郁脾虚证

5. 呃逆、呕恶、嗳气属于

6. 咳嗽、咳喘属于

[7~8题共用备选答案]

    A. 血寒证   B. 阴虚证

    C. 阳虚证   D. 血热证

    E. 亡阳证

7. 月经先期十余天，量多质稠，经色深红，口渴心烦，舌绛，脉滑数的临床意义是

8. 因行经期下水劳作，而月经延迟，少腹冷痛，拒按，脉沉弦的临床意义是

[9~10题共用备选答案]

    A. 心火上炎证   B. 热闭心神证

    C. 心火迫血妄行证   D. 心火下移证

    E. 热扰心神证

9. 身热口渴，烦躁，夜卧不安，口舌生疮，赤烂疼痛，舌红苔黄，脉数的临床意义是

10. 身热口渴，失眠，小便赤涩灼痛，舌红苔黄，脉数的临床意义是

[11~12题共用备选答案]

    A. 咳嗽，痰稀易咯

    B. 咳喘，痰黄黏稠

    C. 咳嗽，痰少黏稠

    D. 咳喘，痰黄量多

    E. 咳喘，咯脓血腥臭痰

11. 寒痰阻肺可见

12. 燥邪犯肺可见

[13~14题共用备选答案]

    A. 肝阳化风证   B. 阴虚动风证

    C. 血虚生风证   D. 热极生风证

    E. 肝阳上亢证

13. 可见眩晕欲仆，头胀头痛，舌体㖞斜的是

14. 可见眩晕，肢体震颤，面色萎黄的是

三、综合分析选择题

[1~4题共用题干]

    某女，40岁。常见食纳减少，食后作胀，大便溏泻，时息时发，并伴身倦无力，面色萎黄，舌质淡嫩，苔白，脉缓弱。

1. 该患者的病变脏腑是

    A. 肝   B. 心

    C. 脾   D. 肺

    E. 肾

2. 该患者可诊断为

    A. 寒湿困脾证   B. 脾虚下陷证

    C. 脾失健运证   D. 脾不统血证

    E. 脾胃湿热证

3. 若该患者除见上述症状外，还见腹中冷痛，腹满时减，得温则舒，口泛清水，四肢不温，气怯形寒，脉沉迟而舌淡苔白。该患者可诊断为

    A. 脾阳虚证   B. 寒湿困脾证

    C. 脾失健运证   D. 寒邪直中证

    E. 脾胃湿热证

4. 该患者病变日久，进一步出现脱肛、胃下垂等表现，则可诊断为

    A. 寒湿困脾证   B. 脾虚下陷证

    C. 脾失健运证   D. 脾不统血证

    E. 脾胃湿热证

四、多项选择题

1. 患者症见腹痛，里急后重，便下脓血黏液，舌苔黄腻，脉弦滑而实。该患者诊断为

    A. 虚证   B. 寒证

    C. 实证   D. 热证

    E. 湿证

2. 阳虚证和气虚证共见的表现有

    A. 舌质淡胖，有齿痕   B. 脉细虚大

    C. 自汗懒言   D. 形寒肢冷

    E. 倦怠乏力

3. 阳虚证的常见表现是

A. 四肢不温　　　　　B. 口淡不渴
C. 尿清便溏　　　　　D. 少寐多梦
E. 舌质红

A. 面色苍白　　　　　B. 少气懒言
C. 气短乏力　　　　　D. 大汗淋漓
E. 头目胀痛

4. 属于亡阴汗出的特点是
　　A. 汗液黏稠　　　　　B. 热而如油
　　C. 汗质稀淡　　　　　D. 冷汗淋漓
　　E. 微汗

11. 气不摄血证与血热证的鉴别主要有
　　A. 出血的颜色　　　　B. 病情的缓急
　　C. 出血的部位　　　　D. 舌体的颜色
　　E. 出血的时间

5. 气陷证常见的临时表现包括
　　A. 脱肛　　　　　　　B. 胃下垂
　　C. 阴挺　　　　　　　D. 贫血
　　E. 自汗

12. 心血虚证与心阴虚证的相同表现是
　　A. 心悸　　　　　　　B. 心烦
　　C. 多梦　　　　　　　D. 健忘
　　E. 失眠

6. 与气滞证有关的是
　　A. 头目胀痛　　　　　B. 脘腹胀痛
　　C. 胁肋胀痛　　　　　D. 关节游走疼痛
　　E. 乳房胀痛

13. 某男，35 岁。症见心悸不宁，头晕目眩，手足心热，舌红少苔，脉细数。对该诊断不恰当的包括
　　A. 心血不足证　　　　B. 心虚胆怯证
　　C. 心血瘀阻证　　　　D. 阴虚火旺证
　　E. 心阳不振证

7. 血的病证包括
　　A. 血虚证　　　　　　B. 血瘀证
　　C. 血热证　　　　　　D. 血寒证
　　E. 出血证

14. 寒湿困脾证与脾胃湿热证相同的症状有
　　A. 面目黄如橘色　　　B. 呕恶纳呆
　　C. 脘腹痉挛　　　　　D. 身热起伏汗出不解
　　E. 腹胀便溏

8. 血瘀证的症状表现不包括
　　A. 痛无定处　　　　　B. 肿块
　　C. 刺痛　　　　　　　D. 脉沉紧
　　E. 口干但欲漱水不欲咽

15. 肝阳上亢证与肝火上炎证的共有症状是
　　A. 头晕头痛　　　　　B. 面色发白
　　C. 耳聋耳鸣　　　　　D. 舌质红
　　E. 胁肋胀痛

9. 气血同病常见的证型包括
　　A. 气滞血瘀证　　　　B. 气虚血枯证
　　C. 气不摄血证　　　　D. 气随血脱证
　　E. 气血两虚证

16. 心肾不交证可见
　　A. 下利清谷　　　　　B. 腰膝酸软
　　C. 心烦失眠　　　　　D. 心悸健忘
　　E. 小便涩痛

10. 气随血脱证的临床表现可见

第四章　常用医学检查指标及其临床意义

1. 白细胞增多可见于
   A. 伤寒
   B. 应用抗肿瘤药
   C. 肝炎
   D. 化学药物急性中毒
   E. 疟疾

2. 下列关于男性红细胞计数，正常的是
   A. $5.1 \times 10^{12}/L$　　B. $3.5 \times 10^{12}/L$
   C. $6.0 \times 10^{12}/L$　　D. $6.3 \times 10^{9}/L$
   E. $5.6 \times 10^{9}/L$

3. 可以导致血小板减少的用药行为是
   A. 应用肾上腺皮质激素
   B. 应用噻氯匹定
   C. 应用促肾上腺皮质激素
   D. 应用维生素 C
   E. 应用叶酸

4. 可以导致红细胞沉降率（血沉）增快的是
   A. 急性细菌性感染
   B. 纤维蛋白原减少
   C. 弥漫性血管内凝血
   D. 血液浓缩
   E. 红细胞直径小

5. 反映了肾脏维持血浆和细胞外液正常氢离子浓度的能力的指标是
   A. 尿胆红素　　　　B. 尿葡萄糖
   C. 尿比重　　　　　D. 尿蛋白
   E. 尿液酸碱度

6. 肾小球基底膜通透性及电荷屏障受损，血浆蛋白大量滤入原尿出现的蛋白尿类型是
   A. 假性蛋白尿
   B. 肾小管性蛋白尿
   C. 溢出性蛋白尿
   D. 肾小球性蛋白尿
   E. 混合性蛋白尿

7. 以下可以导致患者出现尿糖阳性的用药行为是

   A. 应用多肽类抗生素
   B. 应用肾上腺皮质激素
   C. 应用抗肿瘤药
   D. 应用抗真菌药
   E. 应用抗精神病药

8. 肝细胞损伤和鉴别黄疸的重要指标是
   A. 尿胆红素　　　　B. 尿葡萄糖
   C. 尿比重　　　　　D. 尿蛋白
   E. 尿液酸碱度

9. 以下不会导致肝细胞性黄疸的疾病是
   A. 病毒性肝炎　　　B. 药物性肝损伤
   C. 化脓性胆管炎　　D. 酒精性肝炎
   E. 肝硬化

10. 患者尿镜检见大量草酸钙结晶及胱氨酸结晶，提示可能患有
    A. 膀胱结石　　　　B. 急性痛风
    C. 高尿酸性肾病　　D. 慢性间质性肾炎
    E. 肾小管性酸中毒

11. 提示肾实质性病变的证据是
    A. 尿中出现沉渣结晶
    B. 尿中白细胞阳性
    C. 尿胆红素阳性
    D. 尿隐血阳性
    E. 尿液中出现管型

12. 患者尿中出现尿酸盐结晶，常见于
    A. 乙二醇中毒　　　B. 严重的慢性肾病
    C. 急性痛风　　　　D. 肝豆状核变性
    E. 服用磺胺类药

13. 由于肠道受刺激，大量分泌水分可以导致米泔水样便，常见于
    A. 过敏性肠炎　　　B. 细菌性痢疾
    C. 霍乱　　　　　　D. 溃疡性结肠炎
    E. 阿米巴痢疾

14. 可以导致脓血便的疾病不包括
    A. 过敏性肠炎　　　B. 细菌性痢疾
    C. 结肠癌　　　　　D. 溃疡性结肠炎

E. 阿米巴痢疾

15. 患者出现白陶土样便多见于
    A. 阿米巴痢疾　　　　　B. 慢性菌痢
    C. 直肠癌　　　　　　　D. 梗阻性黄疸
    E. 溶血性黄疸

16. 粪隐血不可见于
    A. 十二指肠溃疡　　　　B. 肝硬化
    C. 胃癌　　　　　　　　D. 结肠癌
    E. 克罗恩病

17. 血清丙氨酸氨基转移酶（ALT）增高的程度与某种细胞被破坏的程度呈正比，该细胞是
    A. 心肌细胞　　　　　　B. 肝细胞
    C. 平滑肌细胞　　　　　D. 骨骼肌细胞
    E. 血管上皮细胞

18. 血清 γ - 谷氨酰转移酶（GGT）存在于血清及除肌肉外的所有组织中，含量最高的脏器是
    A. 肝脏　　　　　　　　B. 心脏
    C. 脾脏　　　　　　　　D. 肺脏
    E. 肾脏

19. 血清总胆红素与非结合胆红素增高时，可以诊断为
    A. 自身免疫性肝硬化
    B. 肝细胞性黄疸
    C. 梗阻性黄疸
    D. 溶血性黄疸
    E. 甲状腺功能亢进症

20. 成人血清尿素氮的正常变化范围是
    A. 3.2 ~ 7.1mmol/L　　B. 1.8 ~ 6.5mmol/L
    C. 1.5 ~ 6.5mmol/L　　D. 3.1 ~ 7.0mmol/L
    E. 1.8 ~ 7.1mmol/L

21. 血清肌酐和血清尿素氮同时增高，提示
    A. 心肌功能严重损害
    B. 肝功能严重损害
    C. 肾功能严重损害
    D. 骨骼肌功能严重损害
    E. 平滑肌功能严重损害

22. 血尿酸的主要生成场所是
    A. 心脏　　　　　　　　B. 肝脏
    C. 脾脏　　　　　　　　D. 肺脏
    E. 肾脏

23. 淀粉酶增高的最常见原因是
    A. 胰腺管阻塞　　　　　B. 胰腺囊肿
    C. 慢性胰腺炎　　　　　D. 急性胰腺炎
    E. 肾衰竭

24. 诊断心肌坏死最特异和敏感的首选标志物是
    A. 血清尿素氮　　　　　B. 血清肌酐
    C. 肌酸激酶　　　　　　D. 淀粉酶
    E. 肌钙蛋白

25. 内源性三酰甘油的主要合成部位在
    A. 心脏　　　　　　　　B. 肾脏
    C. 肝脏　　　　　　　　D. 脾脏
    E. 肺脏

26. 人体内具有抗动脉粥样硬化作用的脂蛋白是
    A. 乳糜微粒　　　　　　B. 总胆固醇
    C. 低密度脂蛋白　　　　D. 高密度脂蛋白
    E. 极低密度脂蛋白

27. 乙型肝炎病毒感染最早期（1 ~ 2 个月）血清里出现的一种特异性标志物是
    A. 乙型肝炎病毒核心抗原
    B. 乙型肝炎病毒 e 抗原
    C. 乙型肝炎病毒 e 抗体
    D. 乙型肝炎病毒核心抗体
    E. 乙型肝炎病毒表面抗体

28. 乙型肝炎病毒感染的标志是
    A. 乙型肝炎病毒核心抗原阳性
    B. 乙型肝炎病毒 e 抗原阳性
    C. 乙型肝炎病毒 e 抗体阳性
    D. 乙型肝炎病毒核心抗体阳性
    E. 乙型肝炎病毒表面抗原阳性

29. 下列关于"大三阳"的描述，错误的是
    A. 患者乙肝病毒表面抗原阳性、乙肝病毒 e 抗原阳性和乙肝病毒核心抗体阳性
    B. 患者乙肝病毒表面抗原阳性、乙肝病毒 e 抗体阳性和乙肝病毒核心抗体阳性
    C. 此时乙肝病毒在人体内复制活跃
    D. 此时传染性强
    E. 如同时有 ALT 及 AST 升高，应尽快隔离

二、配伍选择题

[1 ~ 3 题共用备选答案]
    A. 粒细胞白血病　　　　B. 再生障碍性贫血

C. 支气管哮喘　　　　D. 传染性肝炎

E. 疟疾

1. 可以见到中性粒细胞增多的疾病是

2. 可以见到嗜酸性粒细胞增多的疾病是

3. 可以见到单核细胞增多的疾病是

[4～5题共用备选答案]

A. 氯丙嗪　　　　　　B. 苯妥英钠

C. 胰岛素　　　　　　D. 吡嗪酰胺

E. 马来酸

4. 血清丙氨酸氨基转移酶活力上升是由于应用

5. 血尿酸升高是由于应用

[6～8题共用备选答案]

A. HBsAg 阳性　　　　B. 抗－HBs 阳性

C. HBeAg 阳性　　　　D. 抗－HBe 阳性

E. 抗－HBc－IgM 阳性

6. 提示曾经感染过 HBV，则

7. 出现于 HBeAg 转阴之后，说明 HBV 被清除或抑制，复制减少，则此时

8. 提示 HBV 复制活跃且传染性强，则

三、多项选择题

1. 尿液中出现葡萄糖取决于

A. 血糖水平

B. 肾小球滤过葡萄糖速度

C. 近端肾小管重吸收葡萄糖速度

D. 尿流量

E. 肾血流量

2. 功能性蛋白尿常见于

A. 剧烈运动　　　　　B. 高热

C. 严寒　　　　　　　D. 精神紧张

E. 久卧

3. 尿沉渣管型的常见类型包括

A. 透明管型　　　　　B. 细胞管型

C. 颗粒管型　　　　　D. 蜡样管型

E. 脂肪管型

4. 尿中白细胞增多见于

A. 女性经期　　　　　B. 泌尿系统感染

C. 慢性肾盂肾炎　　　D. 膀胱炎

E. 前列腺炎

5. 尿酮体包括

A. 丁酮　　　　　　　B. γ－羟丁酸

C. 乙酰乙酸　　　　　D. β－羟丁酸

E. 丙酮

6. 某男，46 岁。因腹部不适来院就诊，检查结果见"ALT：98U/L；AST：87U/L"。则该患者可能诊断为

A. 传染性肝炎　　　　B. 中毒性肝炎

C. 脂肪肝　　　　　　D. 梗阻性黄疸

E. 胆囊炎

7. 血清碱性磷酸酶作为广泛存在于人体组织和体液中的单酯酶，浓度较高的部位包括

A. 骨　　　　　　　　B. 肝

C. 乳腺　　　　　　　D. 小肠

E. 肾脏

8. 引起血清总蛋白降低的原因不包括

A. 急性大出血　　　　B. 呕吐

C. 慢性肾脏病变　　　D. 肝功能障碍

E. 巨球蛋白血症

9. 某男，36 岁。有长期酗酒史，现因关节疼痛来院就诊，查"血尿酸：667μmol/L"。出现血尿酸异常的原因是

A. 肾结石

B. 真性红细胞增多症

C. 进食高嘌呤饮食过多

D. 长期使用吡嗪酰胺

E. 长期小剂量使用阿司匹林

第五章 中医内科常见病的辨证论治

一、最佳选择题

1. 感冒的主因是
   A. 寒邪　　　　　　　B. 热邪
   C. 风邪　　　　　　　D. 湿邪
   E. 暑邪

2. 感冒的病位在
   A. 心　　　　　　　　B. 肺卫
   C. 肝　　　　　　　　D. 脾
   E. 肾

3. 某男，74岁。身体素虚，复感风寒所致感冒。症见恶寒发热，头痛，鼻塞，咳嗽痰多，胸闷，呕逆，乏力，气短，舌胖淡，苔薄白，脉虚。常用的中成药是
   A. 败毒散　　　　　　B. 参苏丸
   C. 银翘伤风胶囊　　　D. 清瘟解毒片
   E. 桑菊感冒片

4. 治疗常人感冒属风寒感冒者，首选的方剂是
   A. 银翘散加减　　　　B. 加减葳蕤汤化裁
   C. 荆防败毒散加减　　D. 新加香薷饮加减
   E. 参苏饮加减

5. 某女，36岁。身热较著，微恶风，头胀痛，或咳嗽少痰，或痰出不爽，咽痛咽红，口渴。舌边尖红，苔薄白或微黄，脉浮数。其治法是
   A. 辛温解表，宣肺散寒
   B. 辛凉解表，宣肺清热
   C. 清热解毒，凉血泻火
   D. 益气解表
   E. 除湿解表

6. 治疗暑湿感冒，应首选
   A. 荆防败毒散加减　　B. 银翘散加减
   C. 新加香薷饮加减　　D. 参苏饮加减
   E. 藿香正气散加减

7. 咳嗽的基本病机是
   A. 风寒袭肺，肺气失宣
   B. 风热犯肺，肺失清肃

   C. 痰热壅肺，肺失肃降
   D. 肝郁化火，上逆侮肺
   E. 邪犯于肺，肺气上逆

8. 咳嗽首先应该辨清
   A. 外感内伤　　　　　B. 虚实
   C. 寒热　　　　　　　D. 阴阳
   E. 上下

9. 患者为风寒束表，肺气不宣所致感冒咳嗽。症见发热，恶寒，咳嗽，鼻塞流涕，头痛，无汗，肢体酸痛。应选用的中成药为
   A. 通宣理肺丸　　　　B. 急支糖浆
   C. 雪梨止咳糖浆　　　D. 桑菊感冒片
   E. 蜜炼川贝枇杷膏

10. 患者症见咳嗽反复发作，咳声重浊，痰黏腻，或稠厚成块，痰多易咳，早晨或食后咳甚痰多，进甘甜油腻物加重，胸闷脘痞，呕恶，食少，体倦，大便时溏，舌苔白腻，脉滑。可诊断为咳嗽痰湿蕴肺证。代表方为
    A. 二陈平胃散合三子养亲汤加减
    B. 三拗汤加减
    C. 沙参麦冬汤加减
    D. 清金化痰汤加减
    E. 桑菊饮加减

11. 下列关于喘证治疗的各项叙述中，错误的是
    A. 实喘以祛邪利气为主
    B. 虚喘以培补摄纳为主
    C. 实喘可采用温化宣肺、清化肃肺、化痰理气的方法
    D. 虚喘或补肺，或健脾，或益肾
    E. 实喘难治，虚喘易疗

12. 治疗喘证风寒闭肺证的首选方剂是
    A. 麻黄杏仁甘草石膏汤加减
    B. 荆防达表汤加减
    C. 麻黄汤合华盖散加减
    D. 桑白皮汤加减
    E. 麻黄连翘赤小豆汤加减

13. 运动员禁用的治疗喘证风寒闭肺证的中成药是
    A. 葶贝胶囊　　　　　　B. 风寒咳嗽颗粒
    C. 桂龙咳喘宁胶囊　　　D. 补金片
    E. 苓桂咳喘宁胶囊

14. 肺胀最具特征性的症状是
    A. 发作性痰鸣气喘
    B. 喘促气急
    C. 咳嗽咳痰
    D. 胸部膨满，憋闷如塞
    E. 胸胁饱满，咳唾引痛

15. 肺胀治疗应抓住标本两个方面，标实者治疗宜
    A. 清肺化痰　　　　　B. 降气化痰
    C. 燥湿化痰　　　　　D. 益肾健脾
    E. 补肺摄纳

16. 患者见咳逆，喘息气粗，胸满，目胀睛突，痰黄或白，黏稠难咳，烦躁，口渴欲饮，尿赤，大便干。舌边尖红，苔黄腻，脉滑数。可诊断为肺胀痰热郁肺证，治法为
    A. 化痰降气，健脾益肺
    B. 清肺化痰，降逆平喘
    C. 涤痰，开窍，息风
    D. 温肾健脾，化饮利水
    E. 滋阴降火

17. 某男，66 岁。久患咳喘，胸部膨满，憋闷气短，喘促不得安卧，汗出肢冷，舌淡暗，苔灰滑。诊断为肺胀，证属肺肾气虚证，宜选用的中成药是
    A. 清肺消炎丸　　　　B. 养阴清肺膏
    C. 小青龙胶囊　　　　D. 橘红痰咳颗粒
    E. 参茸黑锡丸

18. 心悸首先分辨
    A. 虚实　　　　　　　B. 寒热
    C. 表里　　　　　　　D. 脉象变化
    E. 外感内伤

19. 对于心血瘀阻所致心悸，治宜选用
    A. 丹参饮加减
    B. 红花桃仁煎合桂枝甘草龙骨牡蛎汤加减
    C. 血府逐瘀汤加减
    D. 桃红四物汤加减
    E. 通幽汤加减

20. 某男，44 岁。症见心悸易惊，心烦失眠，五心烦热，伴耳鸣腰酸，头晕目眩，急躁易怒，舌红少

津，苔少，脉细数。诊为肝肾亏虚，阴血不足所致心悸。可以选用的中成药是
    A. 天王补心丸　　　　　B. 朱砂安神片
    C. 宁神补心片　　　　　D. 安神补心丸
    E. 心宝丸

21. 心阳虚所致心悸患者在饮食上，应忌
    A. 辛辣炙煿　　　　　　B. 过食生冷
    C. 少食盐　　　　　　　D. 过食肥甘
    E. 过饱

22. 某男，69 岁。2 日来心悸不安，胸闷气短，动则尤甚，面色苍白，形寒肢冷，舌淡苔白，脉沉细无力。其治法是
    A. 温补心阳，安神定悸
    B. 补血养心，益气安神
    C. 振奋心阳，化气行水
    D. 化痰祛湿，健脾和胃
    E. 回阳救逆，益气固脱

23. 某男，45 岁。近半年来心悸头晕，倦怠无力，面色无华，舌淡红，脉象细弱。属脾胃虚弱，气血化生不足，心失所养，神无所附所致心悸，可选用的中成药是
    A. 复方扶芳藤合剂　　　B. 益气养血口服液
    C. 消疲灵颗粒　　　　　D. 人参归脾丸
    E. 安神定志丸

24. 胸痹的主症是
    A. 胸部闷痛甚则胸痛彻背，休息或用药后可缓解
    B. 自觉心中悸动不安，心搏异常
    C. 咳嗽，胸痛，脓血痰
    D. 胸胁胀痛，持续不解，多伴有咳唾
    E. 心下有气攻冲作痛

25. 对于胸痹病机的描述，正确的是
    A. 气血失和　　　　　　B. 寒热错杂
    C. 气血两虚　　　　　　D. 本虚标实
    E. 上盛下虚

26. 对于胸痹标实的描述，不正确的是
    A. 血瘀　　　　　　　　B. 寒凝
    C. 湿阻　　　　　　　　D. 痰浊
    E. 气滞

27. 某男，49 岁。胸部闷痛 1 年。今日因受寒而猝然心痛如绞，心痛彻背，喘不得卧，手足不温，冷汗自出，面色苍白，苔薄白，脉沉紧。其治疗的

首选方剂是

A. 枳实薤白桂枝汤合当归四逆汤加减

B. 生脉散合人参养荣汤加减

C. 天王补心丹合炙甘草汤加减

D. 人参养荣汤合桃红四物汤加减

E. 参附汤合右归饮加减

28. 某女，36 岁。心胸疼痛，痛如针刺，痛处拒按，烦躁，心悸，气短，舌暗红，有瘀斑，脉弦紧。可选用的中成药是

A. 血府逐瘀口服液　　B. 血滞通胶囊

C. 舒心降脂片　　D. 丹蒌片

E. 降脂通络软胶囊

29. 下列关于胸痹患者调护的各项措施，错误的是

A. 要避免突然受寒

B. 食勿过饱

C. 避免临厕努挣

D. 避免情绪过度兴奋

E. 发作期患者应坚持适当活动

30. 某男，60 岁。胸闷疼痛，痰多气短，肢体沉重，形体肥胖，倦怠乏力，纳呆便溏，苔浊腻，脉滑。治疗应首选

A. 瓜蒌薤白半夏汤合涤痰汤加减

B. 枳实薤白桂枝汤加减

C. 血府逐瘀汤加减

D. 瓜蒌薤白白酒汤加减

E. 柴胡疏肝散加减

31. 不寐的病机是

A. 阴虚火旺，心肾不交

B. 脾虚不运，心神失养

C. 阳盛阴衰，阴阳失交

D. 邪扰心神，心神不宁

E. 气血阴阳亏虚，心失所养

32. 不寐肝火扰心证的治疗应首选

A. 栀子清肝汤加减　　B. 龙胆泻肝汤加减

C. 当归龙荟丸加减　　D. 丹栀逍遥散加减

E. 知柏地黄丸加减

33. 某女，54 岁。失眠多年，表现为虚烦不寐，终日惕惕，胆怯心悸，气短自汗，倦怠乏力，舌淡，脉弦细。其病机为

A. 肾水亏虚，心火亢盛，心肾不交

B. 脾虚血亏，心神失养，神不安舍

C. 心胆虚怯，心神失养，神魂不安

D. 肝郁化火，上扰心神

E. 湿食生痰，郁痰生热，扰动心神

34. 某男，40 岁。失眠超 2 周。现症见心烦不寐，胸闷脘痞，泛恶嗳气口苦，头重，目眩，舌偏红，苔黄腻，脉滑数。证候属于

A. 肝阳上亢证　　B. 痰浊中阻证

C. 心肾不交证　　D. 肝火扰心证

E. 痰热扰心证

35. 某男，52 岁。出现失眠 3 个月余。如今不易入睡，多梦易醒，心悸健忘，神疲食少，四肢倦怠，腹胀便溏，舌淡苔薄，脉细无力。可选用的中成药是

A. 北芪五加片　　B. 乌灵胶囊

C. 滋肾宁神丸　　D. 柏子养心丸

E. 礞石滚痰丸

36. 关于胃痛治疗原则的描述，正确的是

A. 理气和胃止痛　　B. 温胃理气止痛

C. 疏肝理气止痛　　D. 通络理气和胃

E. 健脾和胃止痛

37. 胃痛肝气犯胃证的特征表现是

A. 胃脘胀痛，嗳腐吞酸

B. 胃脘灼痛，痛势急迫

C. 胃脘胀痛，连及两胁

D. 胃痛隐隐，心烦嘈杂

E. 胃脘刺痛，痛有定处

38. 胃痛湿热中阻证的代表方是

A. 清中汤加减　　B. 二陈汤加减

C. 平胃散加减　　D. 泻心汤加减

E. 连朴饮加减

39. 胃痛胃阴亏耗证的治疗方法是

A. 化瘀通络，理气和胃

B. 养阴益胃，和中止痛

C. 温中健脾，和胃止痛

D. 清化湿热，理气和胃

E. 疏肝解郁，理气止痛

40. 某女，49 岁。3 天前因情志不舒而出现胃脘胀痛，痛连两胁，嗳气、矢气则痛舒，胸闷嗳气，喜长叹息，大便不畅，舌苔薄白，脉弦。可诊断为

A. 胃痛饮食伤胃证　　B. 胃痛脾胃虚寒证

C. 胃痛肝气犯胃证　　D. 胁痛肝气郁滞证

E. 胁痛肝络失养证

41. 患者胃痛，脘腹胀满，嗳腐吞酸，吐不消化食物，大便不爽，舌苔厚腻，脉滑。其中成药选方不正确的是
   A. 开胸顺气丸
   B. 中满分消丸
   C. 槟榔四消丸
   D. 沉香化滞丸
   E. 加味保和丸

42. 针对脾胃虚寒的胃痛患者，孕妇慎用的中成药是
   A. 虚寒胃痛胶囊
   B. 温胃舒胶囊
   C. 黄芪健胃膏
   D. 胃疡灵颗粒
   E. 加味保和丸

43. 泄泻治疗的根本大法是
   A. 温化寒湿
   B. 清热利湿
   C. 消食导滞
   D. 运脾化湿
   E. 温肾健脾

44. 泄泻的主要病理因素是
   A. 湿
   B. 虚火
   C. 痰
   D. 风邪
   E. 寒邪

45. 对于久泻的治疗方式，不正确的是
   A. 骤用补涩
   B. 升提中气
   C. 温补脾肾
   D. 分利太过
   E. 甘缓和中

46. 治疗泄泻肝气乘脾证的代表方剂是
   A. 柴胡疏肝散加减
   B. 痛泻要方加减
   C. 五磨饮子加减
   D. 四七汤加减
   E. 参苓白术散加减

47. 某女，40岁。昨夜贪凉饮冷，今晨出现清稀如水样泄泻，脘闷食少，腹痛肠鸣，头痛，肢体酸痛，舌苔白腻，脉濡缓。其诊断是
   A. 腹痛寒邪内阻证
   B. 胃痛脾胃虚寒证
   C. 泄泻寒湿内盛证
   D. 腹痛中虚脏寒证
   E. 泄泻肾阳虚衰证

48. 患者胸胁胀闷，嗳气食少，每因抑郁恼怒之时，发生腹痛泄泻，舌淡红，脉弦。其治法是
   A. 调理脾胃
   B. 疏肝理气
   C. 抑肝扶脾
   D. 泻肝和胃
   E. 疏肝和胃

49. 某女，33岁。半年来大便溏泻，水谷不化，迁延反复，稍进油腻食物，则腹泻，气短，肢倦乏力，

纳食减少，肛门Ⅰ度脱出，面色萎黄，舌淡苔白，脉细弱。可选用的中成药是
   A. 桂附理中丸
   B. 四神丸
   C. 人参健脾丸
   D. 参苓健脾胃颗粒
   E. 补中益气丸

50. 患者便溏腹痛，泻而不爽，大便黄褐而臭，肛门灼热，烦渴欲饮，小便黄赤，舌苔黄腻，脉象濡数。治法宜选
   A. 消食导滞
   B. 泻热通腑
   C. 清热燥湿
   D. 清暑化湿
   E. 养阴清肠

51. 下列对便秘的叙述，不正确的是
   A. 粪质不硬，虽有便意，但排而不畅
   B. 大便粪质干结，排出艰难
   C. 欲大便而艰涩不畅
   D. 大便秘结不通，排便周期延长
   E. 两次排便时间间隔2天

52. 治疗热秘首选的方剂是
   A. 麻子仁丸加减
   B. 六磨汤加减
   C. 黄芪汤加减
   D. 增液承气汤加减
   E. 济川煎加减

53. 某女，44岁。反复便秘1个月余，大便干结，欲便不得出，肠鸣矢气，腹中胀痛，气频作，纳食减少，胸胁痞满，舌苔薄腻，脉弦。治疗应首选的方剂是
   A. 麻子仁丸加减
   B. 更衣丸加减
   C. 大承气汤加减
   D. 柴胡疏肝散加减
   E. 六磨汤加减

54. 患者大便艰涩，腹痛拘急，胀满拒按，胁下偏痛，手足不温，呃逆呕吐，舌苔白腻，脉弦紧。其治法为
   A. 泻热导滞，润肠通便
   B. 顺气导滞
   C. 温里散寒，通便止痛
   D. 益气润肠
   E. 养血润燥

55. 内伤头痛中实证的治疗原则是
   A. 清心、化痰
   B. 平肝、行瘀
   C. 清心、化湿
   D. 清肺、涤痰
   E. 清心、化湿

56. 治疗肝阳头痛的首选方剂是

A. 加味四物汤加减　　B. 天麻钩藤饮加减
C. 通窍活血汤加减　　D. 半夏白术天麻汤加减
E. 芎芷石膏汤加减

57. 治疗风热头痛的代表方剂为
    A. 芎芷石膏汤加减
    B. 天麻钩藤饮加减
    C. 大补元煎加减
    D. 龙胆泻肝汤加减
    E. 半夏白术天麻汤加减

58. 某女，55 岁。时常感到头痛，头痛隐隐，时时昏晕，心悸失眠，面色少华，神疲乏力，遇劳加重，舌质淡，苔薄白，脉细弱。可诊断为
    A. 肾虚头痛　　　　B. 瘀血头痛
    C. 血虚头痛　　　　D. 痰浊头痛
    E. 肝阳头痛

59. 某男，44 岁。头昏胀痛，两侧为重，脾气暴躁，心烦不宁，口苦面红，胁痛，舌红黄，脉弦数。其治法是
    A. 养血滋阴和络　　B. 疏风清热和络
    C. 祛风胜湿通窍　　D. 平肝潜阳
    E. 疏风散寒止痛

60. 某男，45 岁。头痛经久不愈。痛处固定不移，刺痛，舌质紫暗，脉涩。治疗首选
    A. 川芎茶调散加减　　B. 芎芷石膏汤加减
    C. 龙胆泻肝汤加减　　D. 通窍活血汤加减
    E. 天麻钩藤饮加减

61. 眩晕气血亏虚证的首选方剂是
    A. 天麻钩藤饮加减
    B. 左归丸加减
    C. 半夏白术天麻汤加减
    D. 归脾汤加减
    E. 通窍活血汤加减

62. 眩晕的证候分类不包括
    A. 肝阳上亢证　　　B. 风湿阻络证
    C. 气血亏虚证　　　D. 痰湿中阻证
    E. 肾精不足证

63. 某女，36 岁。近 1 年来眩晕，劳累即发，面色少华，神疲乏力，倦怠懒言，唇甲不华，纳少腹胀，舌淡苔薄白，脉细弱。可诊断为
    A. 肾精不足证　　　B. 气血亏虚证
    C. 痰湿中阻证　　　D. 瘀血阻窍证

E. 肝阳上亢证

64. 某男，70 岁。3 年来时感眼前发黑，周围景物旋转，甚至无法站立，精神萎靡，腰酸膝软，两目干涩，耳鸣如蝉，舌红少苔，脉细数。该病证诊断是
    A. 中风中经络之阴虚风动证
    B. 眩晕气血亏虚证
    C. 中风肝肾亏虚证
    D. 眩晕肾精不足证
    E. 厥证之血厥

65. 患者眩晕、头重昏蒙或伴视物旋转，胸闷恶心，呕吐痰涎，食少多寐，舌苔白腻，脉濡滑。治疗首选
    A. 半夏白术天麻汤加减
    B. 左归丸加减
    C. 通窍活血汤加减
    D. 归脾汤加减
    E. 天麻钩藤饮加减

66. 患者眩晕耳鸣，头痛且胀，每因烦劳或恼怒而头晕，头痛加剧，面时潮红，急躁易怒，少寐多梦，口苦，舌红少苔，脉弦细数。其治法是
    A. 清肝息风，开窍化痰
    B. 豁痰息风，降气开窍
    C. 镇肝息风，化痰通络
    D. 滋阴潜阳，息风通络
    E. 平肝潜阳，滋养肝肾

67. 下列对中风的描述，不正确的是
    A. 中经络以平肝息风，化痰祛瘀通络为主
    B. 中脏腑闭证，治当息风清火，豁痰开窍，通腑泄热
    C. 对内闭外脱之证，则须醒神开窍与扶正固脱兼用
    D. 中脏腑脱证急宜救阴回阳固脱
    E. 发作时口吐白沫

68. 某患者年过七旬，素体丰盛，眩晕常作，近日眩晕加重，头胀痛，烦躁，神志清楚，面色潮红，手足有轻微震颤，舌红少苔，脉弦。首先应考虑
    A. 眩晕　　　　　　B. 风中经络
    C. 肝阳头痛　　　　D. 中风先兆
    E. 中风阳闭

69. 某男，44 岁。平素头晕耳鸣，寐少梦多，与他人

争吵后突发口眼㖞斜，舌强语謇，半身不遂，舌红苔黄，脉弦滑。治疗首选

A. 天麻钩藤饮加减

B. 镇肝熄风汤加减

C. 牛黄清心丸加减

D. 安宫牛黄丸加减

E. 局方至宝丹加减

70. 某女，77岁。突发中风昏迷，苏醒后见半身肢体偏枯不用，肢软无力，面色萎黄，舌质淡紫，苔薄白，脉细涩。可选的中成药不包括

A. 脑安颗粒　　　　　B. 软脉灵口服液

C. 消栓胶囊　　　　　D. 松龄血脉康胶囊

E. 复方地龙胶囊

71. 胁痛的治疗原则是

A. 疏肝理气止痛　　　B. 活血化瘀止痛

C. 清热化湿利胆　　　D. 养阴柔肝止痛

E. 疏肝和络止痛

72. 治疗胁痛肝络失养证的代表方为

A. 一贯煎加减　　　　B. 逍遥散加减

C. 柴胡疏肝散加减　　D. 龙胆泻肝汤加减

E. 复元活血汤加减

73. 某女，30岁。胁肋胀痛，走窜不定，疼痛每因情志变化而增减，嗳气则胀痛稍舒，胸闷腹胀，纳少口苦，舌苔薄白，脉弦。其诊断是

A. 胁痛瘀血阻络证

B. 胁痛肝郁气滞证

C. 胁痛肝胆湿热证

D. 胸痹气滞心胸证

E. 痰饮之悬饮

74. 某女，57岁。昨日过食油腻食物，今日胁肋重着疼痛，痛有定处，触痛明显，口苦口黏，纳呆恶心，小便黄赤，舌红苔黄腻，脉弦滑数。该病证的治法是

A. 消食导滞　　　　　B. 健脾和胃

C. 清热利湿　　　　　D. 疏肝理气

E. 祛瘀通络

75. 治疗胁痛瘀血阻络证的代表方为

A. 一贯煎加减

B. 柴胡疏肝散加减

C. 血府逐瘀汤加减

D. 龙胆泻肝汤加减

E. 茵陈蒿汤加减

76. 治疗汗证阴虚火旺证的代表方为

A. 青蒿鳖甲汤加减

B. 知柏地黄丸加减

C. 当归六黄汤加减

D. 天王补心丹加减

E. 犀角地黄汤加减

77. 汗证属虚者的治疗原则是

A. 温肾固摄　　　　　B. 清化湿热

C. 清肝泄热　　　　　D. 化湿和营

E. 调和营卫

78. 汗证肺气不固证的代表方为

A. 玉屏风散加减

B. 四君子汤加减

C. 甘麦大枣汤加减

D. 当归六黄汤加减

E. 补中益气汤加减

79. 某男，65岁。有哮喘病史，近2年汗出恶风，稍劳汗出尤甚，以头部出汗为主，易感冒，体倦乏力，周身酸楚，面白少华，舌苔薄白，脉细弱。其治法是

A. 调和营卫　　　　　B. 益气固表

C. 清热养阴生津　　　D. 补血养心

E. 补益肺肾

80. 治疗汗证的中成药不包括

A. 玉屏风颗粒　　　　B. 归脾丸

C. 健脾生血颗粒　　　D. 参苓白术散

E. 参草卫生丸

81. 消渴的治疗大法是

A. 清热解毒

B. 清肺润燥

C. 滋阴润燥

D. 清热润燥，养阴生津

E. 阴阳双补

82. 不属于消渴典型症状的是

A. 多饮　　　　　　　B. 多食

C. 多尿　　　　　　　D. 雀目耳聋

E. 身体消瘦

83. 消渴中"下消"的突出症状是

A. 消谷善饥　　　　　B. 烦热多汗

C. 腰膝酸软　　　　　D. 烦渴引饮

E. 尿频量多

84. 下列对消渴饮食要求的描述，不合理的是
    A. 少食多餐　　　　　B. 定时定量进餐
    C. 粗纤维饮食　　　　D. 低脂饮食
    E. 大量进食糖类

85. 某男，49岁。发现血糖升高近10年，小便频数，浑浊如膏，甚至饮一溲一，面容憔悴，耳轮干枯，腰膝酸软，四肢欠温，畏寒肢冷，阳痿，舌淡白而干，脉沉细无力。治疗首选
    A. 六味地黄丸加减　　B. 肾气丸加减
    C. 右归丸加减　　　　D. 十全大补汤加减
    E. 七味白术散加减

86. 患者多食易饥，形体消瘦，大便干燥，舌苔黄，脉滑数。治疗首选
    A. 消渴方加减
    B. 白虎加人参汤加减
    C. 知柏地黄丸加减
    D. 玉女煎加减
    E. 二冬汤加减

87. 淋证的发病机制是
    A. 肝肾阴虚　　　　　B. 气机不利
    C. 气滞血瘀　　　　　D. 脾肾阳虚
    E. 湿热蕴结下焦，膀胱气化不利

88. 血淋与尿血的区别是
    A. 属虚属实　　　　　B. 在表在里
    C. 属寒属热　　　　　D. 尿痛与不痛
    E. 血在尿前尿后

89. 若排尿突然中断，尿道窘迫疼痛，则提示
    A. 热淋　　　　　　　B. 石淋
    C. 气淋　　　　　　　D. 膏淋
    E. 血淋

90. 若小便热涩刺痛，尿色深红，则提示
    A. 热淋　　　　　　　B. 石淋
    C. 气淋　　　　　　　D. 膏淋
    E. 血淋

91. 治疗热淋的代表方为
    A. 小蓟饮子加减
    B. 补中益气汤加减
    C. 八正散加减
    D. 石韦散加减
    E. 程氏萆薢分清饮加减

92. 小便热涩刺痛，尿色鲜红，夹有血块，甚则尿痛尿急，舌苔黄，脉滑数。治疗首选
    A. 八正散加减　　　　B. 导赤散加减
    C. 小蓟饮子加减　　　D. 石韦散加减
    E. 知柏地黄丸加减

93. 脾肾亏虚所致石淋，症见小便艰涩，尿道疼痛甚至尿中夹带砂石，尿中带血，面色少华，少气乏力，脉细弱。可选用的中成药是
    A. 净石灵胶囊
    B. 复方金钱草颗粒
    C. 五淋化石丸
    D. 五淋丸
    E. 知柏地黄丸

94. 下列对诊断癃闭无意义的是
    A. 排尿点滴不畅
    B. 每次尿量减少
    C. 有水蓄膀胱之证候
    D. 每日尿量减少
    E. 多见于老年男性

95. 某男，69岁。患有前列腺肥大近7年。半年来小便不畅，尿如细线，甚则阻塞不通，小腹胀满疼痛，舌紫暗，脉涩。其诊断是
    A. 石淋　　　　　　　B. 劳淋
    C. 热淋　　　　　　　D. 癃闭肾阳衰惫证
    E. 癃闭浊瘀阻塞证

96. 某男，77岁。2年来小便点滴不爽，排出无力，神气怯弱，畏寒肢冷，腰膝酸软，舌淡胖，苔薄白，脉沉细或弱。该病证的治法是
    A. 温补肾阳，化气利水
    B. 升清降浊，化气行水
    C. 行瘀散结，通利水道
    D. 疏利气机，通利小便
    E. 清利湿热，通利小便

97. 治疗水肿湿热壅盛证的代表方为
    A. 疏凿饮子加减　　　B. 木防己汤加减
    C. 舟车丸加减　　　　D. 己椒苈黄丸加减
    E. 八正散加减

98. 疏凿饮子的药物组成中有椒目，符合每日规范用量是
    A. 1g　　　　　　　　B. 3g
    C. 6g　　　　　　　　D. 8g

E. 10g

99. 治疗水肿肾阳衰微证的代表方为
    A. 五苓散加减
    B. 理中丸加减
    C. 实脾饮加减
    D. 参苓白术散加减
    E. 济生肾气丸合真武汤加减

100. 某女，40岁。全身水肿2年，下肢明显，小便短少，身体困重，胸闷，纳呆，舌质淡，苔白腻，脉沉缓。合适的治法是
    A. 宣肺解毒，利湿消肿
    B. 健脾化湿，通阳利水
    C. 健脾行气，利水消肿
    D. 温肾助阳，化气行水
    E. 活血祛瘀，化气行水

101. 某女，45岁。全身水肿，下肢明显，按之没指，小便短少，身体困重，胸闷，纳呆，泛恶，舌苔白腻，脉沉缓。治疗首选
    A. 五皮散合胃苓汤加减
    B. 麻黄连翘赤小豆汤加减
    C. 越婢加术汤加减
    D. 实脾饮加减
    E. 疏凿饮子加减

102. 患者反复水肿近10年，日轻夜重，下肢肿甚，腰膝酸软，畏寒肢冷，呼吸急促，张口抬肩，舌淡胖有齿痕，脉沉细。最佳治疗除利水外，还应
    A. 温肾健脾   B. 滋阴固肾
    C. 温肺散寒   D. 温阳化瘀
    E. 温肾助阳

103. 某男，30岁。初起恶寒发热，咽痛，眼睑浮肿，小便不利，经治后，表虽解，但肿势未退。现症见身重困倦，胸闷，纳呆，泛恶，苔白腻，脉沉缓。其证候诊断是
    A. 水湿浸渍证   B. 湿毒浸淫证
    C. 湿热壅盛证   D. 风水相搏证
    E. 脾阳虚衰证

104. 腰痛发病的关键是
    A. 寒湿   B. 湿热
    C. 肾虚   D. 气滞
    E. 血瘀

105. 瘀血腰痛的症状特点不包括

A. 腰痛如刺   B. 痛处喜按
C. 痛有定处   D. 昼轻夜重
E. 俯仰不便

106. 某男，31岁。近3天来暑湿阴雨天气连绵，患者腰部疼痛，重着而热，身体困重，小便短赤，苔黄腻，脉濡数。其诊断是
    A. 寒湿腰痛   B. 湿热腰痛
    C. 痹证之风湿热痹   D. 痹证之着痹
    E. 淋证之热淋

107. 治疗寒湿腰痛的代表方是
    A. 石韦散加减   B. 乌头汤加减
    C. 实脾饮加减   D. 甘姜苓术汤加减
    E. 茵陈五苓散加减

108. 某男，83岁。腰部酸痛，缠绵不愈，喜温喜按，遇劳更甚，卧则减轻，肢冷畏寒，舌质淡，脉沉细无力。该病证的治法是
    A. 培补肝肾，舒筋止痛
    B. 散寒行湿，温经通络
    C. 活血化瘀，通络止痛
    D. 补肾壮腰，温补肾阳
    E. 益气养血，濡养筋脉

109. 郁证的主要病因是
    A. 七情所伤   B. 正气亏虚
    C. 饮食所伤   D. 外感湿邪
    E. 外感燥热

110. 某女，56岁。近日来出现精神抑郁，情绪不宁，胸部满闷，胁肋胀痛，痛无定处，脘闷嗳气，不思饮食，大便不调，苔薄腻，脉弦。此病证候类型为
    A. 肝气郁结证   B. 气郁化火证
    C. 阴虚火旺证   D. 心脾两虚证
    E. 心神失养证

111. 某女，42岁。长期情绪不宁，多思善疑，头晕神疲，心悸胆怯，失眠健忘，纳差，面色不华，舌质淡，苔薄白，脉细。本病的治法是
    A. 健脾养心，补益气血
    B. 补肾益气，养心安神
    C. 清热化痰，宁心安神
    D. 活血化瘀，理气通络
    E. 甘润缓急，养心安神

112. 郁证中实证的治疗原则是

A. 活血化瘀　　　　B. 理气开郁

C. 消食化痰　　　　D. 清肝泻火

E. 养心安神

113. 下列关于"脏躁"的主症描述，错误的是

A. 精神恍惚

B. 多疑易惊

C. 悲忧善哭，喜怒无常

D. 时时欠伸

E. 咽中如有物，吞之不下，咯之不出

114. 某女，52 岁。多思善虑，心悸胆怯，少寐健忘，面色少华，头晕神疲，食欲不振，舌淡，脉细弱。其证候是

A. 忧郁伤神证　　　B. 心脾两虚证

C. 阴虚火旺证　　　D. 气滞痰郁证

E. 气郁化火证

115. 痹证的主要病机是

A. 经络闭阻　　　　B. 气机不和

C. 血行不畅　　　　D. 筋脉失养

E. 骨髓失充

116. 引起行痹最主要的外邪是

A. 风邪　　　　　　B. 寒邪

C. 湿邪　　　　　　D. 热邪

E. 燥邪

117. 治疗着痹的代表方为

A. 薏苡仁汤加减　　B. 宣痹汤加减

C. 乌头汤加减　　　D. 防风汤加减

E. 独活寄生汤加减

118. 某女，66 岁。右手掌指关节疼痛，痛势较剧，部位固定，遇寒则痛甚，得热则痛缓，关节屈伸不利，舌质淡，舌苔薄白，脉弦紧。治疗首选

A. 宣痹汤加减　　　B. 防风汤加减

C. 薏苡仁汤加减　　D. 乌头汤加减

E. 双合汤加减

119. 某女，42 岁。肢体关节酸痛，游走不定，屈伸不利，恶风发热，舌苔薄白，脉浮。治疗首选

A. 薏苡仁汤加减

B. 桂枝芍药知母汤加减

C. 乌头汤加减

D. 防风汤加减

E. 白虎加桂枝汤加减

120. 患者肢体关节重着、酸痛、痛有定处，手足沉

重，肌肤麻木不仁者。治疗该证型的中成药包括

A. 风湿痹康胶囊　　B. 滑膜炎颗粒

C. 豨莶丸　　　　　D. 四妙丸

E. 湿热痹颗粒

121. 下列对于中暑患者的处理方法，不合理的是

A. 把患者迅速移于风凉处

B. 不可睡卧在潮湿之处

C. 用冷水冲洗

D. 温熨少腹部

E. 刮痧

122. 内伤发热的证型不包括

A. 气虚发热　　　　B. 中暑发热

C. 血瘀发热　　　　D. 气郁发热

E. 阴虚发热

123. 治疗内伤发热属阴虚内热证候者的代表方为

A. 六味地黄丸加减　B. 二至丸加减

C. 清骨散加减　　　D. 青蒿鳖甲散加减

E. 大补阴丸加减

124. 治疗血瘀发热的代表方为

A. 通瘀煎加减　　　B. 血府逐瘀汤加减

C. 通窍活血汤加减　D. 调营饮加减

E. 桃红饮加减

125. 甘温除热治法的代表方剂是

A. 大建中汤　　　　B. 小建中汤

C. 黄芪建中汤　　　D. 补中益气汤

E. 人参养荣汤

126. 患者低热数年，以劳累后为著，伴头痛、头晕，倦怠乏力，舌淡，脉虚。其证候是

A. 阴虚发热　　　　B. 气虚发热

C. 血虚发热　　　　D. 肝郁发热

E. 阳虚发热

127. 某女，50 岁。自觉午后发热近 1 个月，口燥咽干，但不多饮，肢体有固定痛处，面色晦暗，舌质青紫，有瘀点，脉涩。本证的证机概要是

A. 血行瘀滞，瘀热内生

B. 痰瘀互结，壅遏化热

C. 气郁日久，化火生热

D. 痰湿内蕴，郁而化热

E. 阴虚阳盛，虚火内炽

128. 积证是指结块出现在

A. 身体任何部位　　B. 颈部

C. 胸内　　　　　D. 腹内

E. 腹壁

129. 积证的基本病机是

A. 痰凝，血瘀

B. 气机阻滞，瘀血内结

C. 痰饮内停

D. 痰气交阻

E. 气滞，痰凝，血瘀

130. 积证初、中、末三个阶段的治疗原则是

A. 理气、活血、补肝肾

B. 祛邪、攻补兼施、养正除积

C. 化痰、祛瘀、扶正

D. 活血、祛瘀、补脾肾

E. 活血、祛瘀、养血

131. 治疗积证瘀血内结证的代表方是

A. 木香顺气散加减

B. 柴胡疏肝散合失笑散加减

C. 八珍汤合化积丸加减

D. 膈下逐瘀汤合六君子汤加减

E. 六磨汤加减

132. 某女，55 岁。腹中可触及积块，软而不坚，固定不移，胀痛并见，舌苔薄，脉弦。其证候是

A. 肝气郁滞证　　　B. 瘀血内结证

C. 气滞血阻证　　　D. 食滞痰阻证

E. 气虚血瘀证

133. 某女，48 岁。两胁下积块 7 年，积块坚硬，隐痛，饮食大减，肌肉瘦削神倦乏力，面色黧黑，舌质淡紫，脉细数。治疗首选

A. 木香顺气散加减

B. 膈下逐瘀汤合六君子汤加减

C. 柴胡疏肝散合失笑散加减

D. 逍遥散合鳖甲煎丸加减

E. 八珍汤合化积丸加减

二、配伍选择题

[1~3 题共用备选答案]

A. 疏风清热，润燥止咳

B. 疏风清热，宣肺止咳

C. 清肝泄肺，化痰止咳

D. 健脾燥湿，化痰止咳

E. 滋阴清热，润肺止咳

1. 咳嗽，咯痰不爽，痰黄或黏稠，喉燥咽痛，常伴恶风发热，头痛肢楚，鼻流黄涕，口渴，舌苔薄黄，脉浮数。治法是

2. 咳嗽，咳声重浊，痰多，进食加重，胸闷脘痞，苔白腻，脉象濡滑。治法是

3. 咳嗽日久，干咳少痰，午后咳甚，伴见五心烦热，颧红，耳鸣，消瘦，神疲，舌质红，苔少，脉细数。治法是

[4~6 题共用备选答案]

A. 干咳无痰，咽喉干痛，唇鼻干燥

B. 咳嗽频剧，气粗，咳痰稠黄，喉燥咽痛，恶风身热

C. 咳嗽呈阵发性，咽干口苦，胸胁胀痛

D. 咳嗽气急，咽痒，流清涕，头痛，恶寒无汗

E. 干咳，咳声短促，痰中带血丝

4. 咳嗽风寒袭肺证的主要表现是

5. 咳嗽风热犯肺证的主要表现是

6. 咳嗽风燥伤肺证的主要表现是

[7~9 题共用备选答案]

A. 心悸不宁，唇甲青紫

B. 心悸眩晕，胸脘痞满

C. 心烦失眠，五心烦热

D. 心悸眩晕，少寐健忘

E. 心悸咳喘，水肿尿少

7. 心悸心脾两虚证的临床特点是

8. 心悸阴虚火旺证的临床特点是

9. 心悸瘀阻心脉证的临床特点是

[10~12 题共用备选答案]

A. 瓜蒌薤白半夏汤合涤痰汤加减

B. 生脉散合人参养荣汤加减

C. 丹栀逍遥散加减

D. 苏合香丸加减

E. 枳实薤白桂枝汤合当归四逆汤加减

10. 治疗胸痹痰浊闭阻证的代表方为

11. 治疗胸痹寒凝心脉证的代表方为

12. 治疗胸痹气阴两虚证的代表方为

[13~15 题共用备选答案]

A. 苏合香丸　　　　B. 冠心丹参滴丸

C. 心力丸　　　　　D. 降脂通络软胶囊

E. 益心通脉颗粒

13. 治疗气阴两虚，瘀血阻脉所致胸痹的中成药可选

14. 治疗胸阳不振，痰瘀互阻，气机不畅所致胸痹的中成药可选

15. 治疗心气不足，心阳不振，瘀血闭阻所致胸痹的中成药可选

[16~18题共用备选答案]

 A. 心脉瘀阻   B. 寒凝心脉

 C. 心气不足   D. 气阴两虚

 E. 气滞心胸

16. 胸痛如绞，遇寒则发，畏寒肢冷，舌淡苔白，脉细。其病机是

17. 胸部隐痛缠绵不休，动则多发，口干，舌淡红少苔，脉沉细数。其病机是

18. 心胸疼痛，如刺如绞，痛有定处，入夜尤甚，甚至心痛彻背，背痛彻心，舌紫暗，脉弦涩。其病机是

[19~21题共用备选答案]

 A. 温胆汤加减

 B. 归脾汤加减

 C. 安神定志丸合酸枣仁汤加减

 D. 丹栀逍遥散加减

 E. 六味地黄丸合交泰丸加减

19. 不寐多梦，易于惊醒，胆怯心悸，遇事善惊，神疲体倦，自汗少气，舌淡，脉细弱。治疗宜选

20. 多梦易醒，头晕目眩，心悸健忘，纳呆，面色不华，舌淡苔白，脉细弱。治疗宜选

21. 心烦不寐，入睡困难，心悸多梦，腰膝酸软，五心烦热，咽干少津，男子遗精，女子月经不调，舌红少苔，脉细数。治疗宜选

[22~24题共用备选答案]

 A. 头痛而眩   B. 头痛连及项背

 C. 头痛如锥刺 D. 头痛昏蒙眩晕

 E. 头痛如裂

22. 瘀血头痛的临床特征是

23. 风热头痛的临床特征是

24. 风寒头痛的临床特征是

[25~27题共用备选答案]

 A. 六味地黄丸 B. 麦味地黄丸

 C. 左归丸加减 D. 眩晕宁颗粒

 E. 右归丸

25. 治疗眩晕肾精不足证，代表方为

26. 治疗痰湿中阻，肝肾不足所致眩晕，中成药选用

27. 治疗肾阴亏损所致消渴者，中成药选用

[28~30题共用备选答案]

 A. 头晕胀痛，遇烦劳郁怒而加重

 B. 眩晕动则加剧，劳累即发

 C. 眩晕日久不愈，腰酸膝软

 D. 头重昏蒙，伴视物旋转

 E. 头痛如刺

28. 眩晕痰湿中阻证的临床特点是

29. 眩晕气血亏虚证的临床特点是

30. 眩晕肝阳上亢证的临床特点是

[31~33题共用备选答案]

 A. 加味保和丸 B. 枳实导滞丸

 C. 痛泻宁颗粒 D. 和中理脾丸

 E. 养胃颗粒

31. 饮食内停或痰食内阻所致泄泻的中成药选用

32. 脾胃不和，清气不升，浊气不降，清浊相干所致泄泻的中成药选用

33. 肝气犯脾，脾失运化所致泄泻的中成药选用

[34~36题共用备选答案]

 A. 疏肝解郁，理气止痛

 B. 温中健脾，和胃止痛

 C. 消食导滞，和胃止痛

 D. 温胃散寒，行气止痛

 E. 清化湿热，理气和胃

34. 胃痛暴作，畏寒喜暖，脘腹得温则痛减，口淡不渴，喜热饮，舌苔薄白，脉弦紧。其治法是

35. 胃痛隐隐，喜温喜按，空腹痛甚，得食痛减，泛吐清水，神疲乏力，大便溏薄，舌淡苔白，脉迟缓。其治法是

36. 胃脘疼痛，痛势急迫，脘闷灼热，口干口苦，口渴不欲饮，纳呆恶心，小便色黄，大便不畅。舌红，苔黄腻，脉滑数。其治法是

[37~39题共用备选答案]

 A. 中满分消丸 B. 胃痛宁片

 C. 木香槟榔丸 D. 胃尔康片

 E. 康复新液

37. 治疗湿热壅滞，气滞食积所致胃痛的中成药选用

38. 治疗脾虚气滞，湿热蕴结所致胃痛的中成药选用

39. 治疗湿热互结所致胃痛的中成药选用

[40~42题共用备选答案]

 A. 真人养脏汤加减

 B. 参苓白术散加减

 C. 保和丸加减

 D. 健脾丸加减

 E. 葛根黄芩黄连汤加减

40. 治疗脾胃气虚兼夹湿邪之泄泻，宜首选

41. 治疗脾胃虚弱兼夹食滞之泄泻，宜首选

42. 治疗湿热伤中之泄泻，宜首选

[43～45题共用备选答案]

    A. 泻下粪便臭如败卵，泻后痛减

    B. 腹中雷鸣，攻窜作痛，矢气频作

    C. 黎明前脐腹作痛，肠鸣即泻

    D. 大便时溏时泻，迁延反复

    E. 泄泻清稀，甚则如水样

43. 肝气乘脾型泄泻的特点是

44. 肾阳虚衰型泄泻的特点是

45. 寒湿内盛型泄泻的特点是

[46～48题共用备选答案]

    A. 黄芪汤加减   B. 济川煎加减

    C. 温脾汤加减   D. 增液汤加减

    E. 川芎茶调散加减

46. 治疗冷秘的代表方为

47. 治疗虚秘的代表方为

48. 治疗风寒头痛的代表方为

[49～51题共用备选答案]

    A. 逍遥散合木香顺气散加减

    B. 膈下逐瘀汤合六君子汤加减

    C. 葶苈大枣泻肺汤加减

    D. 八珍汤合化积丸加减

    E. 十枣汤加减

49. 积聚肝气郁结证的代表方为

50. 积聚正虚瘀阻证的代表方为

51. 积聚瘀血内结证的代表方为

[52～54题共用备选答案]

    A. 胀痛，走窜不定

    B. 隐痛，悠悠不休

    C. 刺痛，痛有定处

    D. 重着灼热疼痛，触痛明显

    E. 剧痛，连及肩背

52. 胁痛瘀血阻络证的疼痛特点是

53. 胁痛肝络失养证的疼痛特点是

54. 胁痛肝胆湿热证的疼痛特点是

[55～57题共用备选答案]

    A. 遍体浮肿，皮肤绷急光亮

    B. 身肿日久，腰以下甚，按之凹陷不易恢复，纳减便溏

    C. 全身水肿，下肢明显，按之没指

    D. 身发疮痍，眼睑浮肿

    E. 初起眼睑浮肿，继则四肢及全身皆肿

55. 水肿风水相搏证的水肿特点是

56. 水肿湿热壅盛证的水肿特点是

57. 水肿脾阳虚衰证的水肿特点是

[58～60题共用备选答案]

    A. 小便赤热，尿时灼痛

    B. 小便窘急不能卒出，尿道刺痛，痛引少腹

    C. 少腹满闷胀痛，小便艰涩疼痛，尿后余沥不尽

    D. 尿道热涩疼痛，尿色如米泔水

    E. 小便量少，排出不畅，点滴而短少

58. 气淋的主症特点是

59. 热淋的主症特点是

60. 膏淋的主症特点是

[61～63题共用备选答案]

    A. 沉香散加减

    B. 小蓟饮子加减

    C. 程氏萆薢分清饮加减

    D. 无比山药丸加减

    E. 石韦散加减

61. 治疗劳淋的代表方为

62. 治疗气淋的代表方为

63. 治疗膏淋的代表方为

[64～66题共用备选答案]

    A. 肝气郁结证   B. 痰气郁结证

    C. 心神失养证   D. 心脾两虚证

    E. 阴虚火旺证

64. 郁证用甘麦大枣汤治疗者，证属

65. 郁证用半夏厚朴汤治疗者，证属

66. 郁证用柴胡疏肝散治疗者，证属

[67～69题共用备选答案]

    A. 逍遥丸   B. 越鞠丸

    C. 脑乐静   D. 丹栀逍遥丸

    E. 脑力静糖浆

67. 治疗情志不遂，肝郁化火，肝失疏泄，肝脾不和所致郁证的中成药选用

68. 治疗情志不遂，肝气郁结，肝脾不和所致郁证的中成药选用

69. 治疗肝气郁结所致郁证的中成药选用

[70～72题共用备选答案]

    A. 参苓白术散加减

B. 玉女煎加减

C. 七味白术散加减

D. 六味地黄丸加减

E. 肾气丸加减

70. 患者症见口渴引饮，咽干口燥，多食善饥，倦怠乏力，便溏溲多，舌质淡红，苔白而干，脉弱。治疗首选

71. 患者尿频量多，浊如膏脂，腰酸膝软，头晕耳鸣，多梦遗精，乏力，皮肤干燥。舌红少苔，脉细数。治疗首选

72. 患者口渴引饮，能食与便溏并见，精神不振，四肢乏力。舌淡，苔薄白而干，脉细弱无力。治疗首选

[73~75 题共用备选答案]

A. 疼痛关节游走不定

B. 痛有定处，遇寒加重

C. 关节酸痛、重着

D. 关节灼热疼痛

E. 关节僵硬，疼痛不移

73. 着痹的主症特点是

74. 行痹的主症特点是

75. 痛痹的主症特点是

[76~78 题共用备选答案]

A. 益气养血口服液　　B. 消疲灵颗粒

C. 复方扶芳藤合剂　　D. 人参归脾丸

E. 安神定志丸

76. 心悸兼脾胃虚弱明显者，中成药选用

77. 心悸兼气血不足严重者，中成药选用

78. 心悸兼血瘀之四肢酸痛者，中成药选用

[79~81 题共用备选答案]

A. 多饮　　　　B. 多食

C. 乏力　　　　D. 多尿

E. 消瘦

79. 上消的特征性表现是

80. 中消的特征性表现是

81. 下消的特征性表现是

三、综合分析选择题

[1~4 题共用题干]

某女，40 岁。天气炎热，患者在田中劳作后发病，症见发热汗多，头痛面红，烦躁，胸闷，口渴多饮，溲赤，舌红少津，脉洪大。

1. 该患者的诊断是

A. 阳明腑证　　　B. 阳明经证

C. 阳暑　　　　　D. 阴暑

E. 风热感冒

2. 该患者的治法是

A. 清热生津

B. 清热解表

C. 解表散寒，祛暑化湿

D. 清腑泄热

E. 清热解毒

3. 该患者治疗选用的方剂是

A. 大承气汤加减　　B. 竹叶石膏汤加减

C. 银翘散加减　　　D. 白虎汤加减

E. 香薷饮加减

4. 该患者所用方剂的来源是

A. 《温疫论》

B. 《温病条辨》

C. 《太平惠民和剂局方》

D. 《肘后备急方》

E. 《伤寒论》

[5~8 题共用题干]

某女，40 岁。经临床诊断为发热，为低热，热势常随情绪波动而起伏，精神抑郁，胁肋胀满，烦躁易怒，口干而苦，纳食减少，舌红，苔黄，脉弦数。

5. 该患者的发病原因是

A. 气虚发热　　　B. 气郁发热

C. 阴虚发热　　　D. 血虚发热

E. 血瘀发热

6. 该患者的治法是

A. 养血补血

B. 活血化瘀

C. 益气健脾，甘温除热

D. 滋阴清热

E. 疏肝理气，解郁泄热

7. 该患者治疗选用的方剂是

A. 丹栀逍遥散加减

B. 血府逐瘀汤加减

C. 逍遥散加减

D. 清骨散加减

E. 补中益气汤加减

8. 与本方同时有当归、白芍、柴胡、白术的方剂是

A. 痛泻要方　　　B. 柴胡疏肝散

C. 逍遥散   D. 四逆散

E. 小柴胡汤

A. 冠心苏合滴丸   B. 苏合香丸

C. 血滞通胶囊   D. 宽胸气雾剂

E. 神香苏合丸

四、多项选择题

1. 治疗外感咳嗽忌用

   A. 收涩药   B. 宣肺药

   C. 敛肺药   D. 解表药

   E. 清热药

2. 喘证的特征性表现是

   A. 呼吸困难   B. 张口抬肩

   C. 鼻翼扇动   D. 不能平卧

   E. 咳痰色白

3. 肺胀的证型包括

   A. 心脾两虚证   B. 痰热郁肺证

   C. 痰浊阻肺证   D. 阴虚火旺证

   E. 肺肾气虚证

4. 患者症见咳逆，喘息气粗，胸满，目胀睛突，痰黄，黏稠难咳，烦躁，口渴欲饮，尿赤，大便干，舌边尖红，苔黄腻，脉滑数。代表方包括

   A. 越婢加半夏汤加减

   B. 苏子降气汤加减

   C. 桑白皮汤加减

   D. 三子养亲汤加减

   E. 平喘固本汤加减

5. 三子养亲汤的药物组成包括

   A. 决明子   B. 白芥子

   C. 莱菔子   D. 紫苏子

   E. 地肤子

6. 心悸的一般治疗方法包括

   A. 补气   B. 养血

   C. 滋阴   D. 温阳

   E. 行瘀

7. 阴虚火旺型心悸的症状表现包括

   A. 心悸易惊   B. 心烦失眠

   C. 五心烦热   D. 盗汗

   E. 耳鸣腰酸

8. 胸痹的常见证候包括

   A. 气虚血瘀证   B. 气滞血瘀证

   C. 痰浊闭阻证   D. 寒凝心脉证

   E. 气阴两虚证

9. 适用于寒凝心脉型胸痹的中成药包括

10. 久泻者的常见证候包括

   A. 湿热伤中证   B. 食滞肠胃证

   C. 脾胃虚弱证   D. 肝气乘脾证

   E. 肾阳虚衰证

11. 肾阳虚衰型泄泻的治法包括

   A. 温肾健脾   B. 固涩止泻

   C. 健脾益气   D. 化湿止泻

   E. 抑肝扶脾

12. 头痛的常见证候包括

   A. 风寒头痛   B. 风热头痛

   C. 肝阳头痛   D. 血虚头痛

   E. 瘀血头痛

13. 血虚头痛的症状特点包括

   A. 头痛隐隐   B. 心悸失眠

   C. 面色少华   D. 神疲乏力

   E. 遇劳加重

14. 加味四物汤是在四物汤（白芍、当归、熟地黄、川芎）的基础上，加

   A. 菊花   B. 天麻

   C. 何首乌   D. 钩藤

   E. 蔓荆子

15. 眩晕的特征性表现是

   A. 呕吐   B. 头晕

   C. 汗出   D. 眼花

   E. 面色苍白

16. 眩晕的治疗原则是

   A. 平肝潜阳   B. 调整阴阳

   C. 补虚泻实   D. 补益气血

   E. 调和气血

17. 肝络失养型胁痛的临床表现包括

   A. 胁肋隐痛   B. 悠悠不休

   C. 遇劳加重   D. 心中烦热

   E. 头晕目眩

18. 消渴的主要临床表现是

   A. 多饮   B. 多食

   C. 乏力   D. 多尿

   E. 消瘦

第六章　中医外科常见病的辨证论治

一、最佳选择题

1. 发生在肌肤浅表部位、范围较小的急性化脓性疾病是
   A. 痈　　　　　　　　　B. 疔
   C. 疖　　　　　　　　　D. 有头疽
   E. 无头疽

2. 治疗疖热毒蕴结证的代表方为
   A. 五味消毒饮加减
   B. 清暑汤加减
   C. 仙方活命饮合增液汤加减
   D. 五神汤合参苓白术散加减
   E. 四妙勇安汤加减

3. 乳痈好发于
   A. 非哺乳期妇女　　　　B. 青春期女性
   C. 初产妇　　　　　　　D. 13 岁以下女童
   E. 绝经期妇女

4. 某女，27 岁。产后 1 个月，发现右乳房外上象限有一直径 2cm 大小的肿块，疼痛已 1 天，乳房局部微红。伴恶寒发热，胸闷不舒，舌苔薄黄，脉弦数。应诊断为
   A. 乳癖　　　　　　　　B. 乳痈
   C. 乳岩　　　　　　　　D. 乳疬
   E. 乳痨

5. 某女，24 岁。产后 1 个月余，发现右乳肿块红肿疼痛，伴发热，体温升高，最高达 39℃，查体示右乳外侧红肿，范围约 5cm × 5cm × 3cm 大小，表面皮薄光亮，中心区变软，按之应指，局部皮温高，压痛明显，舌质红，苔黄腻，脉洪数。其中医证型为
   A. 气滞热壅证　　　　　B. 肝郁痰凝证
   C. 正虚毒恋证　　　　　D. 热毒炽盛证
   E. 火毒炽盛证

6. 肝胃蕴热郁滞于乳络所致乳痈的中成药选方为
   A. 九一散　　　　　　　B. 黄连上清片
   C. 牛黄化毒片　　　　　D. 活血解毒丸
   E. 活血消炎丸

7. 肝郁痰凝型乳癖的治法为
   A. 疏肝解郁，化痰散结
   B. 调摄冲任，和营散结
   C. 清热除湿，解毒散结
   D. 除湿化痰，活血散结
   E. 疏风解表，通腑泄热

8. 乳房肿块，界限不清，质地不硬，活动度好，经前乳房胀痛。应首先考虑
   A. 乳痛　　　　　　　　B. 乳疬
   C. 乳癖　　　　　　　　D. 乳岩
   E. 乳痨

9. 某女，43 岁。乳房肿块，月经前加重，经后缓解，伴腰酸乏力，神疲倦怠，月经不调，量少色淡，舌淡苔白，脉沉细。其治法是
   A. 疏肝散结　　　　　　B. 化痰散结
   C. 调摄冲任　　　　　　D. 调补气血
   E. 行气活血

10. 治疗乳痈的基本原则是
    A. 疏肝清胃　　　　　　B. 活血散结
    C. 活血解毒　　　　　　D. 清热解毒
    E. 行气活血

11. 某男，17 岁。颜面、胸背见丘疹，顶端如刺状，皮疹红肿疼痛，局部皮肤油腻，伴口臭，便秘，溲黄，舌质红，苔黄腻，脉滑数。治疗首选
    A. 茵陈蒿汤加减　　　　B. 枇杷清肺饮加减
    C. 黄连解毒汤加减　　　D. 二仙汤加减
    E. 桃红四物汤加减

12. 以皮肤出现风团，色红或白，形态各一，发无定处，骤起骤退，退后不留痕迹，自觉瘙痒为临床特点的病证是
    A. 粉刺　　　　　　　　B. 白疕
    C. 油风　　　　　　　　D. 接触性皮炎
    E. 瘾疹

13. 瘾疹反复发作，迁延日久，午后或夜间加剧，伴心烦易怒，口干，手足心热，舌红少津，脉沉细。治法应为
    A. 疏风散寒，解表止痒

B. 养血祛风，润燥止痒

C. 疏风清热，解表止痒

D. 滋阴清热，活血解毒

E. 疏风解表，通腑泄热

14. 患者进食鱼虾后全身起风团，风团片大、色红、瘙痒剧烈，伴脘腹疼痛，恶心呕吐，大便泄泻，舌质红，苔黄腻，脉弦滑数。辨证属

    A. 血虚风燥证   B. 胃肠湿热证

    C. 风热犯表证   D. 风寒束表证

    E. 冲任不调证

15. 某女，30 岁。肛内有肿物脱出，便血，血不与大便相混，附于大便表面，便时点滴而下，量多，鲜红而无疼痛者。首先应考虑

    A. 肛裂   B. 溃疡性结肠炎

    C. 外痔   D. 内痔

    E. 直肠息肉

16. 外痔的主要症状是

    A. 肿胀   B. 坠胀

    C. 异物感   D. 肛门疼痛

    E. 肛门坠胀、疼痛、有异物感

17. 某男，33 岁。因受惊吓后见阳痿不振，伴心悸易惊，胆怯多疑，夜多噩梦，舌苔薄白，脉弦细。其治法为

    A. 益肾宁神   B. 补益心脾

    C. 温肾助阳   D. 疏肝解郁

    E. 清热利湿

18. 某男，45 岁。平素精神抑郁，行房时阳事不兴，举而不坚，伴胸胁胀满，善太息，舌苔薄白，脉弦。其治法为

    A. 益肾宁神   B. 补益心脾

    C. 温肾助阳   D. 疏肝解郁

    E. 清热利湿

19. 对于阳痿的日常调护，不合适的是

    A. 节制性欲，切忌房事过频

    B. 宜清心寡欲，摒除杂念

    C. 调畅情志

    D. 多吃牛羊肉，多饮酒，以鼓动阳气

    E. 适度手淫

二、配伍选择题

[1～3 题共用备选答案]

    A. 瓜蒌牛蒡汤加减

B. 黄连解毒汤加减

C. 清暑汤加减

D. 龙胆泻肝汤加减

E. 五味消毒饮合透脓散加减

1. 肝胃郁热型乳痈的代表方为

2. 热毒炽盛型乳痈的代表方为

3. 暑热浸淫型疖的代表方为

[4～6 题共用备选答案]

    A. 清热祛湿   B. 清热解毒

    C. 清热生津   D. 清热泻火

    E. 滋阴清热

4. 治疗疖的基本原则是

5. 治疗乳痈的基本原则是

6. 治疗粉刺的基本原则是

[7～9 题共用备选答案]

    A. 气虚血瘀证   B. 热毒瘀滞证

    C. 瘀血阻络证   D. 气滞血瘀证

    E. 风寒湿瘀证

7. 患者受外力损伤，出现患部剧烈疼痛，活动受限，腰部的俯、仰、转侧均感困难，不能挺直，严重者不能站立。若因挫伤引起，则局部肿胀、压痛均较明显，舌质偏暗或有瘀斑，脉弦或紧。可诊断为

8. 患者受外力损伤，伤后疼痛，活动受限，常因运动时间长久后伤处附近关节疼痛，乏力，酸软，夜间较重，可伴不规则的发热，心悸，食欲不振，舌质紫，苔白，脉涩弦。可诊断为

9. 患者有慢性外伤史。多发为隐痛，往往与腰部劳累或天气变化有关。急性发作时疼痛加剧，还可伴有腰肌痉挛、腰部活动受限，舌偏淡暗，苔白腻，脉濡细或涩。可诊断为

三、综合分析选择题

[1～4 题共用题干]

    某男，32 岁。打篮球后右足踝部扭伤，门诊诊断为距腓前韧带断裂。伤愈后于某日参加远足，远足后伤处附近关节刺痛，乏力，酸软，夜间较重，舌质紫，苔白，脉涩弦。

1. 该患者的证型是

    A. 肾精亏虚证   B. 瘀血阻络证

    C. 湿热下注证   D. 气滞血瘀证

    E. 风寒湿瘀证

2. 该患者治疗首选

    A. 身痛逐瘀汤加减

    B. 顺气活血汤加减

C. 疏风养血汤加减

D. 柴胡疏肝散加减

E. 独活寄生汤加减

3. 该患者所选方剂的来源是

A. 《伤科大成》　　　B. 《伤科补要》

C. 《备急千金要方》　D. 《类证治裁》

E. 《医林改错》

4. 若该患者不方便煎药，则其可选的中成药是

A. 三宝胶囊　　　　　B. 独活寄生合剂

C. 痹祺胶囊　　　　　D. 愈伤灵胶囊

E. 虎力散

四、多项选择题

1. 下列对于阳痿的描述，正确的有

A. 已到性欲衰退期也可诊断为阳痿

B. 阳痿者不能进行或完成性交全过程

C. 性交时阴茎不能勃起

D. 阴茎虽勃起但勃起不坚

E. 阴茎勃起后不能维持

2. 符合痔的内治法条件的有

A. Ⅰ、Ⅱ期内痔

B. 内痔嵌顿有继发感染

C. 年老体弱者

D. 内痔兼其他严重慢性疾病，不宜手术者

E. 混合痔

3. 瘾疹各证型的选方包括

A. 消风散　　　　　B. 桂枝麻黄各半汤

C. 防风通圣散　　　D. 当归饮子

E. 越婢汤

4. 乳癖肝郁痰凝证常用中成药包括

A. 牛黄化毒片　　　B. 乳核散结片

C. 乳疾灵颗粒　　　D. 乳康片

E. 乳增宁胶囊

5. 乳痈的临床特点包括

A. 乳房结块　　　　B. 乳痈溃后脓出稠厚

C. 红肿热痛　　　　D. 肿块质韧不坚

E. 伴见恶寒发热

第七章　中医妇科常见病的辨证论治

一、最佳选择题

1. 月经每 18 天一行，量多色淡，小腹空坠隐痛，纳少便溏，诊断为
   A. 月经先期　　　　　　B. 月经过多
   C. 经行腹痛　　　　　　D. 经行泄泻
   E. 月经后期

2. 患者月经提前 10 余天，量多，经色淡红，质清稀，神疲肢倦，气短懒言，小腹空坠，纳少便溏；舌淡红，苔薄白，脉细弱。其治法是
   A. 益气养血，止血调经
   B. 补益脾气，调经止血
   C. 补益脾肾，摄血调经
   D. 补益肾气，固冲调经
   E. 补脾益气，摄血调经

3. 固阴煎用于
   A. 月经先期脾气虚证
   B. 月经先期肾气虚证
   C. 月经先期阴虚血热证
   D. 月经过多血热证
   E. 月经过多气虚证

4. 患者月经提前，量多，经色深红，质稠，经行不畅，有块，时有少腹胀痛，乳房胀痛，口苦咽干，经期烦躁易怒，舌红，苔薄黄，脉弦数。治疗首选
   A. 丹栀逍遥散加减　　　B. 两地汤加减
   C. 保阴煎加减　　　　　D. 固阴煎加减
   E. 清经散加减

5. 就月经延后的时间长度来看不属于月经后期的是
   A. 10 天　　　　　　　B. 1 个月
   C. 3 个月　　　　　　　D. 5 个月
   E. 6 个月

6. 某女，月经周期延后，经量少，色淡红，质清稀，头晕眼花，皮肤不润，面色苍白。舌质淡红，苔薄白，脉细弱。证属
   A. 虚寒证　　　　　　　B. 血虚证
   C. 血瘀证　　　　　　　D. 气虚证
   E. 阳虚证

7. 某女，月经 50 天一行，量少色淡，无块，头晕眼花，心悸少寐，舌淡脉细。治疗首选
   A. 大补元煎加减　　　　B. 归脾汤加减
   C. 八珍汤加减　　　　　D. 参芪四物汤加减
   E. 柴胡疏肝散加减

8. 某女，月经 20～38 天一行，量或多或少，经期 4～5 天，或有乳房、少腹胀痛。诊断为
   A. 月经过多　　　　　　B. 崩漏
   C. 月经先期　　　　　　D. 月经先后无定期
   E. 经行乳房胀痛

9. 月经先后无定期肾虚证的主要症状不包括
   A. 小腹冷痛拒按　　　　B. 月经量少色淡
   C. 头晕腰酸如折　　　　D. 舌质淡，脉沉弱
   E. 经行或先或后

10. 月经先后无定期，经量或多或少，腰骶酸痛，头晕耳鸣，舌淡，脉细弱。治疗首选
    A. 逍遥散加减　　　　　B. 调肝汤加减
    C. 定经汤加减　　　　　D. 安冲汤加减
    E. 固阴煎加减

11. 某女，月经周期为 24～25 天，经量点滴即净，伴腰膝足跟疼痛，头晕耳鸣，舌淡，脉沉弱。诊断为
    A. 月经先期　　　　　　B. 经行身痛
    C. 月经过少　　　　　　D. 经行眩晕
    E. 以上都是

12. 一妇人月经量少，色淡质稀，伴小腹隐痛，头晕眼花，心悸怔忡，面色萎黄，舌淡红，脉细。治疗首选
    A. 滋血汤加减　　　　　B. 两地汤加减
    C. 保阴煎加减　　　　　D. 归脾汤加减
    E. 六味地黄丸加减

13. 月经量少，色淡质稀，腰脊酸软，足跟痛，夜尿多，舌淡，脉沉弱。治法是
    A. 养血活血调经
    B. 补气养血调经
    C. 温补肾阳调经

D. 补肾益精，养血调经

E. 滋阴养血调经

14. 一妇人，月经周期正常，经血量多，色深红，质黏稠，心烦口渴，身热面赤，大便干结，小便黄赤，舌红绛，苔黄，脉滑数。证属

   A. 寒凝型月经过多　　B. 血热型月经过多

   C. 气滞型月经过多　　D. 气虚型月经过多

   E. 血瘀型月经过多

15. 某女，4 个月前行人流手术，近 3 个月经量明显增多，色鲜红，质黏稠，伴心烦口渴，乏力气短，心悸少寐，便干，舌红，脉细滑数。治法为

   A. 补气摄血，固冲止血

   B. 益气养阴，凉血止血

   C. 清热解毒，凉血止血

   D. 清热凉血，固冲止血

   E. 凉血清热，化瘀止血

16. 痛经肝肾亏虚证的症状表现是

   A. 经行小腹绞痛喜暖

   B. 经行小腹隐痛空坠

   C. 经行小腹胀痛喜暖

   D. 经行小腹隐痛、腰骶酸痛

   E. 经行小腹疼痛灼热

17. 经行小腹冷痛，得热则舒，经量少，色紫暗有块，形寒肢冷，小便清长，脉沉，舌苔白润。治法是

   A. 温经散寒除湿，化瘀止痛

   B. 益肾养肝，缓急止痛

   C. 清热除湿，化气止痛

   D. 补阳化瘀，行气止痛

   E. 益气养血，调经止痛

18. 某女，25 岁。已婚。月经周期先后不定，量多如注，持续 10 余日不净，婚后半年，未避孕未孕。可诊断为

   A. 月经先后无定期　　B. 崩漏

   C. 月经过多　　　　　D. 经期延长

   E. 不孕症

19. 经血非时而下，时下时止，或淋漓不净，色紫黑有块，腹胀痛，舌质紫暗，脉涩。治法是

   A. 活血化瘀，行气止痛

   B. 理气活血，化瘀止痛

   C. 活血化瘀，止血调经

   D. 活血化瘀，祛瘀生新

   E. 活血化瘀，固冲止血

20. 经后小腹隐痛，空坠喜按，月经量少色淡，神疲乏力，面色不华，舌淡脉弱。治疗首选

   A. 当归补血汤加减　　B. 人参养荣汤加减

   C. 圣愈汤加减　　　　D. 滋血汤加减

   E. 四物汤加减

二、配伍选择题

[1~3 题共用备选答案]

   A. 益肾养肝，缓急止痛

   B. 健脾补气，养血调经

   C. 滋补肝肾，止血调经

   D. 活血化瘀，固冲止血

   E. 益气养血，调经止痛

1. 患者症见出血量多，日久而止，气短神疲，面色白，或面浮肢肿，手足不温，或饮食不佳，大便溏，舌质淡，苔薄白，脉弱或沉弱。其治法是

2. 患者症见经血非时而下，量时多时少，时出时止，或淋漓不断，或停闭数月又突然崩中，继之漏下，经色暗有血块，舌质紫暗，尖边有瘀点，脉涩。其治法是

3. 患者症见月经非时而下，血色暗红，量少而淋漓不畅，咽干颧红，心烦潮热，腰膝酸软，舌红苔少或光剥苔，脉沉细无力。其治法是

三、多项选择题

1. 下列疾病的肾（气）虚证应用固阴煎的是

   A. 月经先期　　　　　B. 月经后期

   C. 月经先后无定期　　D. 月经过少

   E. 月经过多

2. 月经先后无定期主要涉及的脏腑是

   A. 肝　　　　　　　　B. 心

   C. 脾　　　　　　　　D. 肺

   E. 肾

3. 经断前后诸证各证型的代表方包括

   A. 一贯煎加减　　　　B. 百合地黄汤加减

   C. 四君子汤加减　　　D. 右归丸加减

   E. 逍遥散加减

4. 带下过多的治疗以除湿为主，治肾

   A. 宜运　　　　　　　B. 宜补

   C. 宜固　　　　　　　D. 宜升

   E. 宜涩

第八章 中医儿科及五官科常见病的辨证论治

一、最佳选择题

1. 治疗厌食脾失健运证的代表方为
   A. 不换金正气散加减
   B. 保和丸加减
   C. 健脾丸加减
   D. 异功散加减
   E. 平胃散加减

2. 治疗厌食脾胃阴虚证的代表方为
   A. 玉女煎加减
   B. 异功散加减
   C. 养胃增液汤加减
   D. 沙参麦冬汤加减
   E. 平胃散加减

3. 患儿，4岁。2个月前曾患肺炎，后一直不思进食，食而不化，大便稀薄，夹有不消化食物，形体较瘦，乏力肢倦，舌质淡，苔薄白。治疗首选
   A. 肥儿丸加减
   B. 枳术丸加减
   C. 异功散加减
   D. 保和丸加减
   E. 四君子汤加减

4. 患儿，5岁。不思饮食2个月，食少饮多，舌红少津，苔花剥，脉细数。其治法为
   A. 健脾益气，佐以助运
   B. 调和脾胃，运脾开胃
   C. 益气滋阴，健脾助运
   D. 滋脾养胃，佐以助运
   E. 运脾和胃，滋阴泻火

5. 患儿，12个月。因食用辅食过量而至腹胀、呕吐，后不思进食，腹胀，啼哭不安，大便酸臭，舌苔厚腻。其诊断是
   A. 厌食
   B. 积滞
   C. 呕吐
   D. 疳积
   E. 腹痛

6. 治疗脾虚夹积型积滞的代表方为
   A. 消乳丸加减
   B. 保和丸加减
   C. 肥儿丸加减
   D. 健脾丸加减
   E. 枳实导滞丸加减

7. 患儿，2岁。面色萎黄，困倦乏力，不思乳食。食则饱胀，呕吐酸馊，大便溏薄酸臭。其治法是
   A. 消乳消食，和中导滞
   B. 健脾和胃，消食导滞
   C. 和脾助运，降逆止呕

D. 补土抑木，消食导滞
E. 健脾助运，消食化滞

8. 患儿，6个月。近日不思食乳，嗳腐酸馊，脘腹胀满疼痛，大便酸臭，烦躁啼哭，夜眠不安，手足心热，舌质红，苔黄厚腻，指纹紫滞。治疗首选
   A. 保和丸加减
   B. 消乳丸加减
   C. 健脾丸加减
   D. 八珍汤加减
   E. 肥儿丸加减

9. 患者症见鼻塞，涕黄稠而量多，嗅觉差，鼻黏膜红肿，可伴头痛，发热，汗出，胸闷，咳嗽，痰多，舌红，苔黄，脉浮数。可诊断为
   A. 风热蕴肺证
   B. 风寒袭肺证
   C. 胆经郁热证
   D. 肝经湿热证
   E. 湿热蕴结证

10. 风热蕴肺型鼻渊的常用中成药不包括
    A. 利鼻片
    B. 鼻渊通窍颗粒
    C. 藿胆丸
    D. 鼻渊片
    E. 鼻舒适片

11. 口疮实证的特征性表现是
    A. 小便短赤
    B. 疮色白
    C. 失眠多梦
    D. 口渴心烦
    E. 疮色红灼痛

二、配伍选择题

[1~3题共用备选答案]
   A. 乳食内积证
   B. 脾胃气虚证
   C. 脾失健运证
   D. 脾胃阴虚证
   E. 脾虚夹积证

1. 患者为厌食，症见食欲不振，厌恶进食，食而乏味，伴胸脘痞闷，嗳气泛恶，偶尔多食则脘腹饱胀，大便不调，形体尚可，精神如常，舌淡红，苔薄白，脉尚有力。可诊断为

2. 患者为厌食，症见不思进食，食不知味，神倦多汗，大便溏薄夹不消化食物，面色少华，形体偏瘦，肢倦乏力，舌淡，苔薄白，脉缓无力。可诊断为

3. 患者为厌食，症见不思进食，食少饮多，皮肤失润，大便偏干，小便短黄，烦躁少寐，手足心热，舌红少津，苔花剥，脉细数。可诊断为

[4~6题共用备选答案]

  A. 复方鱼腥草片 B. 牛黄清胃丸

  C. 导赤丸   D. 附子理中丸

  E. 牛黄上清片

4. 心胃火盛，熏蒸上焦，上攻于口所致口疮，可选的中成药是

5. 心经热盛，心火循经上炎所致口疮，可选的中成药是

6. 脾肾阳虚，阴寒凝聚不散所致口疮久不愈合，可选的中成药是

三、综合分析选择题

[1~4题共用题干]

  某男，17岁。咽部疼痛，逐渐加重，吞咽时疼痛加剧，咽部红肿，颌下有臖核；伴见发热恶风，头痛，咳嗽痰黄，舌质红，苔黄，脉浮数。

1. 该患者诊病为

  A. 感冒   B. 咽喉肿痛

  C. 咳嗽   D. 有头疽

  E. 口疮

2. 该患者所患疾病采取的基本治法是

  A. 解表散邪

  B. 止咳化痰

  C. 清热解毒，收湿敛疮

  D. 清热解毒，消肿散结

  E. 清利咽喉，消肿止痛

3. 该患者辨证为

  A. 风热外袭证 B. 火毒上攻证

  C. 虚火上炎证 D. 阴虚火旺证

  E. 热毒蕴结证

4. 该患者治疗首选

  A. 五味消毒饮加减 B. 桑杏汤加减

  C. 疏风清热汤加减 D. 桑菊饮加减

  E. 仙方活命饮加减

[5~8题共用题干]

  某女，77岁。耳鸣久发，其鸣如蝉，昼夜不息，安静时尤甚，听力逐渐下降，伴有腰膝酸软，头晕目眩，夜尿频多，舌淡红，少苔，脉细弱。

5. 该患者诊病为

  A. 耳鸣耳聋 B. 腰痛

  C. 淋证   D. 眩晕

  E. 郁证

6. 该患者辨证为

  A. 肾精亏损证 B. 肾阳不足证

  C. 肝火上扰证 D. 脾胃虚弱证

  E. 风热侵袭证

7. 该患者治疗首选

  A. 银翘散加减 B. 大补元煎加减

  C. 聪耳明目汤加减 D. 耳聋左慈丸加减

  E. 龙胆泻肝汤加减

8. 该患者的病位在

  A. 肝   B. 心

  C. 脾   D. 肺

  E. 肾

四、多项选择题

1. 小儿积滞的临床特征包括

  A. 脘腹胀满 B. 嗳气酸腐

  C. 不思乳食 D. 食而不化

  E. 大便秘结酸臭

2. 厌食脾胃气虚证的常用中成药包括

  A. 保和丸   B. 参苓白术散

  C. 启脾丸   D. 儿宝颗粒

  E. 补中益气丸

3. 鼻渊新病的主要治疗方式包括

  A. 通窍   B. 利胆

  C. 清热   D. 泄热

  E. 祛湿

4. 口疮各证型的代表方包括

  A. 泻心汤加减 B. 导赤散加减

  C. 附子理中丸加减 D. 凉膈散加减

  E. 金匮肾气丸加减

5. 风热外袭型咽喉肿痛的中成药选方为

  A. 清咽利膈丸 B. 金嗓开音丸

  C. 板蓝根颗粒 D. 复方鱼腥草片

  E. 六神丸

6. 突发性耳鸣耳聋多属实证，其病位在

  A. 肺卫   B. 脾胃

  C. 肾   D. 心

  E. 肝胆

第九章 民族医药基础知识

第一节 藏医药基础知识

一、最佳选择题

1. 根据藏医五源学说，具有"轻、动、糙、干"特性的是
   - A. 土源
   - B. 水源
   - C. 火源
   - D. 风源
   - E. 空源

2. 根据藏医三因学说，五源学说中与"赤巴"有相似性的是
   - A. 土源
   - B. 水源
   - C. 火源
   - D. 风源
   - E. 空源

3. 根据藏医三因学说，居于心脏，主情志，控思维的是
   - A. 上行隆
   - B. 行动赤巴
   - C. 明视赤巴
   - D. 维命隆
   - E. 能依培根

4. 作为藏医的治疗原则，对热性疾病用四水法治疗或寒性疾病用四火法治疗，称为
   - A. 高山竖旗法
   - B. 登梯高升法
   - C. 英雄制敌法
   - D. 猫逮老鼠法
   - E. 狭路逢敌法

5. 根据藏药理论，药物生长的动力是五源中的
   - A. 土源
   - B. 水源
   - C. 火源
   - D. 风源
   - E. 空源

6. 根据藏药理论，具有"沉、钝、软"等特性的是
   - A. 土性药
   - B. 水性药
   - C. 火性药
   - D. 风性药
   - E. 空性药

7. 根据藏药六味理论，火和土源生
   - A. 酸味
   - B. 甘味
   - C. 咸味
   - D. 辛味
   - E. 苦味

8. 根据藏药六味理论，过量多能诱发热病的是
   - A. 酸味
   - B. 甘味
   - C. 咸味
   - D. 辛味
   - E. 苦味

9. 根据藏药六味理论，硇砂属于
   - A. 酸味
   - B. 甘味
   - C. 咸味
   - D. 辛味
   - E. 苦味

10. 根据藏药六味理论，甘味和咸味消化后成为
    - A. 酸味
    - B. 甘味
    - C. 咸味
    - D. 辛味
    - E. 苦味

11. 根据藏药八性理论，土源偏盛药物性能则
    - A. 沉、腻
    - B. 凉、钝
    - C. 热、锐
    - D. 轻、糙
    - E. 生、长

12. 根据藏药的配伍方法，二味配伍法的数量有
    - A. 1
    - B. 6
    - C. 10
    - D. 20
    - E. 15

二、配伍选择题

[1~3题共用备选答案]
   - A. 柔、重
   - B. 凉、软
   - C. 沉、实
   - D. 黏、滑
   - E. 糙、浮

1. 按性效配方，治疗隆病可选的药物性效为
2. 按性效配方，治疗赤巴病可选的药物性效为
3. 按性效配方，治疗培根病可选的药物性效为

[4~6题共用备选答案]
   - A. 苦化味
   - B. 酸化味
   - C. 辛化味
   - D. 咸化味
   - E. 甘化味

4. 根据三化味，治疗隆病和培根病可选药物的味为

5. 根据三化味，治疗赤巴病和培根病可选药物的味为

6. 根据三化味，治疗赤巴病和隆病可选药物的味为

[7~9题共用备选答案]

  A. 仁青常觉

  B. 二十五味珊瑚丸

  C. 仁青芒觉

  D. 七十味珍珠丸

  E. 八味沉香散

7. 具有安神，镇静，通经活络，调和气血，醒脑开窍功效的是

8. 具有调和气血，宁心安神，开窍功效的是

9. 具有清热解毒，调和滋补功效的是

三、多项选择题

1. 藏医中的常用外治法包括

  A. 手术法   B. 涂擦法

  C. 放血疗法   D. 火灸疗法

  E. 金针疗法

2. 藏药中空性药的药性是

  A. 轻   B. 空

  C. 柔   D. 虚

  E. 动

第二节　蒙医药基础知识

一、最佳选择题

1. 根据蒙医理论，生命活动（包括语言思维）动力的支配者是

  A. 希日   B. 培根

  C. 赫依   D. 赤巴

  E. 巴达干

2. 根据蒙药理论，以土、水元素构成六味中的

  A. 苦味   B. 酸味

  C. 辛味   D. 咸味

  E. 甘味

3. 根据蒙药理论，"赫依"病的主要特性是

  A. 轻、燥   B. 热、锐

  C. 寒、钝   D. 重、寒

  E. 重、腻

4. 蒙医方剂多为相对固定的成方，下列关于方中佐药的描述，正确的是

  A. 针对主病

  B. 针对病所

  C. 针对伴随症或起预防作用

  D. 起引导作用

  E. 治疗兼证

5. 蒙医方剂中治轻病、病情轻的方中药味数量准确的是

  A. 君、臣各1味，佐1味，使1味

  B. 君、臣各1味，佐2味，使3味

  C. 君、臣各1味，佐3味，使5味

  D. 君、臣各2味，佐3味，使5味

  E. 君、臣各2味，佐5味，使9味

6. 蒙医传统用药的主要途径是

  A. 口服   B. 外敷

  C. 外涂   D. 洗

  E. 熏

7. 根据蒙医的"服药十则"，治疗"巴达干"病或毒剧麻药及催眠药的服用时间是

  A. 夹食服   B. 睡前服

  C. 食药交替服   D. 早晨空腹服

  E. 食间服

8. 下列关于蒙药理论不满1周岁的婴儿的用药剂量，描述正确的是

  A. 接近成人用药剂量

  B. 按成人剂量的2/3以下

  C. 按成人剂量的1/2以下

  D. 按成人剂量的1/4以下

  E. 按成人剂量的1/8以下

二、配伍选择题

[1~3题共用备选答案]

  A. 夹食服   B. 食间服

  C. 食药交替服   D. 不定期服

  E. 食前服

1. 根据蒙医的"服药十则"，补养或下清"赫依"（通便、通经）药的服用时间是

2. 根据蒙医的"服药十则"，上行"赫依"（理气）

药的服用时间是

3. 根据蒙医的"服药十则"，司命"赫依"（镇静）药的服用时间是

[4~6题共用备选答案]

    A. 散剂   B. 丸剂

    C. 膏剂   D. 灰剂

    E. 油剂

4. 适合于病程后期的除根和慢性顽症治疗的剂型是

5. 适合于寒证经久不愈者治疗的剂型是

6. 适用于热性顽症治疗的剂型是

[7~9题共用备选答案]

    A. 轻、燥   B. 热、轻

    C. 寒、钝   D. 重、寒

    E. 重、腻

7. 根据蒙药理论，克制"赫依"病的药能是

8. 根据蒙药理论，克制"希日"病的药能是

9. 根据蒙药理论，克制"巴达干"病的药能是

三、多项选择题

1. 指导蒙医学的理论基础包括

    A. 阴阳五行理论

    B. 精气理论

    C. 五元学说理论

    D. 五轮八廓理论

    E. 八卦理论

2. 蒙医学中人体的本基包括

    A. 希日   B. 培根

    C. 赫依   D. 赤巴

    E. 巴达干

3. 蒙医学中七素又称七精，是指

    A. 血、肉   B. 精华

    C. 骨、髓   D. 白或红精

    E. 脂

4. 在临床诊疗过程中，蒙医根据病情采用的具体疗法包括

    A. 熟   B. 清

    C. 解   D. 燥

    E. 杀

5. 下列对于蒙医中饮食禁忌的描述，正确的是

    A. 用药期间尽可能忌食过寒或过热性、酸、辣等刺激性食品

    B. 用药期间尽可能忌食生水、生食物

    C. 用药期间忌食山羊肉

    D. 用药期间忌食浓茶

    E. 用药期间忌食肉

第三节　维吾尔医药基础知识

一、最佳选择题

1. 根据维吾尔药的药味理论，具有发红组织、挥发、稀化、分化、燥化、热化、防腐等作用的药物是

    A. 烈味   B. 辛味

    C. 酸味   D. 涩味

    E. 油味

2. 根据维吾尔药的药味理论，具有固化、浓化、敛化、干化、开胃、止泻和寒化器官的作用的药物是

    A. 烈味   B. 辛味

    C. 酸味   D. 涩味

    E. 油味

3. 维吾尔医根据药物性质的强弱不同，将药物进行分级，属于1级药物的是

    A. 无花果   B. 巴豆

    C. 骆驼蓬子   D. 牵牛子

    E. 大蒜

4. 将一种或几种药物，通过煎煮、浸泡、发酵等方法取得药汁，再加入一定比例的配料（蒸馏水、蜂蜜、玫瑰露、葡萄醋、药物鲜汁等），称作

    A. 膏状制剂   B. 硬状制剂

    C. 散状制剂   D. 液状制剂

    E. 粉状制剂

二、配伍选择题

[1~3题共用备选答案]

    A. 热性药   B. 湿性药

    C. 干性药   D. 寒性药

    E. 燥性药

1. 适用于体液型胆液质（干热）性和血液质（湿热）性患者的是

2. 适用于体液型黏液质（湿寒）性和黑胆质（干寒）性患者的是

3. 适用于体液型血液质（湿热）性和黏液质（湿寒）
   性患者的是

三、多项选择题

1. 根据维吾尔医学基础理论中的爱日康学说，包括的
   四大元素是
   A. 火　　　　　　　B. 空
   C. 气　　　　　　　D. 水
   E. 土

2. 维吾尔医认为，药物的药性分为
   A. 燥　　　　　　　B. 热
   C. 湿　　　　　　　D. 寒
   E. 干

3. 传统维吾尔药制剂剂型主要包括
   A. 半固体制剂　　　B. 固体制剂
   C. 散状制剂　　　　D. 液状制剂
   E. 粉状制剂

第十章　中药质量管理

第一节　中药入库验收

一、最佳选择题

1. 按照相关规定，中药药品的验收记录必须保存至超过药品有效期不少于
   A. 2 年
   B. 3 年
   C. 5 年
   D. 7 年
   E. 永久

2. 下列关于验收存放区域实行分区色标管理的要求，错误的是
   A. 不合格区以红色划分
   B. 待验区以黄色划分
   C. 合格品区以绿色划分
   D. 发货区以蓝色划分
   E. 退货区以黄色划分

3. 在入库核验中药饮片有效期或保质期的过程中，一般不予入库的中药饮片距失效期和保质期少于
   A. 1 个月
   B. 2 个月
   C. 3 个月
   D. 6 个月
   E. 9 个月

二、配伍选择题

[1~3 题共用备选答案]
   A. 虫蛀
   B. 发霉
   C. 生虫、霉变
   D. 变色
   E. 泛油

1. 中药验收中会遇到贮存不当导致中药饮片质量下降的情况，其中大黄容易发生
2. 中药验收中会遇到贮存不当导致中药饮片质量下降的情况，其中白芷容易发生
3. 中药验收中会遇到贮存不当导致中药饮片质量下降的情况，其中牛膝容易发生

三、多项选择题

1. 下列符合中药入库验收要求的是
   A. 购进药品应当逐批验收，并建立真实、完整的药品验收记录
   B. 验收人员应当填写验收结论，签署姓名和验收日期
   C. 验收记录必须保存至超过药品有效期1年，但不得少于3年
   D. 毒性中药饮片、按麻醉类药品管理的中药饮片需双人验收、货到即验
   E. 毒性中药饮片、按麻醉类药品管理的中药饮片入库验收应采用专簿记录

2. 下列属于具有药品批准文号，验收还需要核对批准文号，检查有效期的品种有
   A. 碧玉散
   B. 六一散
   C. 鹿角胶
   D. 西瓜霜
   E. 六神曲

第二节　中药的质量变异

一、最佳选择题

1. 下列中药不易发生虫蛀的是
   A. 白芷
   B. 大青盐
   C. 北沙参
   D. 薏苡仁
   E. 鸡内金

2. 下列中药含脂肪油，易发生走油的是
   A. 苦杏仁
   B. 牛膝
   C. 当归
   D. 芦荟
   E. 乳香

3. 下列中药含挥发油，易发生走油的是
   A. 苦杏仁
   B. 牛膝
   C. 当归
   D. 芦荟
   E. 乳香

4. 下列中药含糖量多，常因受潮而造成返软而"走油"的是

A. 苦杏仁　　　　　　B. 牛膝
C. 当归　　　　　　　D. 芦荟
E. 乳香

5. 下列中药由于保管不善，饮片颜色由浅变深的是
A. 桃仁　　　　　　　B. 熟地
C. 白芷　　　　　　　D. 菊花
E. 黄柏

6. 下列中药由于保管不善，饮片颜色由深变浅的是
A. 桃仁　　　　　　　B. 熟地
C. 白芷　　　　　　　D. 菊花
E. 黄柏

7. 下列中药由于保管不善，饮片颜色由鲜艳变暗淡的是
A. 桃仁　　　　　　　B. 熟地
C. 白芷　　　　　　　D. 菊花
E. 黄柏

8. 下列中药由于环境温度过高，使含挥发油的药物出现气味散失的是
A. 肉桂　　　　　　　B. 豆蔻
C. 硼砂　　　　　　　D. 鹿角胶
E. 鲜石斛

9. 下列中药粉碎后气味会逐渐挥发散失的是
A. 肉桂　　　　　　　B. 豆蔻
C. 硼砂　　　　　　　D. 鹿角胶
E. 鲜石斛

10. 下列中药容易发生粘连的是
A. 肉桂　　　　　　　B. 豆蔻
C. 硼砂　　　　　　　D. 鹿角胶
E. 鲜石斛

11. 下列中药容易发生风化的是
A. 肉桂　　　　　　　B. 豆蔻
C. 硼砂　　　　　　　D. 鹿角胶
E. 鲜石斛

12. 下列中药容易发生腐烂的是
A. 肉桂　　　　　　　B. 豆蔻
C. 硼砂　　　　　　　D. 鹿角胶
E. 鲜石斛

13. 容易吸收水分，当表面水分增加时，更便于霉菌、虫卵繁殖的自身因素是
A. 淀粉　　　　　　　B. 水分
C. 黏液质　　　　　　D. 油脂
E. 挥发油

14. 遇水后会膨胀发热，既易于发酵，又是微生物、虫卵营养基质的自身因素是
A. 淀粉　　　　　　　B. 水分
C. 黏液质　　　　　　D. 油脂
E. 挥发油

15. 容易导致中药产生异味的自身因素是
A. 淀粉　　　　　　　B. 水分
C. 黏液质　　　　　　D. 油脂
E. 挥发油

16. 其特性为软化点、熔点较低，高温贮存或日晒常部分融化、粘连的饮片类型是
A. 花类饮片
B. 含有鞣质的多元酚类化合物
C. 树脂类饮片
D. 含有无机化合物的矿物类饮片
E. 含有多糖类物质的饮片

17. 一般炮制品的绝对含水量应控制在
A. 5%~11%　　　　B. 6%~12%
C. 7%~13%　　　　D. 8%~14%
E. 9%~15%

18. 日光对其色素有破坏作用而导致变色的饮片是
A. 炙甘草　　　　　　B. 桑叶
C. 炙枇杷叶　　　　　D. 薄荷梗
E. 鲜芦根

19. 最利于常见害虫生长的药材含水量在
A. 11%以上　　　　B. 12%以上
C. 13%以上　　　　D. 14%以上
E. 15%以上

20. 最利于常见害虫生长的空气湿度在
A. 65%以上　　　　B. 70%以上
C. 75%以上　　　　D. 80%以上
E. 85%以上

二、配伍选择题

[1~5题共用备选答案]
A. 蕲蛇　　　　　　　B. 薏苡仁
C. 泽泻　　　　　　　D. 胆矾
E. 大青盐

1. 以上药物中，容易被虫蛀的是
2. 以上药物中，容易发生潮解的是
3. 以上药物中，容易风化的是
4. 以上药物中，容易霉变的是
5. 以上药物中，容易变色的是

[6~10题共用备选答案]

    A. 虎杖   B. 刺猬皮

    C. 乳香   D. 玫瑰花

    E. 荆芥

6. 以上药物中，挥发油含量丰富的是

7. 以上药物中，油脂也易在脂酶影响下水解，产生异味的是

8. 以上药物中，容易受日光、空气影响发霉变色的是

9. 以上药物中，含有缩合鞣质的是

10. 以上药物中，属于树脂类中药饮片的是

三、多项选择题

1. 因贮存不当，中药饮片常见的变异现象大致可分为

    A. 虫蛀   B. 霉变

    C. 泛油   D. 风化

    E. 粘连

2. 因贮存不当，中成药常见的变异现象大致可分为

    A. 虫蛀   B. 霉变

    C. 酸败   D. 挥发

    E. 沉淀

3. 中成药容易发生虫蛀的常见剂型包括

    A. 散剂   B. 蜜丸

    C. 酒剂   D. 水丸

    E. 片剂

4. 中成药容易发生霉变的常见剂型包括

    A. 散剂   B. 蜜丸

    C. 煎膏剂   D. 水丸

    E. 片剂

5. 中成药容易发生酸败的常见剂型包括

    A. 合剂   B. 酒剂

    C. 煎膏剂   D. 糖浆剂

    E. 软膏剂

6. 中成药易挥发的常见剂型包括

    A. 芳香水剂   B. 酊剂

    C. 煎膏剂   D. 糖浆剂

    E. 软膏剂

7. 中成药容易发生沉淀的常见剂型是

    A. 药酒   B. 口服液

    C. 煎膏剂   D. 糖浆剂

    E. 注射液

8. 测定饮片含水量的方法包括

    A. 称重法   B. 烘干法

    C. 甲苯法   D. 减压干燥法

    E. 气相色谱法

第三节　中药贮藏与养护

一、最佳选择题

1. 含挥发油多的饮片，如薄荷、当归、川芎等适合的贮藏温度不高于

    A. 0℃   B. 10℃

    C. 20℃   D. 30℃

    E. 40℃

2. 含淀粉多的药材和饮片，如天麻、山药、粉葛、天花粉等，为防止虫蛀应贮藏于

    A. 通风、干燥处

    B. 阴凉、干燥处

    C. 密闭贮藏于缸、罐中

    D. 密封保存

    E. 贮于密闭容器中，置阴凉处贮存

3. 含糖分及黏液质较多的饮片应贮藏于

    A. 通风、干燥处

    B. 阴凉、干燥处

    C. 密闭贮藏于缸、罐中

    D. 密封保存

    E. 贮于密闭容器中，置阴凉处贮存

4. 种子类药材炒制后增加了香气应贮藏于

    A. 通风、干燥处

    B. 阴凉、干燥处

    C. 密闭贮藏于缸、罐中

    D. 密封保存于有通风设备的环境中

    E. 贮于密闭容器中，置阴凉处贮存

5. 动物类药材易生虫和泛油，并且有腥臭气味，应贮藏于

    A. 通风、干燥处

    B. 阴凉、干燥处

    C. 密闭贮藏于缸、罐中

    D. 密封保存于有通风设备的环境中

    E. 贮于密闭容器中，置阴凉处贮存

6. 为防止人参等中药受潮霉变，在梅雨季应贮存在

A. 通风、干燥处

B. 阴凉、干燥处

C. 密闭贮藏于石灰箱中

D. 密封保存于玻璃缸中

E. 放置于石灰缸中

7. 《中国药典》中对于贮藏的术语有明确定义，阴凉处的温度不超过

A. 0℃   B. 10℃

C. 20℃   D. 30℃

E. 40℃

8. 《中国药典》中对于贮藏的术语有明确定义，凉暗处的温度不超过

A. 0℃   B. 10℃

C. 20℃   D. 30℃

E. 40℃

9. 《中国药典》中对于贮藏的术语有明确定义，冷处的温度为

A. −10 ~ 0℃   B. −10 ~ 2℃

C. −5 ~ 0℃   D. 2 ~ 10℃

E. 5 ~ 10℃

10. 《中国药典》中对于贮藏的术语有明确定义，常温环境的温度为

A. 0 ~ 10℃   B. 5 ~ 20℃

C. 10 ~ 20℃   D. 15 ~ 25℃

E. 10 ~ 30℃

11. 各种不同的处理方法，会对饮片性状造成影响。很容易造成饮片吸收空气中的湿气而受潮的炮制方法是

A. 盐炙   B. 醋制

C. 酒制   D. 蜜炙

E. 炒制

12. 应避光，密封贮存的中成药剂型是

A. 水丸   B. 蜡丸

C. 膏药   D. 软膏剂

E. 合剂

13. 下列饮片中易生虫的是

A. 天冬   B. 北沙参

C. 牛膝   D. 独活

E. 玉竹

14. 应以蜡纸、锡纸包裹，放于纸盒内或装于塑料或玻璃瓶中的剂型是

A. 栓剂   B. 锭剂

C. 凝胶剂   D. 软膏剂

E. 浸膏剂

15. 防止仓虫入侵的最基本和最有效的方法是

A. 密封养护法   B. 除湿养护法

C. 清洁养护法   D. 低温养护法

E. 高温养护法

16. 生石灰块的吸潮率

A. 15% ~ 20%   B. 20% ~ 25%

C. 25% ~ 30%   D. 30% ~ 35%

E. 40% ~ 20%

17. 无水氯化钙的吸潮率

A. 60 ~ 70%   B. 70 ~ 80%

C. 80% ~ 100%   D. 100% ~ 120%

E. 120% ~ 150%

18. 一般蛀虫停止活动的环境温度为

A. 8 ~ 10℃   B. 6 ~ 8℃

C. 4 ~ 6℃   D. 2 ~ 4℃

E. 0 ~ 2℃

19. 一般蛀虫停止发育、繁殖的环境温度为高于

A. 20℃   B. 25℃

C. 30℃   D. 35℃

E. 40℃

20. 根据对抗贮存法，与蛤蚧同贮的是

A. 牡丹皮   B. 花椒

C. 蕲蛇   D. 白花蛇

E. 大蒜

21. 根据对抗贮存法，与泽泻同贮的是

A. 牡丹皮   B. 花椒

C. 蕲蛇   D. 白花蛇

E. 大蒜

22. 目前中药饮片的包装，绝大部分是采用聚乙烯材料，最适宜的灭菌方法是

A. $^{60}Co-\gamma$ 射线辐射杀虫灭菌养护技术

B. 蒸汽加热养护技术

C. 超高压杀菌技术

D. 环氧乙烷混合气体灭菌养护技术

E. 环氧乙烷气体灭菌养护技术

23. 超高温瞬间灭菌要将灭菌物迅速加热到

A. 200℃   B. 180℃

C. 150℃   D. 120℃

E. 100℃

24. 微波干燥养护法加热器温度达到60℃以上时，需要灭菌的时长是
    A. 0.5 ~ 1 分钟   B. 1 ~ 2 分钟
    C. 2 ~ 3 分钟   D. 3 ~ 4 分钟
    E. 4 ~ 5 分钟

二、配伍选择题

[1 ~ 4 题共用备选答案]
    A. 贮于密闭容器内，置通风干燥处贮存
    B. 贮于密闭容器中，置阴凉处贮存
    C. 贮于密封的缸、罐中，并置于凉爽处贮存
    D. 用瓶装密闭
    E. 瓶装，放入石灰缸中

1. 对加酒炮制或加醋炮制的饮片描述，正确的是
2. 为防止盐泽泻、盐车前子的盐分析出，应该
3. 为防止麝香的香气走失，应该
4. 为防止牛黄在梅雨季受潮霉变，应该

[5 ~ 8 题共用备选答案]
    A. 用无色、棕色玻璃瓶或塑料瓶封口加盖密封
    B. 贮存温度不超过30℃，且湿度应适宜
    C. 密封在瓷质、玻璃、金属等容器内贮存，必要时还需置吸潮剂
    D. 防止重压与受热
    E. 应使用深色盛装容器避光保存，灌装后密封

5. 蜡皮包装的蜜丸在贮藏时应该
6. 对含糖、贵重及急救的散剂如紫雪散、安宫牛黄散等在贮藏时应该
7. 片剂在贮藏时应该
8. 胶囊剂在贮藏时应该

[9 ~ 12 题共用备选答案]
    A. 极易吸潮以致粘连、霉变
    B. 吸潮，发生水解、氧化
    C. 被霉菌、酵母菌等污染发生酸败、浑浊
    D. 发软发黏，甚者会粘连成团，或发霉变质
    E. 散发，也容易生霉和发生沉淀而变质

9. 糖浆剂含有蔗糖，其水溶液易发生
10. 片剂在气温高时容易发生
11. 注射用无菌粉末容易发生
12. 露剂若包装不严或受热容易发生

[13 ~ 16 题共用备选答案]
    A. 气雾剂   B. 酊剂
    C. 凝胶剂   D. 锭剂
    E. 滴丸剂

13. 除另有规定外，应置遮光容器内密封，置阴凉处贮存的剂型是

14. 除另有规定外，应避光，密闭贮存，并应防冻的剂型是
15. 除另有规定外，应密封贮存的剂型是
16. 除另有规定外，应置凉暗处贮存，并避免曝晒、受热、撞击的剂型是

[17 ~ 18 题共用备选答案]
    A. 低温养护法
    B. 除湿养护法
    C. 薄膜材料密封贮存法
    D. 清洁养护法
    E. 高温养护法

17. 熟地贮存时可采用
18. 哈蟆油贮存时可采用

[19 ~ 22 题共用备选答案]
    A. 细辛   B. 灯心草
    C. 绿豆   D. 藏红花
    E. 大蒜

19. 按照对抗贮存法，与硼砂同贮的是
20. 按照对抗贮存法，与人参同贮的是
21. 按照对抗贮存法，与土鳖虫同贮的是
22. 按照对抗贮存法，与冰片同贮的是

三、多项选择题

1. 中药贮存的要求包括
    A. 避光   B. 遮光
    C. 防潮   D. 防虫
    E. 防鼠

2. 必须按照消防管理要求，贮存在安全地点的中药包括
    A. 冰片   B. 硫黄
    C. 牡蛎   D. 火硝
    E. 龙骨

3. 中药丸剂包括
    A. 蜜丸   B. 水丸
    C. 糊丸   D. 浓缩丸
    E. 蜡丸

4. 易生虫饮片包括
    A. 板蓝根   B. 甘遂
    C. 薄荷脑   D. 生地
    E. 泽泻

5. 易发霉饮片包括
    A. 大蓟   B. 五加皮

C. 大青叶　　　　　D. 桑叶

E. 苍术

6. 易泛油饮片包括

A. 狗肾　　　　　　B. 橘核

C. 巴豆　　　　　　D. 独活

E. 苍术

7. 易变色饮片包括

A. 麻黄　　　　　　B. 砂仁

C. 佛手　　　　　　D. 青皮

E. 红花

8. 易失去气味饮片包括

A. 香薷　　　　　　B. 花椒

C. 肉桂　　　　　　D. 吴茱萸

E. 丁香

9. 易升华饮片包括

A. 樟脑　　　　　　B. 薄荷脑

C. 冰片　　　　　　D. 硫黄

E. 硼砂

10. 易软化融化类饮片包括

A. 樟脑　　　　　　B. 松香

C. 芦荟　　　　　　D. 安息香

E. 苏合香

11. 易风化饮片包括

A. 硼砂　　　　　　B. 白矾

C. 绿矾　　　　　　D. 芒硝

E. 胆矾

12. 易潮解饮片包括

A. 硼砂　　　　　　B. 昆布

C. 绿矾　　　　　　D. 玄明粉

E. 胆矾

13. 各种丸剂均应密封贮存，若贮藏不当，易发生

A. 受潮　　　　　　B. 干裂

C. 发霉　　　　　　D. 虫蛀

E. 变质

14. 煎膏剂若贮藏不当，易发生

A. 结皮　　　　　　B. 霉变

C. 发酵　　　　　　D. 变酸

E. 糖晶析出

15. 颗粒剂若贮藏不当，易发生

A. 虫蛀　　　　　　B. 受潮结块

C. 潮解　　　　　　D. 变酸

E. 发霉

16. 糖浆剂若贮藏不当，易发生

A. 沉淀　　　　　　B. 酸败

C. 浑浊　　　　　　D. 水解

E. 冻结

17. 除湿养护法的常用方法包括

A. 通风法　　　　　B. 吸湿防潮法

C. 低温干燥法　　　D. 加热蒸发法

E. 晾晒法

18. 传统容器密封贮藏法对遇热敏感的饮片进行密封的材料包括

A. 干沙　　　　　　B. 面粉

C. 稻糠　　　　　　D. 花椒

E. 无水氯化钙

19. 库房密封贮藏法中，用来处理库房的密封材料包括

A. 油纸　　　　　　B. 涂裱草纸

C. 油毡纸　　　　　D. 塑料薄膜

E. 氯丁胶乳沥青

20. 用薄膜材料密封贮存的含糖量较多的药材包括

A. 当归　　　　　　B. 熟地

C. 龙眼肉　　　　　D. 党参

E. 冰片

21. 梅雨季节来临时用低温养护法进行处理的药材包括

A. 银耳　　　　　　B. 人参

C. 菊花　　　　　　D. 枸杞子

E. 陈皮

22. 可以用对喷洒少量95%药用乙醇或50度左右的白酒密封养护的饮片种类有

A. 动物类饮片

B. 昆虫类饮片

C. 油脂类中药及炮制品

D. 含糖类饮片

E. 含挥发油类饮片

23. 现代干燥养护技术可分为

A. 密封吸湿法

B. 远红外加热干燥养护法

C. 微波干燥养护法

D. 木炭干燥法

E. 通风法

24. 微波干燥养护法的优点有

   A. 干燥迅速   B. 产品质量好

   C. 加热均匀   D. 反应灵敏

   E. 热效率高

25. $^{60}Co-\gamma$ 射线辐射杀虫灭菌养护技术的特点有

   A. 效率高

   B. 不会有残留放射性物质

   C. 不破坏药材外形

   D. 不会有残留感生放射性物质

   E. 不会产生毒性物质和致癌物质

26. 蒸汽加热养护技术包括

   A. 低温蒸汽灭菌

B. 亚低温超长时灭菌

C. 低温长时灭菌

D. 亚高温短时灭菌

E. 超高温瞬时灭菌

27. 包含很多抑菌防霉的活性成分的中药材包括

   A. 柑橘   B. 杜仲

   C. 大蒜汁   D. 甘草

   E. 竹叶

28. 可抑制霉菌的繁殖和真菌毒素的产生的微生物包括

   A. 大肠埃希菌   B. 乳酸菌

   C. 链球菌   D. 酵母菌

   E. 芽孢杆菌

第十一章　中药调剂

第一节　中药处方

一、最佳选择题

1. 下列关于中药处方的描述，不正确的是
　A. 是医师辨证论治的书面记录和凭证
　B. 反映了医师的辨证立法和用药要求
　C. 是给中药调剂人员的书面通知
　D. 是计价、统计的凭证
　E. 不具有法律意义

2. 下列药品处方名称中，属于与药品品质有关的是
　A. 子黄芩　　　　　B. 绵茵陈
　C. 建泽泻　　　　　D. 香白芷
　E. 苦杏仁

3. 下列药品处方名称中，属于与药物新陈有关的是
　A. 子黄芩　　　　　B. 绵茵陈
　C. 建泽泻　　　　　D. 香白芷
　E. 苦杏仁

4. 下列药品处方名称中，属于与药物炮制有关的是
　A. 子黄芩　　　　　B. 陈香橼
　C. 左秦艽　　　　　D. 远志去心
　E. 酒大黄

5. 下列药品处方名称中，属于与药物修治有关的是
　A. 子黄芩　　　　　B. 陈香橼
　C. 左秦艽　　　　　D. 远志去心
　E. 酒大黄

6. 下列药品处方名称中，属于与药物颜色有关的是
　A. 金毛狗脊　　　　B. 陈香橼
　C. 霜桑叶　　　　　D. 紫丹参
　E. 酒大黄

二、配伍选择题

[1~3题共用备选答案]
　A. 炮制类　　　　　B. 修治类
　C. 产地类　　　　　D. 品质类
　E. 采时、新陈类

1. 作为药品处方名称，山茱萸去核属于

2. 作为药品处方名称，杭白菊属于

3. 作为药品处方名称，九孔石决明属于

[4~6题共用备选答案]
　A. 包煎　　　　　　B. 先煎
　C. 后下　　　　　　D. 烊化
　E. 煎汤代水

4. 玉米须入汤剂一般

5. 阿胶入汤剂一般

6. 石决明入汤剂一般

[7~8题共用备选答案]
　A. 50~100ml　　　　B. 100~300ml
　C. 200~400ml　　　　D. 300~500ml
　E. 400~600ml

7. 煎药时，儿童每剂一般煎至

8. 煎药时，成人每剂一般煎至

三、多项选择题

1. 从处方的类别划分，处方分为
　A. 急诊处方　　　　B. 法定处方
　C. 协议处方　　　　D. 麻醉药品处方
　E. 医师处方

2. 按照中药处方格式，中药处方的组成部分包括
　A. 前记　　　　　　B. 角标
　C. 正文　　　　　　D. 剂量
　E. 后记

3. 下列药材的命名参照产地命名的有
　A. 怀菊花　　　　　B. 广藿香
　C. 陈佛手　　　　　D. 田三七
　E. 明天麻

4. 中成药处方中，正文应当标明
　A. 剂型　　　　　　B. 药品名称
　C. 用量　　　　　　D. 用法
　E. 规格

5. 中成药处方中，属于后记内容的是
   A. 医疗机构专用签章
   B. 药师签名
   C. 医师签名
   D. 药师专用签章
   E. 医师专用签章

6. 中成药处方中，属于前记内容的是

   A. 医疗机构名称　　　B. 费别
   C. 开具日期　　　　　D. 中医临床诊断
   E. 医师专用签章

7. 饮片处方中，脚注的内容包括
   A. 特殊调剂方法　　　B. 保存方法
   C. 煎法　　　　　　　D. 服法
   E. 饮片用量

第二节　中药饮片调剂

一、最佳选择题

1. 根据中药饮片处方用药适宜性的相关原则，下列处方中使用生当归的是
   A. 当归补血汤　　　　B. 玉屏风散
   C. 桃红四物汤　　　　D. 大承气汤
   E. 香砂六君丸

2. 按照饮片治疗的八法，运用逍遥散属于
   A. 汗法　　　　　　　B. 下法
   C. 和法　　　　　　　D. 消法
   E. 补法

3. 按照饮片治疗的八法，运用理中丸属于
   A. 吐法　　　　　　　B. 清法
   C. 温法　　　　　　　D. 下法
   E. 补法

4. 按照饮片治疗的八法，运用白虎汤属于
   A. 吐法　　　　　　　B. 清法
   C. 温法　　　　　　　D. 下法
   E. 补法

5. 患者在服药或用药期间常有"忌口"的要求，忌苋菜的中药是
   A. 人参　　　　　　　B. 常山
   C. 鳖甲　　　　　　　D. 薄荷
   E. 茯苓

6. 患者在服药或用药期间常有"忌口"的要求，忌醋的中药是
   A. 人参　　　　　　　B. 常山
   C. 鳖肉　　　　　　　D. 薄荷
   E. 茯苓

7. 患者在服药或用药期间常有"忌口"的要求，忌鳖肉的中药是

   A. 人参　　　　　　　B. 常山
   C. 首乌　　　　　　　D. 薄荷
   E. 茯苓

8. 按照中成药处方的书写要求，每张处方的药品种类不超过
   A. 7 种　　　　　　　B. 6 种
   C. 5 种　　　　　　　D. 4 种
   E. 3 种

9. 下列关于中成药处方的书写要求，不准确的是
   A. 院内中药制剂名称应当使用经省级药品监督管理部门批准的名称
   B. 用法用量应当按照药品说明书规定的常规用法用量使用
   C. 特殊情况需要超剂量使用时，应当注明原因并再次签名
   D. 软膏及乳膏剂以支、盒为单位
   E. 中药注射剂可合并写在普通中成药处方上

10. 别名红藤的中药正名是
    A. 大血藤　　　　　　B. 鸡矢藤
    C. 青风藤　　　　　　D. 海风藤
    E. 葛根

11. 别名醒头草的中药正名是
    A. 路路通　　　　　　B. 香薷
    C. 佩兰　　　　　　　D. 蚤休
    E. 益母草

12. 别名忍冬花的中药正名是
    A. 路路通　　　　　　B. 香薷
    C. 红花　　　　　　　D. 连翘
    E. 金银花

13. 别名番木鳖的中药正名是
    A. 车前子　　　　　　B. 马钱子

C. 五味子　　　　　　D. 牛蒡子

E. 枸杞子

14. 别名鼠黏子的中药正名是

A. 车前子　　　　　　B. 马钱子

C. 五味子　　　　　　D. 牛蒡子

E. 枸杞子

15. 别名赤参的中药正名是

A. 丹参　　　　　　　B. 苦参

C. 西洋参　　　　　　D. 党参

E. 太子参

16. 别名肉果的中药正名是

A. 肉桂　　　　　　　B. 肉苁蓉

C. 龙眼肉　　　　　　D. 肉豆蔻

E. 豚肉

17. 别名益智的中药正名是

A. 肉桂　　　　　　　B. 肉苁蓉

C. 龙眼肉　　　　　　D. 肉豆蔻

E. 豚肉

18. 别名夜交藤的中药正名是

A. 大血藤　　　　　　B. 鸡矢藤

C. 青风藤　　　　　　D. 海风藤

E. 首乌藤

19. 别名萝卜子的中药正名是

A. 车前子　　　　　　B. 莱菔子

C. 五味子　　　　　　D. 牛蒡子

E. 枸杞子

20. 别名乌贼骨的中药正名是

A. 海螵蛸　　　　　　B. 桑螵蛸

C. 牡蛎　　　　　　　D. 石决明

E. 海蛤壳

21. 别名杭寸冬的中药正名是

A. 冬青　　　　　　　B. 天冬

C. 麦冬　　　　　　　D. 玉竹

E. 百合

22. 别名木棉的中药正名是

A. 牛膝　　　　　　　B. 续断

C. 杜仲　　　　　　　D. 骨碎补

E. 补骨脂

23. 别名破故纸的中药正名是

A. 牛膝　　　　　　　B. 续断

C. 杜仲　　　　　　　D. 骨碎补

E. 补骨脂

24. 别名接骨草的中药正名是

A. 牛膝　　　　　　　B. 续断

C. 杜仲　　　　　　　D. 骨碎补

E. 补骨脂

25. 别名仙灵脾的中药正名是

A. 韭菜子　　　　　　B. 续断

C. 肉桂　　　　　　　D. 淫羊藿

E. 当归

26. 下列关于处方有效期的描述，最为准确的是

A. 处方有效期最长不过 2 天

B. 处方仅当日有效

C. 处方需要延长有效期时应由药师签名确认

D. 处方不可延长有效期

E. 特殊情况下，处方医师标注处方有效期，但最长不过 3 天

27. 指导遣方用药的原则是

A. 治法　　　　　　　B. 证型

C. 辨证　　　　　　　D. 方剂

E. 中药

28. 青光眼患者禁用的中药饮片有

A. 闹羊花　　　　　　B. 雄黄

C. 生草乌　　　　　　D. 洋金花

E. 生附子

29. 药师在审方中必须注意的事项为

A. 认真审查处方各项内容，但无需确认处方的合法性

B. 当药师发现超时间用药时，应当告知处方医师

C. 药师发现严重不合理用药或者用药错误时，应当记录，但无需报告

D. 药师发现处方存在剂量问题时，可以自行涂改并告知医师

E. 当药师发现服用方法有误时，应当修改服用方法并告知医师

30. 按饮片的质地轻重排序，适合放到斗架高层的是

A. 磁石、赭石与紫石英

B. 石决明、珍珠母与瓦楞子

C. 藕节炭、茅根炭与地榆炭

D. 芦根与白茅根

E. 月季花、白梅花与佛手花

31. 按饮片的质地轻重排序，适合放在斗架最低层的大药斗内的是
    A. 磁石、赭石与紫石英
    B. 石决明、珍珠母与瓦楞子
    C. 藕节炭、茅根炭与地榆炭
    D. 芦根与白茅根
    E. 月季花、白梅花与佛手花

32. 按饮片的质地轻重排序,适合放在斗架的较下层的是
    A. 藕节炭、茅根炭与地榆炭
    B. 地骨皮、千年健与五加皮
    C. 密蒙花、谷精草与木贼草
    D. 白花蛇舌草与半枝莲
    E. 月季花、白梅花与佛手花

33. 常作为"药对"，放置在同一药斗内的是
    A. 火麻仁、地榆炭　　B. 山药、薏苡仁
    C. 麦冬、浮小麦　　　D. 草乌、硫黄
    E. 没药、陈皮

34. 外观性状相似但功效不同的饮片不能排列在一起，下列不属于这一类型的是
    A. 蒲黄与海金沙
    B. 紫苏子与菟丝子
    C. 血余炭与棕榈炭
    D. 大蓟与小蓟
    E. 知母与玉竹

35. 下列药物中，不合适放置在同一药斗内的是
    A. 麻黄与麻黄根
    B. 清半夏与姜半夏
    C. 瓜蒌皮与瓜蒌子
    D. 葛根与柴胡
    E. 黄连与黄柏

36. 下列药物中，不合适放置在同一药斗内的是
    A. 生地黄与熟地黄
    B. 羌活与独活
    C. 炒麦芽与焦麦芽
    D. 附子与白附子
    E. 白芍与炒白芍

37. 下列药物中，适合存放在加盖的瓮罐中的是
    A. 青黛　　　　　B. 车前子
    C. 黄药子　　　　D. 槐米
    E. 羊踯躅

38. 下列毒性中药中，不属于孕妇禁用的有
    A. 红粉　　　　　B. 斑蝥
    C. 蟾酥　　　　　D. 生巴豆
    E. 生甘遂

39. 雄黄入丸散的中药量为
    A. 0.05～0.1g　　　B. 0.1～0.2g
    C. 0.3～0.6g　　　 D. 0.6～0.9g
    E. 0.9～1.8

40. 下列属于运动员慎用的有毒中药为
    A. 生半夏　　　　B. 生白附子
    C. 生草乌　　　　D. 生天南星
    E. 生马钱子

41. 下列中药内服应慎重的是
    A. 炙半夏　　　　B. 生巴豆
    C. 生甘遂　　　　D. 生天南星
    E. 生马钱子

42. 下列中药不宜与乌头类药材同用的是
    A. 生巴豆　　　　B. 生白附子
    C. 生半夏　　　　D. 生甘遂
    E. 生马钱子

43. 下列需凭淡红色处方调配的是
    A. 九里香　　　　B. 川楝子
    C. 生半夏　　　　D. 罂粟壳
    E. 土鳖子

44. 麻醉处方应至少保存备查的年限是
    A. 1年　　　　　B. 2年
    C. 3年　　　　　D. 4年
    E. 5年

二、配伍选择题

[1～4题共用备选答案]
    A. 橄榄　　　　　B. 孩儿茶
    C. 金不换　　　　D. 枣皮
    E. 银花藤

1. 山茱萸又称

2. 忍冬藤又称

3. 青果又称

4. 三七又称

[5～8题共用备选答案]
    A. 松节　　　　　B. 淮山
    C. 坤草子　　　　D. 血见愁
    E. 瓜蒌根

5. 茜草又称

6. 茺蔚子又称

7. 山药又称

8. 天花粉又称

[9~12 题共用备选答案]

　　A. 白故纸　　　　　B. 白参

　　C. 百部　　　　　　D. 白果

　　E. 桑白皮

9. 南沙参又称

10. 木蝴蝶又称

11. 银杏又称

12. 野天门冬又称

[13~16 题共用备选答案]

　　A. 冰台　　　　　　B. 国老

　　C. 柳桂　　　　　　D. 岩风

　　E. 药瓜

13. 瓜蒌又称

14. 艾叶又称

15. 前胡又称

16. 甘草又称

[17~20 题共用备选答案]

　　A. 元胡　　　　　　B. 通脱木

　　C. 海南子　　　　　D. 潼蒺藜

　　E. 米壳

17. 罂粟又称

18. 延胡索又称

19. 沙苑子又称

20. 槟榔又称

[21~24 题共用备选答案]

　　A. 天冬　　　　　　B. 白芍

　　C. 白丑　　　　　　D. 白术

　　E. 清风藤

21. 处方苍白术除苍术外还应付

22. 处方二术除苍术外还应付

23. 处方二门冬除麦冬外还应付

24. 处方赤白芍除赤芍外还应付

[25~28 题共用备选答案]

　　A. 制川乌　　　　　B. 藿香梗

　　C. 金银花　　　　　D. 玫瑰花

　　E. 清风藤

25. 处方二风藤除海风藤外还应付

26. 处方二乌除制草乌外还应付

27. 处方忍冬花藤除忍冬藤外还应付

28. 处方全藿香除藿香叶外还应付

[29~32 题共用备选答案]

　　A. 浙贝母　　　　　B. 蒲公英

　　C. 生地　　　　　　D. 沙苑子

　　E. 白花地丁

29. 处方二母除知母外还应付

30. 处方二蒺藜除制蒺藜外还应付

31. 处方二地除熟地外还应付

32. 处方二地丁除紫花地丁外还应付

[33~36 题共用备选答案]

　　A. 紫苏梗　　　　　B. 赤芍

　　C. 羌活　　　　　　D. 紫苏叶

　　E. 陈皮

33. 处方青陈皮除青皮外还应付

34. 处方二芍除白芍外还应付

35. 处方二活除独活外还应付

36. 处方苏子叶除紫苏子外还应付

[37~40 题共用备选答案]

　　A. 知母、黄柏

　　B. 乳香、没药

　　C. 煅龙骨、煅牡蛎

　　D. 生龙骨、生牡蛎

　　E. 盐知母、盐黄柏

37. 处方知柏应付

38. 处方龙牡应付

39. 处方炒知柏应付

40. 处方乳没应付

[41~44 题共用备选答案]

　　A. 荆芥、防风　　　B. 砂仁、蔻仁

　　C. 荷叶、荷梗　　　D. 三棱、莪术

　　E. 荆芥、荆芥穗

41. 处方棱术应付

42. 处方全荆芥应付

43. 处方荆防应付

44. 处方砂蔻应付

[45~48 题共用备选答案]

　　A. 生麦芽、熟麦芽

　　B. 生谷芽、炒谷芽

　　C. 生稻芽、炒稻芽

　　D. 生薏苡仁、炒薏苡仁

　　E. 生枣仁、炒枣仁

45. 处方生熟谷芽应付
46. 处方生熟稻谷应付
47. 处方生熟麦芽应付
48. 处方生熟薏米应付

[49~52题共用备选答案]

    A. 沙苑子、蒺藜
    B. 生石决明、决明子
    C. 生稻芽、炒稻芽
    D. 猪苓、茯苓
    E. 大腹皮、生槟榔

49. 处方猪茯苓应付
50. 处方潼白蒺藜应付
51. 处方腹皮子应付
52. 处方二决明应付

[53~55题共用备选答案]

    A. 附子　　　　　　B. 白及
    C. 昆布　　　　　　D. 芫花
    E. 苦参

53. 按照"十八反"的原则与甘草相反的是
54. 按照"十八反"的原则与乌头相反的是
55. 按照"十八反"的原则与藜芦相反的是

[56~60题共用备选答案]

    A. 水银　　　　　　B. 玄明粉
    C. 黑丑　　　　　　D. 密陀僧
    E. 郁金

56. 按照"十九畏"的原则与狼毒相畏的是
57. 按照"十九畏"的原则与砒霜相畏的是
58. 按照"十九畏"的原则与丁香相畏的是
59. 按照"十九畏"的原则与朴硝相畏的是
60. 按照"十九畏"的原则与巴豆霜相畏的是

[61~64题共用备选答案]

    A. 三棱　　　　　　B. 五灵脂
    C. 牵牛子　　　　　D. 川乌
    E. 赤石脂

61. 按照"十九畏"的原则与芒硝相畏的是
62. 按照"十九畏"的原则与犀角相畏的是
63. 按照"十九畏"的原则与人参相畏的是
64. 按照"十九畏"的原则与肉桂相畏的是

[65~68题共用备选答案]

    A. 茶　　　　　　　B. 辛辣
    C. 油　　　　　　　D. 温热
    E. 生冷

65. 患者用药时要注意饮食宜忌，寒性病服温热药时要忌食（饮）
66. 患者用药时要注意饮食宜忌，热性病服温热药时要忌食（饮）
67. 患者用药时要注意饮食宜忌，人参等滋补药要忌食（饮）
68. 患者用药时要注意饮食宜忌，高热患者要忌食（饮）

[69~73题共用备选答案]

    A. 温热药　　　　　B. 寒凉药
    C. 淡渗利湿药　　　D. 发汗药
    E. 泻下药

69. 按照证候禁忌的要求，火热内炽和阴虚火旺者忌用
70. 按照证候禁忌的要求，阳虚里寒者忌用
71. 按照证候禁忌的要求，体虚多汗者忌用
72. 按照证候禁忌的要求，脾胃虚寒、大便稀溏者忌用
73. 按照证候禁忌的要求，阴虚津亏者忌用

[74~78题共用备选答案]

    A. 甘草　　　　　　B. 马兜铃
    C. 麻黄　　　　　　D. 升麻
    E. 麦芽

74. 按照证候禁忌的要求，哺乳期妇女不宜大量使用
75. 按照证候禁忌的要求，肾病患者忌用
76. 按照证候禁忌的要求，麻疹已透及阴虚火旺者忌用
77. 按照证候禁忌的要求，虚喘、高血压及失眠患者慎用
78. 按照证候禁忌的要求，湿盛胀满、水肿患者忌用

[79~83题共用备选答案]

    A. 开窍药　　　　　B. 补虚药
    C. 涩肠止泻药　　　D. 破血逐瘀药
    E. 固表止汗药

79. 按照证候禁忌的要求，表邪未解者忌用
80. 按照证候禁忌的要求，湿热泻痢者忌用
81. 按照证候禁忌的要求，邪实而正不虚者忌用
82. 按照证候禁忌的要求，脱证神昏者忌用
83. 按照证候禁忌的要求，妇女月经过多及崩漏者忌用

[84~87题共用备选答案]

    A. 睡前服　　　　　B. 饭前服
    C. 空腹服　　　　　D. 发作前1~2小时服用
    E. 饭后服

84. 驱虫和泻下药宜于

85. 抗疟药宜于

86. 滋补药宜于

87. 一般药物宜于

[88~92 题共用备选答案]

    A. 玉屏风散   B. 补中益气汤

    C. 桃红四物汤   D. 大承气汤

    E. 香连丸

88. 方中所用当归为酒当归的是

89. 方中所用黄芪为生黄芪的是

90. 方中所用黄连为萸黄连的是

91. 方中所用大黄为生大黄的是

92. 方中所用黄芪为炙黄芪的是

[93~95 题共用备选答案]

    A. 千年健与五加皮 B. 甘草与芫花

    C. 草乌与天花粉   D. 赭石与紫石英

    E. 荷叶与荷梗

93. 下列适合放在斗架的高层的是

94. 下列适合多在斗架的较下层的是

95. 下列适合放在斗架最低层的大药斗内的是

[96~100 题共用备选答案]

    A. 藜芦   B. 海桐皮

    C. 冬葵子   D. 桃仁

    E. 京大戟

96. 下列不适合与甘草放于同一药斗内的是

97. 下列不适合与厚朴放于同一药斗内的是

98. 下列不适合与天葵子放于同一药斗内的是

99. 下列不适合与苦杏仁放于同一药斗内的是

100. 下列不适合与白芍放于同一药斗内的是

[101~104 题共用备选答案]

    A. 山药   B. 麝香

    C. 熟地黄   D. 鸡矢藤

    E. 洋金花

101. 下列不能与其他药物装于一个药斗中的是

102. 应设专柜存放，由专人管理，每天清点账物的是

103. 不宜放在一般的药斗内，而宜存放在加盖的瓷罐中，以保持清洁卫生的是

104. 绝不能放于一般药斗内，必须专柜、专锁、专账、专人管理，严防意外事故发生的是

[105~108 题共用备选答案]

    A. 1.5~3g   B. 3~9g

    C. 6~9g   D. 5~10g

    E. 3~6g

105. 制川乌的用量是

106. 制天南星的用量是

107. 白果的用量是

108. 苦楝皮的用量是

[109~112 题共用备选答案]

    A. 1~3g   B. 2~5g

    C. 6~9g   D. 5~10g

    E. 3~6g

109. 牵牛子的用量是

110. 水蛭的用量是

111. 吴茱萸的用量是

112. 苦杏仁的用量是

[113~117 题共用备选答案]

    A. 0.1~0.2g   B. 0.5~2g

    C. 4.5~9g   D. 3~10g

    E. 6~10g

113. 轻粉的用量是

114. 绵马贯众的用量是

115. 蛇床子的用量是

116. 蒺藜的用量是

117. 鸦胆子的用量是

[118~121 题共用备选答案]

    A. 0.05~0.1g   B. 3~6g

    C. 3~8g   D. 3~9g

    E. 3~10g

118. 山豆根的用量是

119. 仙茅的用量是

120. 半夏的用量是

121. 雄黄的用量是

[122~125 题共用备选答案]

    A. 0.1~0.5g   B. 1.5~3g

    C. 3~9g   D. 3~10g

    E. 3~15g

122. 芫花的用量是

123. 苍耳子的用量是

124. 朱砂的用量是

125. 附子的用量是

三、多项选择题

1. 忌口是指患者在用药期的不宜同服的食物，其中忌

葱的中药包括

- A. 地黄
- B. 常山
- C. 薄荷
- D. 首乌
- E. 蜜

2. 妊娠慎用药包括

- A. 活血祛瘀药
- B. 破气行滞药
- C. 攻下通便药
- D. 辛热类中药
- E. 滑利类中药

3. 下列药物中，可以研末外用的是

- A. 丁香
- B. 降香
- C. 大叶紫珠
- D. 大青盐
- E. 川楝子

4. 下列药物中，要求用时捣碎的是

- A. 砂仁
- B. 草豆蔻
- C. 车前子
- D. 草果
- E. 牵牛子

5. 下列药物中，入煎剂宜包煎的是

- A. 海金沙
- B. 滑石粉
- C. 旋覆花
- D. 蒲黄
- E. 葶苈子

6. 下列药物中，多入丸散服用的是

- A. 天然冰片
- B. 艾片
- C. 红大戟
- D. 珍珠
- E. 牵牛子

7. 下列方剂中，常用盐炙知母的是

- A. 大补阴丸
- B. 白虎汤
- C. 知柏地黄丸
- D. 小柴胡汤
- E. 三子养亲汤

8. 大黄别名为

- A. 川军
- B. 虎斑
- C. 将军
- D. 生军
- E. 锦纹

9. 金银花别名为

- A. 忍冬花
- B. 双花
- C. 银花
- D. 二花
- E. 红蓝花

10. 茜草别名为

- A. 红茜草
- B. 茜根
- C. 活血丹
- D. 血见愁
- E. 地血

11. 细辛别名为

- A. 细草
- B. 小辛
- C. 北细辛
- D. 辽细辛
- E. 草细辛

12. 五味子别名为

- A. 五倍子
- B. 辽五味子
- C. 五梅子
- D. 北五味子
- E. 无悔子

13. 厚朴别名为

- A. 川厚朴
- B. 紫油厚朴
- C. 川朴
- D. 赤朴
- E. 烈朴

14. 砂仁别名为

- A. 缩砂仁
- B. 春砂仁
- C. 缩砂密
- D. 春砂密
- E. 砂密

15. 牵牛子别名为

- A. 黑丑
- B. 白丑
- C. 二丑
- D. 黑白丑
- E. 黑白子

16. 重楼别名为

- A. 七层塔
- B. 木河车
- C. 七叶一枝花
- D. 蚤休
- E. 草河车

17. 穿山甲别名为

- A. 山甲珠
- B. 炮山甲
- C. 土鲮
- D. 鲮鲤
- E. 钻山甲

18. 芒硝别名为

- A. 马牙硝
- B. 英硝
- C. 牙硝
- D. 金硝
- E. 京硝

19. 党参别名为

- A. 潞党参
- B. 拳参
- C. 紫参
- D. 台党参
- E. 防参

20. 益母草别名为

- A. 寿母草
- B. 益明参
- C. 坤草
- D. 茺蔚
- E. 益明

21. 朱砂别名为
    A. 丹砂　　　　　　　　B. 丹宝砂
    C. 辰砂　　　　　　　　D. 朱宝砂
    E. 镜面砂

22. 竹茹别名为
    A. 淡竹茹　　　　　　　B. 细竹茹
    C. 竹二青　　　　　　　D. 青竹茹
    E. 假竹黄

23. 黄连别名为
    A. 川连　　　　　　　　B. 云连
    C. 味连　　　　　　　　D. 雅连
    E. 鸡爪连

24. 佛手别名为
    A. 川佛手　　　　　　　B. 佛手柑
    C. 青柑　　　　　　　　D. 广佛手
    E. 佛手片

25. 磁石别名为
    A. 灵磁石　　　　　　　B. 活磁石
    C. 慈石　　　　　　　　D. 生磁石
    E. 慈姑石

26. 辛夷别名为
    A. 木笔花　　　　　　　B. 木棉花
    C. 紫花百合　　　　　　D. 辛夷花
    E. 毛辛夷

27. 红花别名为
    A. 藏红花　　　　　　　B. 草红花
    C. 红蓝花　　　　　　　D. 番红花
    E. 红蓝草

28. 按饮片的质地轻重排序，适合放到斗架较下层的是
    A. 矿石药物
    B. 质地较轻且用量较少的药物
    C. 质地松泡且用量较大的药物
    D. 贝壳类药物
    E. 易于造成污染的药物

29. 按药味调配操作的要求，应先称，以免覆盖前药的药物有
    A. 通草　　　　　　　　B. 灯心草
    C. 瓜蒌　　　　　　　　D. 熟地黄
    E. 辛夷

30. 按饮片使用频率排序，应放在斗架的中上层，便于调剂操作的中药有
    A. 藕节炭、茅根炭与地榆炭
    B. 当归、白芍与川芎
    C. 麦冬、天冬与北沙参
    D. 防风、荆芥与白芷
    E. 白花蛇舌草与半枝莲

31. 属于贵细药品不能存放在一般的药斗内，应设专柜存放的中药包括
    A. 羚羊角　　　　　　　B. 鹿茸
    C. 珍珠　　　　　　　　D. 海龙
    E. 阿魏

32. 处方直接写药名（或炒），需调配清炒品的包括
    A. 麦芽　　　　　　　　B. 牛蒡子
    C. 苍耳子　　　　　　　D. 草乌
    E. 厚朴

33. 处方直接写药名（或炒），需调配麸炒品的包括
    A. 远志　　　　　　　　B. 何首乌
    C. 枳壳　　　　　　　　D. 白术
    E. 僵蚕

34. 中药饮片调配复核内容包括
    A. 药品是否与处方所开药味及剂数相符
    B. 有无错味、漏味、多味和掺杂异物
    C. 每剂药的剂量误差应小于±5%
    D. 有无配伍禁忌（十八反、十九畏）、妊娠禁忌药物
    E. 毒麻药有无超量

35. 药师调剂处方时必须做到"四查十对"，其中四查要查
    A. 查处方　　　　　　　B. 查药品
    C. 查价格　　　　　　　D. 查配伍禁忌
    E. 查用药合理性

36. 药师调剂处方时必须做到"四查十对"，其中十对要对
    A. 对性别、籍贯
    B. 对科别、姓名、年龄
    C. 对药名、剂型、规格、数量
    D. 对药品性状、用法用量
    E. 对临床诊断

第三节　中成药调剂

一、最佳选择题

1. 下列关于临床应用滴眼剂的注意事项，不准确的是
   A. 用食指轻轻将下眼睑拉开成一袋状
   B. 将药液从眼角侧滴入眼袋内
   C. 滴药时应距眼睑 $2\sim3cm$
   D. 一般先滴右眼后左眼，以免用错药
   E. 头部后仰，眼往下望

2. 药物研成细粉，或加黏合剂制成纺锤形、圆柱形、条形等规定形状的固体剂型，称为
   A. 外用丹剂
   B. 熨剂
   C. 锭剂
   D. 搽剂
   E. 硬膏剂

3. 妊娠慎用的中成药为
   A. 跌打丸
   B. 万应锭
   C. 舒筋丸
   D. 痛经丸
   E. 益母丸

4. 根据《中国药典》收载和记录的毒性药材和饮片，下列中成药中含有毒性中药马钱子粉的是
   A. 正天丸
   B. 平消片
   C. 九一散
   D. 癣湿药水
   E. 正骨水

二、配伍选择题

[1~3题共用备选答案]
   A. 至宝丹
   B. 定坤丹
   C. 安宫牛黄丸
   D. 紫金锭
   E. 紫雪

1. 治疗温热病热入心包证的凉开三宝中，偏于清热安神的是

2. 治疗温热病热入心包证的凉开三宝中，偏于镇痉息风的是

3. 治疗温热病热入心包证的凉开三宝中，偏于芳香开窍的是

三、多项选择题

1. 栓剂因施用腔道的不同，分为
   A. 口腔栓
   B. 直肠栓
   C. 阴道栓
   D. 尿道栓
   E. 耳道栓

2. 中成药的外用方法包括
   A. 调敷患处
   B. 涂患处
   C. 撒布患处
   D. 贴患处
   E. 吹布患处

3. 心绞痛症状发作时含于舌下的中成药包括
   A. 麝香保心丸
   B. 速效救心滴丸
   C. 苏合香丸
   D. 复方丹参滴丸
   E. 朱砂安神丸

4. 用于咽喉肿痛患者含化的中成药包括
   A. 牛黄上清片
   B. 玄麦甘桔含片
   C. 六神丸
   D. 金果含片
   E. 西瓜霜片

5. 临床治疗温热病的"三宝"是
   A. 至宝丹
   B. 定坤丹
   C. 安宫牛黄丸
   D. 紫金锭
   E. 紫雪

6. 运动员慎用的中成药包括
   A. 麝香通心滴丸
   B. 灵宝护心丹
   C. 甜梦口服液
   D. 麝香保心丸
   E. 梅花点舌丸

7. 孕妇禁用的中成药包括
   A. 熊胆救心丸
   B. 痰饮丸
   C. 桂附理中丸
   D. 麝香保心丸
   E. 益心丸

8. 孕妇慎用的中成药包括
   A. 天麻丸
   B. 少林风湿跌打膏
   C. 活血止痛膏
   D. 京万红软膏
   E. 复方羊角片

9. 肾病患者慎用的中成药包括
   A. 骨刺丸
   B. 藿香正气口服液
   C. 骨刺消痛片
   D. 阿魏化痞膏
   E. 马钱子散

10. 含毒性成分为生半夏的中成药包括
    A. 复方鲜竹沥液
    B. 暑湿感冒颗粒
    C. 藿香正气口服液
    D. 小儿化毒散

E. 牛黄至宝丸

11. 含毒性成分为罂粟壳的中成药包括

  A. 二母安嗽丸   B. 克咳片

  C. 肠胃宁片   D. 京万红软膏

  E. 咳喘宁口服液

12. 中成药用药指导内容包括

  A. 与患者核对药品种类和数量

B. 向患者说明中成药的使用禁忌和注意事项

C. 如有联合用药情况，向患者交代联合用药需注意的问题

D. 如有需特殊贮存的药品，提醒患者按要求贮存

E. 对特殊人群，如过敏体质、妊娠妇女等，应详细询问用药史、过敏史等相关信息

第四节　中药煎煮

一、最佳选择题

1. 浸泡饮片便于煎出有效成分，浸泡时间一般不少于

  A. 10分钟   B. 20分钟

  C. 30分钟   D. 40分钟

  E. 60分钟

2. 浸泡饮片便于煎出有效成分，浸泡用水的温度不宜超过

  A. 45℃   B. 50℃

  C. 55℃   D. 60℃

  E. 70℃

3. 浸泡饮片的用水量应高出药面

  A. 1~2cm   B. 2~3cm

  C. 3~6cm   D. 2~5cm

  E. 3~9cm

4. 解表药不宜久煎，一般一煎沸后的煎煮时间为

  A. 5~10分钟   B. 15~20分钟

  C. 25~30分钟   D. 35~40分钟

  E. 55~60分钟

5. 滋补药二煎沸后的煎煮时间为

  A. 10~20分钟   B. 20~30分钟

  C. 30~40分钟   D. 40~50分钟

  E. 50~60分钟

6. 成人煎煮中药，每剂药的总煎出量为

  A. 100~200ml   B. 100~300ml

  C. 100~400ml   D. 400~500ml

  E. 400~600ml

7. 儿童煎煮中药，每剂药的总煎出量为

  A. 100~200ml   B. 100~300ml

  C. 100~400ml   D. 400~500ml

  E. 400~600ml

8. 为了减少药物因煎煮所造成的成分散失，煎煮时应该

  A. 先煎   B. 后下

  C. 包煎   D. 兑服

  E. 煎汤代水

9. 对于质地松泡、用量较大，或泥土类不易滤净药渣的药物，煎煮时应该

  A. 先煎   B. 后下

  C. 包煎   D. 兑服

  E. 煎汤代水

10. 对于液体中药，放置其他药中煎煮，往往会影响其成分，煎煮时应该

  A. 烊化   B. 另煎

  C. 包煎   D. 兑服

  E. 煎汤代水

二、配伍选择题

[1~4题共用备选答案]

  A. 川乌   B. 薄荷

  C. 车前子   D. 阿胶

  E. 人参

1. 以上药物中，后下的是

2. 以上药物中，另煎的是

3. 以上药物中，先煎的是

4. 以上药物中，包煎的是

[5~8题共用备选答案]

  A. 琥珀   B. 蜂蜜

  C. 葫芦壳   D. 阿胶

  E. 白豆蔻

5. 以上药物中，烊化的是

6. 以上药物中，兑服的是

7. 以上药物中，冲服的是

8. 以上药物中，煎汤代水的是

[9~12题共用备选答案]

    A. 珍珠母   B. 制附子

    C. 沉香   D. 生苦杏仁

    E. 羚羊角

9. 以上药物中，应单独煎煮2小时以上的是

10. 以上药物中，在其他群药煎好前10~15分钟入煎的是

11. 以上药物中，在其他群药煎好前5~10分钟入煎的是

12. 以上药物中，一般应先煎1~2小时的是

三、综合分析选择题

[1~4题共用题干]

某男，33岁。平素消化不良，症见腹胀，纳呆，便溏食少，气短咳嗽，兼见手足发凉，怕冷，面色淡白，肢倦乏力，舌质淡，脉细弱。医生开具处方为参苓白术散加减，药物组成包括白扁豆12g、白术12g、茯苓9g、炙甘草3g、桔梗6g、莲子12g、人参6g、砂仁6g、山药9g、薏苡仁9g。

1. 以上药物在煎煮时，需要后下的是

    A. 砂仁   B. 莲子

    C. 人参   D. 山药

    E. 薏苡仁

2. 本方群药二煎沸后的煎煮时间为

    A. 20~30分钟   B. 15~20分钟

    C. 10~15分钟   D. 40~60分钟

    E. 30~40分钟

3. 本方煎煮前需要用水浸泡，浸泡时间一般不少于

    A. 10分钟   B. 20分钟

    C. 30分钟   D. 40分钟

    E. 60分钟

4. 以上药物在煎煮时，需要另煎的是

    A. 砂仁   B. 莲子

    C. 人参   D. 山药

    E. 薏苡仁

四、多项选择题

1. 汤剂多为复方，通过不同药物间的配伍可以到达的目的是

    A. 增强疗效   B. 扩大治疗范围

    C. 适应复杂的病情   D. 减少不良反应

    E. 预防药物中毒

2. 下列对于煎煮程序的描述，正确的有

    A. 药物在煎煮过程中要经常搅动

    B. 随时观察煎液量

    C. 避免出现煎干或煎糊现象

    D. 若已煎干则另取饮片重新煎煮

    E. 煎煮用火应遵循"先武后文"的原则

3. 适合做煎药的用具有

    A. 铁质器皿   B. 陶瓷器皿

    C. 玻璃器皿   D. 铝质器皿

    E. 不锈钢器皿

4. 下列药物在煎煮时，需要先煎的有

    A. 鹿角霜   B. 生石膏

    C. 瓦楞子   D. 自然铜

    E. 三七

5. 下列药物在煎煮时，需要后下的有

    A. 降香   B. 鱼腥草

    C. 番泻叶   D. 生大黄

    E. 自然铜

6. 下列药物在煎煮时，需要包煎的有

    A. 川贝   B. 蛤粉

    C. 六一散   D. 葶苈子

    E. 琥珀

第五节　中药的临方炮制和临方制剂

一、最佳选择题

1. 医疗机构在本医疗机构内炮制、使用炮制中药饮片时，应当备案的部门是

    A. 所在地设区的市级人民政府的药品监督管理部门

    B. 所在地设区的市级人民政府的市场监督管理部门

C. 所在地设区的市级人民政府的卫生行政部门

D. 所在地设区的区级人民政府的药品监督管理部门

E. 所在地设区的区级人民政府的卫生行政部门

2. 有效成分不溶或难溶于水、不耐高温、剧毒不易掌握用量、贵重细料药物均适宜于制成的剂型是

　　A. 散剂　　　　　　　B. 丸剂

　　C. 颗粒剂　　　　　　D. 膏剂

　　E. 胶囊剂

3. 在一定程度上可以保证中药的有效服用剂量，又因携带和服用方便，现在临床应用较多的剂型是

　　A. 散剂　　　　　　　B. 丸剂

　　C. 颗粒剂　　　　　　D. 膏剂

　　E. 胶囊剂

二、配伍选择题

[1~3题共用备选答案]

　　A. 蜡丸　　　　　　　B. 蜜丸

　　C. 水蜜丸　　　　　　D. 水丸

　　E. 浓缩丸

1. 将药材细粉以蜂蜜为黏合剂制成的丸剂是

2. 一般适用于解表剂、清热剂、消导剂等制成的丸剂是

3. 将药材或部分药材提取后与其适宜的辅料多以水为黏合剂制成的丸剂是

三、多项选择题

1. 下列对于中药临方炮制的描述，正确的是

　　A. 中药临方炮制是指中药师遵医嘱临时将生品中药饮片进行炮制的操作过程

　　B. 中药临方炮制是确保中药临床应用有效性和安全性的重要环节

　　C. 市场上没有的中药饮片，医疗机构可以根据需要在自己内部炮制、使用

　　D. 医疗机构炮制中药饮片无需向主管单位备案

　　E. 医疗机构可以凭本医疗机构医师的处方对中药饮片进行再加工

2. 药师根据医生开具的中药处方，受患者委托，为患者制作中药个体化制剂的剂型包括

　　A. 丸剂　　　　　　　B. 散剂

　　C. 颗粒剂　　　　　　D. 膏方

　　E. 胶囊剂

3. 开展中药临方制剂加工服务的单位应该具备的条件包括

　　A. 有符合相应规定的制剂场所

　　B. 与加工剂型相匹配的制剂设备

　　C. 制定加工服务的质量管理制度

　　D. 制剂加工人员每年接受系统培训

　　E. 建立追溯机制和质量监管体系

4. 某患者记忆力下降，考虑患者需服药时间较长，根据患者情况及治疗药物宜制成水丸服用。那么，对于该患者临方制剂的实施流程包括

　　A. 医师提出加工水丸申请

　　B. 药师审核处方

　　C. 处方调配

　　D. 制剂制备

　　E. 质量检验

第十二章　中药的合理应用和健康促进

第一节　中药的合理应用

一、最佳选择题

1. 药物治疗的前提是
   A. 保证诊断治疗准确
   B. 保证患者用药安全
   C. 保证选择药物有效
   D. 保证用药简单易行
   E. 保证用药经济实用

2. 合理应用中药或中成药的根本保证是
   A. 医师有丰富的临床诊疗经验
   B. 药师有扎实的药学基础知识
   C. 对患者进行准确的辨病与辨证
   D. 监管机构有强有力的监管措施
   E. 社会有畅通无阻的反馈渠道

3. 下列关于给药途径的选择，不准确的是
   A. 一般病情，口服有效则多采用口服给药方法
   B. 危重患者、急症患者宜用静注或静滴
   C. 阴道疾病只采用阴道给药
   D. 气管炎、哮喘患者可用口服给药方法
   E. 气管炎、哮喘患者可用气雾剂吸入疗法

二、配伍选择题

[1～2题共用备选答案]
   A. 六淫　　　　　　　B. 七情配伍
   C. 合理用药　　　　　D. 君臣佐使
   E. 六味八性十七效

1. 中药基本的配伍关系，又称

2. 从多元角度论述了药物在方中的地位及配用后性效变化规律，此为

[3～6题共用备选答案]
   A. 饭前空腹服
   B. 慎食辛辣、油炸等热性食物
   C. 在饭后服
   D. 忌饮浓茶
   E. 加药引以助药效

3. 治疗热性病，要求患者在服药期间

4. 藿香正气胶囊在治疗呕吐时，宜用生姜煎汤送下，这一过程属于

5. 失眠患者睡前

6. 欲使药力停留上焦较久的药宜

[7～10题共用备选答案]
   A. 饭前空腹服
   B. 药师保证推选药物能够迅速解除患者的病痛
   C. 药师使临床医师及使用者易于掌握，应用方便
   D. 药师推选的药物能够最大限度地减轻患者负担、降低中药材等卫生资源的消耗
   E. 药师在指导用药时，考虑是否会对患者造成不良影响

7. 以上行为，属于遵循安全原则的是

8. 以上行为，属于遵循有效原则的是

9. 以上行为，属于遵循简便原则的是

10. 以上行为，属于遵循经济原则的是

三、多项选择题

1. 通过合理的配伍组方，可以起到的作用包括
   A. 协调药物偏性　　　B. 增强药物疗效
   C. 降低药物毒性　　　D. 减少不良反应
   E. 增加医师收入

2. 选择适宜的给药途径及剂型的依据是
   A. 医师能力　　　　　B. 病情缓急
   C. 用药目的　　　　　D. 药物性质
   E. 患者状态

3. 中药用药禁忌是中医保证临床安全用药的经验总结，包括
   A. 体质禁忌　　　　　B. 配伍禁忌
   C. 妊娠禁忌　　　　　D. 证候禁忌
   E. 服药饮食禁忌

4. 选用药物及制定用药方案时的重要依据包括
   A. 体质　　　　　　　B. 年龄

C. 性别　　　　　　D. 生活习惯

E. 生长环境

5. 导致药物不良反应的因素很多，主要包括

A. 药物因素

B. 患者因素

C. 不合理用药

D. 医生疏忽大意

E. 药师基础知识不牢靠

6. 不合理用药的后果包括

A. 造成医疗事故和医疗纠纷

B. 引发药物不良反应及药源性疾病的发生

C. 延误疾病的治疗

D. 影响医疗资源的时空分配

E. 浪费医药资源

7. 保证合理用药的主要措施包括

A. 努力研习中医药学

B. 确认有无药物过敏史

C. 参辨患者的身体状况

D. 准确辨析患者的病证

E. 选择质优的饮片

8. 不合理用药的主要表现大致包括

A. 辨析病证不准确，用药指征不明确

B. 给药剂量失准，用量过大或过小

C. 给药途径不适，未选择最佳给药途径

D. 服用时间不当，不利于药物的药效发挥

E. 炮制品遴选不适，不利于药物药效充分发挥

9. 保证临床合理用药的主体包括

A. 执业药师　　　　B. 执业医师

C. 主管单位　　　　D. 患者本人

E. 患者家属

10. 中药合理用药的基本原则包括

A. 经济　　　　　　B. 安全

C. 有效　　　　　　D. 简便

E. 价廉

11. 中药合理应用的目的包括

A. 使患者用最少的支出

B. 最大限度地发挥药物治疗效能

C. 最有效地利用卫生资源

D. 方便患者使用所选药物

E. 减轻患者的经济负担

第二节　中药饮片的合理应用

一、最佳选择题

1. 有些药物可能互相拮抗而抵消、削弱原有功效，属于七情中的

A. 相反　　　　　　B. 相畏

C. 相恶　　　　　　D. 相杀

E. 相使

2. 一些本来单用无害的药物，却因相互作用而产生毒性反应或强烈的副作用，属于七情中的

A. 相反　　　　　　B. 相畏

C. 相恶　　　　　　D. 相杀

E. 相使

3. 下列药物合用可以共奏清肝降火、降逆止呕之功的是

A. 半夏、生姜　　　B. 黄连、吴茱萸

C. 干姜、竹茹　　　D. 厚朴、枳实

E. 半夏、厚朴

4. 桂枝与甘草配伍共奏辛甘化阳之功的方剂是

A. 越婢汤　　　　　B. 桂枝汤

C. 葛根汤　　　　　D. 麻黄桂枝各半汤

E. 桂枝甘草汤

5. 下列不属于中药气味配伍的是

A. 通阳化湿　　　　B. 软坚散结

C. 敛肺止咳　　　　D. 逆流挽舟

E. 固崩止带

6. 下列不属于按照酸以收敛原则确定的治法是

A. 敛津止汗　　　　B. 软坚散结

C. 敛肺止咳　　　　D. 敛涩脱肛

E. 涩肠止泻止痢

7. 少阳本经引经药是

A. 川芎　　　　　　B. 升麻

C. 细辛　　　　　　D. 黄柏

E. 独活

8. 手少阴引经药是

A. 川芎　　　　　　B. 升麻

C. 细辛　　　　　　D. 黄柏

E. 独活

9. 金元时期的名医李东垣指出药方中药物用量最大的是
   A. 君药
   B. 臣药
   C. 佐药
   D. 使药
   E. 引经药

二、配伍选择题

[1~3题共用备选答案]
   A. 枳壳
   B. 干姜
   C. 生姜
   D. 炮黑干姜
   E. 麸炒枳壳

1. 温脾汤主治冷积便秘,方中所用的姜为
2. 生化汤主治血虚寒凝,瘀血阻滞证,方中所用的姜为
3. 槐花散主治风热湿毒,壅遏肠道,损伤血络,方中所用的枳壳为

[4~6题共用备选答案]
   A. 生当归
   B. 炒白芍
   C. 酒当归
   D. 酒白芍
   E. 全当归

4. 当归四逆汤中的当归为
5. 痛泻要方中的白芍为
6. 柴胡舒肝丸中的白芍为

[7~9题共用备选答案]
   A. 细辛
   B. 藁本
   C. 黄柏
   D. 独活
   E. 升麻

7. 足阳明、足太阴的引经药是
8. 足太阳的引经药是
9. 足少阴经的引经药是

第三节 中成药的合理应用

一、最佳选择题

1. 某女,14岁。因剧烈咽痛、扁桃体肿大于门诊就医,医生诊断为化脓性扁桃体炎,静滴炎琥宁注射液15分钟后,出现高热、寒战、面色苍白、呼吸困难等症状。这在中药注射剂的不合理使用情况中属于
   A. 药证不符
   B. 超功能主治用药
   C. 给药途径不当
   D. 超剂量使用
   E. 溶媒选用不当

2. 某女,65岁。因腰痛给予野木瓜注射液3ml作腰椎束旁痛点封闭注射。突然出现胸闷、心悸、全身麻木,颈、胸部出现皮疹,即予吸氧,皮下注射地塞米松注射液、肾上腺素注射液,对症处理后症状缓解。这在中药注射剂的不合理使用情况中属于
   A. 药证不符
   B. 超功能主治用药
   C. 给药途径和(或)给药方式不当
   D. 超剂量使用
   E. 溶媒选用不当

3. 某男,56岁。非胰岛素依赖型糖尿病。予以黄芪注射液20ml、丹香冠心注射液20ml共同溶于0.9%氯化钠注射液250ml静脉滴注。用药10分钟,患者出现心悸憋喘、呼吸困难、皮疹瘙痒。立

即停止输液,给予吸氧、抗过敏治疗等,症状缓解。这在中药注射剂的不合理使用情况中属于
   A. 药证不符
   B. 溶媒选用不当
   C. 配伍禁忌
   D. 溶媒用量不足
   E. 超剂量使用

4. 某女,44岁。平素形体肥胖,痰多。现症见咳嗽咳痰,咳痰量多、色白、容易咳出,兼见胸闷,脘腹胀满,舌质淡边有齿痕,脉弦滑。为增强疗效除用二陈丸外还应该加用
   A. 川贝止咳糖浆
   B. 通宣理肺丸
   C. 平胃散
   D. 固本咳喘片
   E. 复方鲜竹沥

5. 某男,68岁。喘促日久,动则喘甚,呼多吸少,日久不愈,继见口咽干燥,形瘦神惫,舌红少津,脉细数。用中成药治疗,除用金匮肾气丸外还应该平调阴阳,加用
   A. 川贝止咳糖浆
   B. 秋梨膏
   C. 橘红痰咳煎膏
   D. 麦味地黄丸
   E. 复方鲜竹沥

6. 二便不通、阳实水肿者,可用峻下通水的舟车丸,但为使峻下而不伤正气,常配合
   A. 四君子丸
   B. 六味地黄丸
   C. 麦味地黄丸
   D. 大补阴丸

E. 金匮肾气丸

7. 某男，32 岁。平素嗜食酒肉，眼目突然发黄，还见胁肋胀痛、发热、尿黄、大便不通，对于该患者可以用利胆排石片进行治疗，在此期间患者还见咽喉肿痛、口苦咽干、喉核红肿的表现，不可以同时使用的中成药是

A. 牛黄解毒片

B. 西瓜霜润喉片

C. 蒲地蓝消炎口服液

D. 六应丸

E. 利咽片

8. 复方丹参滴丸和速效救心丸处方组成与功效基本相似，都含有冰片，而冰片服用过量易导致胃痛胃寒。这在中成药联用的配伍禁忌中属于

A. 含"十八反"药味中成药的配伍禁忌

B. 含有毒药物或相同成分中成药的联用

C. 不同功效药物联用的禁忌

D. 某些药物的相互作用问题

E. 含"十九畏"药味中成药的配伍禁忌

9. 心通口服液含有海藻，通宣理肺丸含有甘草，两者不可同时使用。这在中成药联用的配伍禁忌中属于

A. 含"十八反"药味中成药的配伍禁忌

B. 含有毒药物或相同成分中成药的联用

C. 不同功效药物联用的禁忌

D. 某些药物的相互作用问题

E. 含"十九畏"药味中成药的配伍禁忌

10. 将温中散寒的附子理中丸与清热解毒泻火的牛黄解毒片合用。这在中成药联用的配伍禁忌中属于

A. 含"十八反"药味中成药的配伍禁忌

B. 含有毒药物或相同成分中成药的联用

C. 不同功效药物联用的禁忌

D. 某些药物的相互作用问题

E. 含"十九畏"药味中成药的配伍禁忌

11. 将磁朱丸与内消瘰疬丸长期同服，导致药源性肠炎、赤痢样大便。这在中成药联用的配伍禁忌中属于

A. 含"十八反"药味中成药的配伍禁忌

B. 含有毒药物或相同成分中成药的联用

C. 不同功效药物联用的禁忌

D. 某些药物的相互作用问题

E. 含"十九畏"药味中成药的配伍禁忌

12. 将黄连、黄柏与四环素联合应用，共同治疗细菌性腹泻，其目的是

A. 降低疗效　　　　　B. 协同增效

C. 降低毒副作用　　　D. 增加毒副作用

E. 减少用药剂量

13. 临床常将艾迪注射液和顺铂联用，用于恶性肿瘤患者，这体现的目的是

A. 降低疗效　　　　　B. 协同增效

C. 降低毒副作用　　　D. 增加毒副作用

E. 减少用药剂量

14. 临床将地西泮与苓桂术甘汤合用，这体现的目的是

A. 降低疗效　　　　　B. 协同增效

C. 降低毒副作用　　　D. 增加毒副作用

E. 减少用药剂量

15. 五酯胶囊与他克莫司联合应用，提高后者的血药浓度，这体现的目的是

A. 降低疗效　　　　　B. 协同增效

C. 降低毒副作用　　　D. 增加毒副作用

E. 减少用药剂量

16. 临床应用康艾注射液联合 XELOX 方案（奥沙利铂＋卡培他滨方案）治疗老年结直肠癌，这体现的目的是

A. 降低疗效　　　　　B. 协同增效

C. 降低毒副作用　　　D. 增加毒副作用

E. 减少用药剂量

17. 六神丸含有的蟾酥，本品若与地高辛同用，属于

A. 降低疗效　　　　　B. 协同增效

C. 降低毒副作用　　　D. 产生毒副作用

E. 减少用药剂量

18. 麻黄为解表散寒药，本品与阿司匹林合用，属于

A. 降低疗效　　　　　B. 协同增效

C. 降低毒副作用　　　D. 产生毒副作用

E. 减少用药剂量

19. 小青龙合剂具有拟肾上腺素作用，与复方降压片同时服用，属于

A. 降低疗效　　　　　B. 协同增效

C. 降低毒副作用　　　D. 产生毒副作用

E. 减少用药剂量

20. 止咳喘膏具有拟肾上腺素作用，与拟胆碱药甲硫酸新斯的明合用，属于

A. 降低疗效　　　　　B. 协同增效

C. 降低毒副作用　　　D. 产生毒副作用

E. 减少用药剂量

21. 枳实与庆大霉素同用于胆道感染，属于

　　A. 降低疗效　　　　B. 协同增效

　　C. 降低毒副作用　　D. 增加毒副作用

　　E. 减少用药剂量

22. 可以抑制氢化可的松在体内的代谢灭活，提高其抗炎、抗变态反应作用的中药是

　　A. 甘草　　　　　　B. 冰片

　　C. 龙骨　　　　　　D. 西洋参

　　E. 丹参

23. 茵陈蒿汤与西药利胆药联用，起到的作用是

　　A. 降低疗效　　　　B. 协同增效

　　C. 降低毒副作用　　D. 产生毒副作用

　　E. 减少用药剂量

24. 参苓白术散和补中益气方与西药三联或四联疗法同时使用，具有协同增效作用，共同用于

　　A. 绿脓杆菌感染

　　B. 变形杆菌感染

　　C. 金黄色葡萄球菌感染

　　D. 幽门螺杆菌感染

　　E. 肺炎杆菌感染

25. 协同治疗小儿轻中度急性哮喘的药物包括

　　A. 小青龙汤联合激素

　　B. 甘草联合氢化可的松

　　C. 金银花联合青霉素

　　D. 枳实联合庆大霉素

　　E. 丙谷胺联合冰片

26. 复方丹参注射液联合门冬氨酸钾用于治疗

　　A. 病毒性肝炎　　　B. 肝硬化

　　C. 慢性重度肝炎　　D. 胆囊炎

　　E. 急性胰腺炎

27. 甘草与呋喃唑酮合用治疗肾盂肾炎，属于

　　A. 降低疗效　　　　B. 协同增效

　　C. 降低毒副作用　　D. 增加毒副作用

　　E. 减少用药剂量

28. 氯氮平治疗精神分裂症时有流涎的不良反应，合用可以减轻这一不良反应的是

　　A. 甘麦大枣汤　　　B. 沙参麦冬汤

　　C. 白虎汤　　　　　D. 石麦汤

　　E. 清暑益气汤

29. 体现因为鞣质的吸附作用而不适合共同使用的药物组合是

　　A. 七厘散与口服红霉素

　　B. 荷叶炭与利福平

　　C. 山茱萸与林可霉素

　　D. 硼砂与阿司匹林

　　E. 煅瓦楞子与生物碱制剂

30. 因为炭的吸附作用而不适合共同使用的药物组合是

　　A. 七厘散与口服红霉素

　　B. 荷叶炭与利福平

　　C. 山茱萸与林可霉素

　　D. 硼砂与阿司匹林

　　E. 煅瓦楞子与生物碱制剂

31. 含有果胶类药物降低透膜吸收率而不适合共同使用的药物组合是

　　A. 七厘散与口服红霉素

　　B. 荷叶炭与利福平

　　C. 山茱萸与林可霉素

　　D. 硼砂与阿司匹林

　　E. 煅瓦楞子与生物碱制剂

32. 因为发生中和反应而不适合共同使用的药物组合是

　　A. 七厘散与口服红霉素

　　B. 荷叶炭与利福平

　　C. 山茱萸与林可霉素

　　D. 硼砂与阿司匹林

　　E. 煅瓦楞子与生物碱制剂

33. 与溴化物西药合用形成溴化汞的中药是

　　A. 朱砂　　　　　　B. 血余炭

　　C. 大黄　　　　　　D. 芒硝

　　E. 厚朴

34. 与亚硝酸盐类西药合用能形成硫代砷酸盐的中药是

　　A. 没药　　　　　　B. 乳香

　　C. 冰片　　　　　　D. 雄黄

　　E. 血竭

35. 与磺胺类抗生素合用减少在胃肠道吸收的是

　　A. 西瓜霜　　　　　B. 六一散

　　C. 六味地黄丸　　　D. 人参归脾丸

　　E. 槐角丸

36. 与中药的金属离子形成不易被胃肠道吸收的金属螯合物的抗生素是
    A. 阿莫西林　　　　　B. 青霉素
    C. 四环素　　　　　　D. 红霉素
    E. 阿奇霉素

37. 某患儿家长诉孩子服用抗生素与痧气散后出现耳聋的表现，那么其服用的抗生素最可能的类别是
    A. β-内酰胺类　　　　B. 四环素类
    C. 大环内酯类　　　　D. 磺胺类
    E. 氨基糖苷类

38. 含有鞣质类化合物的中药在与一类抗生素合用时严重者可发生中毒性肝炎，则其服用的抗生素最可能的类别是
    A. β-内酰胺类　　　　B. 四环素类
    C. 大环内酯类　　　　D. 磺胺类
    E. 氨基糖苷类

39. 与地高辛合用可使地高辛的游离血药浓度明显升高，造成中毒的中药是
    A. 银杏叶　　　　　　B. 旋覆花
    C. 金银花　　　　　　D. 益母草
    E. 桂枝

40. 下列可以使氯沙坦降压作用降低的中药是
    A. 密蒙花　　　　　　B. 车前草
    C. 丹参　　　　　　　D. 黄芪
    E. 肉桂

41. 与氯沙坦合用时需要监测血压与肝肾功能的是
    A. 银杏叶提取物　　　B. 旋覆花提取物
    C. 金银花提取物　　　D. 益母草提取物
    E. 黄芪提取物

42. 与华法林联用造成其凝血时间延长的中药是
    A. 密蒙花　　　　　　B. 车前草
    C. 丹参　　　　　　　D. 黄芪
    E. 肉桂

43. 可以碱化尿液，增加青霉素与磺胺类药物的排泄速度，降低抗菌作用的中成药是
    A. 安宫牛黄丸　　　　B. 冰硼散
    C. 紫雪丹　　　　　　D. 至宝丸
    E. 苏合香丸

44. 可以使红霉素分解，失去抗菌作用的中药是
    A. 沉香　　　　　　　B. 丁香
    C. 山柰　　　　　　　D. 山楂

45. 与磺胺类药物合用，使尿液酸化，导致尿中析出结晶，引起结晶尿或血尿，增加磺胺类药物肾毒性的中药是
    A. 沉香　　　　　　　B. 丁香
    C. 山柰　　　　　　　D. 山楂
    E. 苏合香

46. 能够减少阿托伐他汀的胆汁排泄，使阿托伐他汀在肌肉组织内的浓度过高的中药是
    A. 葎草　　　　　　　B. 灯心草
    C. 灯盏花　　　　　　D. 马齿苋
    E. 红花

47. 与呋喃妥因联合治疗急性肾盂肾炎，增加呋喃妥因在肾小管的重吸收的中药是
    A. 沉香　　　　　　　B. 丁香
    C. 山柰　　　　　　　D. 山楂
    E. 苏合香

48. 香连丸与甲氧苄啶联用后，其抗菌活性增强的倍数是
    A. 10　　　　　　　　B. 12
    C. 14　　　　　　　　D. 16
    E. 18

49. 通过一系列反应升高血糖，减弱胰岛素、甲苯磺丁脲、格列本脲等降糖作用的中药是
    A. 鹿茸　　　　　　　B. 阳起石
    C. 淫羊藿　　　　　　D. 仙茅
    E. 硫黄

50. 与逍遥散或三黄泻心汤等中药联用，可提高对失眠症治疗效果的是
    A. 甲琥胺　　　　　　B. 丙戊酸钠
    C. 艾司唑仑　　　　　D. 加巴喷丁
    E. 拉莫三嗪

51. 当患者出现四肢抽搐等肌肉痉挛表现，与解痉药联用，可提高疗效的中成药是
    A. 芍药甘草汤　　　　B. 灵芝片
    C. 大山楂丸　　　　　D. 癫痫宁
    E. 补中益气汤

52. 治疗肌无力，与抗胆碱酯酶药联用的中成药包括
    A. 芍药甘草汤　　　　B. 灵芝片
    C. 大山楂丸　　　　　D. 癫痫宁
    E. 补中益气汤

53. 某男, 66 岁。患有高血压 10 年, 常规服用卡托普利, 为提高疗效, 医生在辨证的基础上, 可以开出的中药处方是
    A. 茯苓桂枝白术甘草汤
    B. 柴胡加龙骨牡蛎汤
    C. 真武汤
    D. 桂枝茯苓丸
    E. 补中益气汤

54. 与西药利胆药联用, 能相互增强保护肝脏和利胆作用的中成药不包括
    A. 茵陈蒿汤   B. 茵陈五苓散
    C. 茵陈四苓汤   D. 大柴胡汤
    E. 补中益气汤

55. 茵陈蒿所含的羟基苯丁酮能促进胆汁的分泌, 而胆汁能增加其溶解度的是
    A. 青霉素   B. 红霉素
    C. 灰黄霉素   D. 氯霉素
    E. 土霉素

56. 与左甲状腺素联用, 可使甲状腺功能减退症的临床症状迅速减轻的中成药是
    A. 四逆散   B. 四逆汤
    C. 理中汤   D. 桃仁红花汤
    E. 六味地黄汤

57. 为了增加阿托品缓解疼痛的效果, 可以在制作注射液剂时加入
    A. 延胡索   B. 川芎
    C. 郁金   D. 沉香
    E. 洋金花

58. 与氯丙嗪、哌替啶等制成麻醉注射液, 延长术后镇痛时间的中药是
    A. 延胡索   B. 川芎
    C. 郁金   D. 沉香
    E. 洋金花

59. 细菌性肺炎在治疗时青霉素联合中药效果更佳, 可以选择的中药是
    A. 甘草   B. 麻黄
    C. 苦杏仁   D. 桔梗
    E. 桂枝

60. 泼尼松治疗结节性多动脉炎, 可以协同使用
    A. 丹参注射液   B. 心脉隆注射液
    C. 清开灵注射液   D. 生脉注射液

E. 鱼腥草注射液

61. 与维生素 C 联用治疗小儿急性病毒性心肌炎, 协同拮抗自由基的中药是
    A. 丹参注射液   B. 心脉隆注射液
    C. 清开灵注射液   D. 生脉注射液
    E. 鱼腥草注射液

62. 与阿德福韦酯片联合使用治疗乙型肝炎纤维化的中成药是
    A. 茵栀黄颗粒   B. 丹参片
    C. 银黄注射液   D. 柴胡舒肝丸
    E. 茵陈五苓散

63. 为避免乙型醛固酮增多症, 在应用排钾性利尿药时, 不应联合使用
    A. 茵陈类中药复方   B. 丹参类中药复方
    C. 芍药类中药复方   D. 甘草类中药复方
    E. 茯苓类中药复方

64. 某女, 25 岁。因诊断为红斑狼疮需要长期口服糖皮质激素, 为减轻所用激素的副作用, 可以在辨证准确的基础上, 加开中药方剂治疗, 能起到减轻激素副作用的中药是
    A. 人参   B. 丹参
    C. 苦参   D. 紫参
    E. 山豆根

65. 能够减轻抗结核药对肝脏损害的中成药是
    A. 痛泻要方   B. 半夏泻心汤
    C. 人参养荣丸   D. 逍遥散
    E. 四逆散

66. 为保证患者不因口腔溃疡影响进食, 在靶向药舒尼替尼治疗晚期肾癌时, 可含漱
    A. 痛泻要方   B. 半夏泻心汤
    C. 人参养荣丸   D. 逍遥散
    E. 四逆散

67. 降低庆大霉素的肾损害, 可以联合使用
    A. 丹参注射液   B. 心脉隆注射液
    C. 清开灵注射液   D. 生脉注射液
    E. 鱼腥草注射液

68. 不能与四环素族抗生素、奎宁等同服, 因可减少四环素族抗生素及奎宁等在肠道吸收的中药是
    A. 山楂   B. 朱砂
    C. 乌梅   D. 陈皮
    E. 木瓜

69. 不能与维生素 B_1 同服，因其能中和胃酸降低维生素 B_1 药效的中药是
    A. 山茱萸　　　　　　B. 川芎
    C. 青皮　　　　　　　D. 海螵蛸
    E. 女贞子

70. 不宜与酸性药物如胃蛋白酶合剂、阿司匹林等联用，以免疗效降低的中药是
    A. 瓦楞子　　　　　　B. 青皮
    C. 陈皮　　　　　　　D. 木瓜
    E. 女贞子

71. 某男，46 岁。昨日晚间淋雨后出现咳嗽、咽痛、流涕等表现，今晨自诉寒战，体温升高并迅速升至 39.3℃，伴见咳嗽、咳铁锈色痰、胸痛等症状。今日入院诊断为肺炎链球菌肺炎，用磺胺类药物行抗感染治疗。患者兼见胃口不佳，不适宜使用的中药是
    A. 焦麦芽　　　　　　B. 山楂
    C. 焦神曲　　　　　　D. 鸡内金
    E. 莱菔子

72. 含鞣质较多的中药及其制剂与含金属离子的西药如钙剂、铁剂、氯化钴等合用，其结合部位在
    A. 胃小弯部　　　　　B. 胃大弯部
    C. 幽门窦　　　　　　D. 回盲部
    E. 肛管部

73. 不可与麻黄碱、小檗碱、士的宁、奎宁、利血平及阿托品类药物合用，以免生成难溶性鞣酸盐沉淀的中药是
    A. 石榴皮　　　　　　B. 川贝
    C. 五味子　　　　　　D. 山楂
    E. 当归

二、配伍选择题

[1~4 题共用备选答案]
    A. 左旋多巴　　　　　B. 四环素
    C. 异烟肼　　　　　　D. 雄黄
    E. 硫黄

1. 与含钙、镁、铁等金属离子的中药合用，产生螯合效应的药物是

2. 因有游离酚羟基，与含钙、镁、铁等金属离子的中药合用产生络合反应的药物是

3. 与含钙、镁、铁等金属离子的中药合用产生络合反应不易被肠道吸收的药物是

4. 与硫酸盐等西药合服，生成硫化砷酸盐沉淀物的药物是

[5~7 题共用备选答案]
    A. 健胃片　　　　　　B. 五味子糖浆
    C. 龙牡壮骨颗粒　　　D. 海螵蛸散
    E. 五倍子散

5. 为防止降低药物疗效，不宜与苯巴比妥联用的中成药是

6. 不可与酶类药物联用，以免形成氢键络合物影响吸收的中成药是

7. 不可与磺胺类药物联用，以免加速其乙酰化的形成，失去抗菌作用的中成药是

[8~10 题共用备选答案]
    A. 牡蛎　　　　　　　B. 麻黄
    C. 山茱萸　　　　　　D. 诃子
    E. 金银花

8. 与左旋多巴联用，可使左旋多巴分子迅速降解，生成无生物活性的黑色素的中药是

9. 与苯丙胺、罂粟碱联用，抑制肾小管对苯丙胺、罂粟碱的吸收的中药是

10. 维生素 B_1 或维生素 K 合用后会在体内生成难以吸收的结合物，降低药效的中药是

[11~14 题共用备选答案]
    A. 大黄　　　　　　　B. 川贝
    C. 五味子　　　　　　D. 地榆
    E. 当归

11. 可以中和碱性药物，使其失去疗效的中药是

12. 拮抗苯丙胺，致其疗效降低的中药是

13. 与索米痛（去痛片）、酚氨咖敏片（克感敏）、酚氨咖敏颗粒等同服产生不易吸收沉淀的中药是

14. 不宜与碱性西药联用，以防化学成分在碱性溶液中失效的中药是

[15~17 题共用备选答案]
    A. 芍药甘草汤　　　　B. 小柴胡汤
    C. 六君子汤　　　　　D. 柴胡桂枝汤
    E. 当归六黄汤

15. 与西药抗癫痫药联用，可减少抗癫痫药的用量及肝损害、嗜睡等副作用的中成药是

16. 与抗震颤麻痹药联用，可减轻其胃肠道副作用的中成药是

17. 与解痉药联用，可以提高疗效，还能消除腹胀、便秘等副作用的中成药是

[18～20题共用备选答案]

    A. 轻粉   B. 四季青

    C. 瓦楞子   D. 虎杖

    E. 当归

18. 可以增强洋地黄类药物的作用和毒性的中药是

19. 与能与溴化钾、三溴合剂等联用，生成有剧毒的溴化汞的中药是

20. 与利福平、阿司匹林、吲哚美辛等同服，增加后者在肾脏中的重吸收的中药是

[21～24题共用备选答案]

    A. 地榆与利福平合用

    B. 五倍子与复方新诺明合用

    C. 含汞中药与硫酸亚铁合用

    D. 当归六黄汤与阿司匹林合用

    E. 朱砂安神丸与含苯甲酸钠的咖溴合剂合用

21. 合用可产生可溶性苯汞盐的是

22. 合用可使 Hg^{2+} 还原成 Hg^{+}，使毒性增强的是

23. 合用加重对肝脏的毒性，导致药源性肝病发生的是

24. 合用导致血及肝内磺胺药浓度增高的是

[25～28题共用备选答案]

    A. 硼砂与庆大霉素合用

    B. 复方川贝精片与盐酸哌甲酯合用

    C. 复方枇杷糖浆与地高辛合用

    D. 海螵蛸与奎尼丁合用

    E. 曼陀罗与强心苷类合用

25. 合用碱化尿液，造成中毒的是

26. 合用使耳毒性作用增强的是

27. 合用松弛平滑肌，降低胃肠道蠕动的是

28. 合用易致心律失常及心衰等毒性反应的是

[29～32题共用备选答案]

    A. 苦杏仁与喷托维林合用

    B. 海藻与甲巯咪唑合用

    C. 泽泻与螺内酯合用

    D. 罗布麻叶与呋塞米合用

    E. 枇杷叶与硫喷妥钠合用

29. 合用引起高血钾风险的是

30. 合用使体内甲状腺素合成增加的是

31. 合用加重呼吸中枢抑制作用的是

32. 合用增加心脏对强心苷敏感性的是

[33～36题共用备选答案]

    A. 氯苯那敏   B. 硝酸甘油

    C. 胰岛素   D. 对乙酰氨基酚

    E. 阿米替林

33. 药酒与之合用可引起肝坏死及急性肾衰竭的药物是

34. 药酒与之合用导致熟练技能障碍、困倦等不良反应的是

35. 药酒与之合用出现酪酊反应，甚至出现不可逆性神经系统症状的是

36. 合用导致血压明显降低的是

[37～40题共用备选答案]

    A. 强力感冒片   B. 贯黄感冒颗粒

    C. 金羚感冒片   D. 牛黄消炎灵胶囊

    E. 重感灵片

37. 含有阿司匹林的中成药是

38. 含有维生素C的中成药是

39. 含有对乙酰氨基酚的中成药是

40. 含有安乃近的中成药是

[41～44题共用备选答案]

    A. 对乙酰氨基酚、异戊巴比妥、咖啡因、维生素C

    B. 对乙酰氨基酚、马来酸氯苯那敏、咖啡因

    C. 对乙酰氨基酚、马来酸氯苯那敏、维生素C

    D. 安乃近、马来酸氯苯那敏

    E. 对乙酰氨基酚、马来酸氯苯那敏、盐酸吗啉胍

41. 复方感冒灵片含有的西药组分是

42. 重感灵片含有的西药组分是

43. 新复方大青叶片的西药组分是

44. 感冒清片含有的西药组分是

[45～48题共用备选答案]

    A. 牛黄消炎灵胶囊   B. 抗感灵片

    C. 贯黄感冒颗粒   D. 清开灵口服液

    E. 清开灵注射液

45. 患者因脑出血，症见神昏，中风偏瘫，神志不清。可以选择的中成药的是

46. 患者因上呼吸道感染，症见气分热盛，高热，烦躁。可以选择的中成药的是

47. 患者因病毒性感冒，症见高热不退、烦躁不安、咽喉肿痛、舌质红绛、苔黄、脉数。可以选择的中药是

48. 患者因风热感冒，症见发热恶风，头痛鼻塞，咳嗽痰多。可以选择的中药是

[49～52题共用备选答案]

A. 止咳宝片　　　　B. 牛黄消炎灵胶囊

C. 贯黄感冒颗粒　　D. 清开灵口服液

E. 良园枇杷叶膏

49. 含有西药组分为猪去氧胆酸、黄芩苷的中成药是

50. 含有西药组分为氯化铵的中成药是

51. 仅含有西药组分为盐酸麻黄碱的中成药是

52. 含有西药组分为盐酸小檗碱的中成药是

[53～56题共用备选答案]

A. 止咳宝片　　　　B. 牛黄消炎灵胶囊

C. 痰咳清片　　　　D. 海珠喘息定片

E. 良园枇杷叶膏

53. 用于外感风热、肺气失宣所致风热咳嗽的中成药是

54. 用于外感风寒所致咳嗽的中成药是

55. 用于痰热阻肺所致胸闷咳嗽的中成药是

56. 用于痰浊阻肺，肺气不降所致咳嗽的中成药是

[57～60题共用备选答案]

A. 盐酸氯丙那林、盐酸去氯羟嗪

B. 牛黄消炎灵胶囊

C. 盐酸麻黄碱

D. 咖啡因

E. 马来酸氯苯那敏

57. 痰咳净片的西药组分是

58. 海珠喘息定片的西药组分是

59. 咳特灵片的西药组分是

60. 镇咳宁糖浆的西药组分是

[61～64题共用备选答案]

A. 润肺化痰，止咳平喘

B. 宣肺平喘，止咳化痰

C. 清热解毒，化痰镇咳

D. 祛痰镇咳

E. 止咳祛痰

61. 西药组分为盐酸麻黄碱、氯化铵的安嗽糖浆的功效为

62. 西药组分为氯化铵的舒咳枇杷糖浆的功效为

63. 西药组分为盐酸溴己新的清咳散的功效为

64. 西药组分为盐酸麻黄碱、氯化铵的舒肺糖浆的功效为

[65～68题共用备选答案]

A. 舒肺糖浆　　　　B. 消痰咳片

C. 天一止咳糖浆　　D. 消咳宁片

E. 散痰宁糖浆

65. 西药组分为碳酸钙的中成药是

66. 西药组分含盐酸依普拉酮的中成药是

67. 西药组分含甲氧苄啶的中成药是

68. 西药组分含磺胺林的中成药是

[69～72题共用备选答案]

A. 盐酸溴己新　　　B. 碳酸氢钠

C. 盐酸异丙嗪　　　D. 碳酸钙

E. 盐酸麻黄碱

69. 咳喘膏的西药组分是

70. 清咳散的西药组分是

71. 镇咳宁糖浆的西药组分是

72. 野苏颗粒的西药组分是

[73～76题共用备选答案]

A. 理气和胃，降逆止呕

B. 行气和胃，制酸止痛

C. 止痛生肌，理气，健脾消食

D. 理气调中，和胃止痛

E. 制酸止痛，理气化瘀，温中健脾，收敛止血

73. 复方陈香胃片的功效为

74. 野苏颗粒的功效为

75. 神曲胃痛片的功效为

76. 复方田七胃痛片的功效为

[77～80题共用备选答案]

A. 珍黄胃片　　　　B. 胃宁散

C. 复方猴头颗粒　　D. 溃疡宁片

E. 谷海生片

77. 药物组成含有硫酸阿托品的中成药是

78. 药物组成含有碳酸钙的中成药是

79. 药物组成含有甘珀酸钠的中成药是

80. 药物组成含有碳酸氢钠的中成药是

[81～84题共用备选答案]

A. 珍黄胃片　　　　B. 胃宁散

C. 陈香露白露片　　D. 溃疡宁片

E. 谷海生片

81. 可以制酸，解痉，止痛，止血，调整胃肠功能，促进溃疡面愈合的中成药是

82. 治疗胃溃疡、糜烂性胃炎、胃酸过多、急慢性胃炎、肠胃神经症和十二指肠炎可以选择的中成药是

83. 患者见气滞血瘀、湿浊中阻所致的胃脘胀痛、纳差、吞酸等症，可以选择的中成药是

84. 患者见脾虚、气滞血虚所致胃脘胀痛、食少体倦、嗳气吞酸等症，可以选择的中成药是

[85 ~ 88 题共用备选答案]
    A. 连蒲双清片　　　　B. 胃宁散
    C. 陈香露白露片　　　D. 溃疡宁片
    E. 痢特敏片

85. 西药组分含有碱式硝酸铋的中成药是
86. 西药组分含有氧化镁的中成药是
87. 西药组分含有碳酸镁的中成药是
88. 西药组分含有甲氧苄啶的中成药是

[89 ~ 92 题共用备选答案]
    A. 连蒲双清片　　　　B. 消炎止痢灵片
    C. 陈香露白露片　　　D. 复方黄连素片
    E. 痢特敏片

89. 可以用于急性痢疾、肠炎与腹泻属湿热证者的中成药是
90. 可以用于乳腺炎、疖肿、外伤发炎、胆囊炎的中成药是
91. 可以用于大肠湿热，赤白下痢的中成药是
92. 可以用于菌痢、胃肠炎的中成药是

[93 ~ 96 题共用备选答案]
    A. 卵磷脂、维生素 E
    B. 格列本脲
    C. 甘油磷酸酯钠（50%）、维生素 B_1、维生素 B_2、维生素 B_6
    D. 维生素 B_1
    E. 痢特敏片

93. 消渴丸的西药组分是
94. 参乌健脑胶囊的西药组分是
95. 安神补脑液的西药组分是
96. 脑力静糖浆的西药组分是

[97 ~ 100 题共用备选答案]
    A. 益气健脾，补肾安神
    B. 养血安神
    C. 补血益气，健脾和胃
    D. 健脾固本，益气扶正，安神益智，延缓衰老
    E. 补脾益肾，滋阴养血，益智安神

97. 新血宝胶囊的功效是
98. 复方酸枣仁胶囊的功效是
99. 力加寿片的功效是
100. 维尔康胶囊的功效是

[101 ~ 104 题共用备选答案]
    A. 左旋延胡索乙素
    B. 维生素 E、维生素 A
    C. 甘油酸酸磷脂
    D. 水杨酸甲酯
    E. 硫酸亚铁

101. 健脾生血片的西药组分是
102. 复方酸枣仁胶囊的西药组分是
103. 益康胶囊的西药组分是
104. 腰肾膏的西药组分是

[105 ~ 108 题共用备选答案]
    A. 溶媒选用不当　　　B. 溶媒用量不足
    C. 超剂量使用　　　　D. 配伍禁忌
    E. 配制不规范

105. 某男，73 岁。因"反复发作左前胸闷痛 10 天"入院。10 天前患者饱餐后出现左前胸闷痛，范围约为一巴掌大小，疼痛持续约 1 分钟。后又发作一次，疼痛症状与前相同，偶伴心悸、气短，无冷汗淋漓，纳可，夜寐差，二便调。舌质紫暗，苔薄白；脉涩。心电图显示多个胸导联 ST - T 改变，冠脉造影为前降支中段 65% 狭窄。西医诊断为冠心病，稳定型心绞痛。中医诊断为胸痹心痛，辨证为心血瘀阻证。予以注射用丹参多酚酸盐 400mg + 0.9% 氯化钠注射液 250ml 静脉滴注，每日 1 次。这在中药注射剂的不合理使用情况中属于

106. 某男，23 岁。诊断为肠胃型感冒。给予输液：第一组：硫酸庆大霉素注射液 24 万 U + 西咪替丁注射液 0.6g + 0.9% 氯化钠注射液 250ml；第二组：清开灵注射液 20ml + 5% 葡萄糖注射液 250ml。在输完第一组，第二组输入约 50ml 时，患者出现抽搐、胸闷、气促、呼吸抑制等症状。立即停止输液，给予抗过敏、强心、心肺复苏、吸氧等处理，症状缓解。这在中药注射剂的不合理使用情况中属于

107. 某男，44 岁。诊断为冠心病，予参麦注射液 50ml + 0.9% 氯化钠注射液 500ml 静脉滴注。5 分钟后，突感头昏、胸闷、多汗、心悸，继而出现呼吸困难、口唇及肢端发绀、四肢厥冷，面色苍白，血压测不到。这在中药注射剂的不合理使用情况中属于

108. 某男，56 岁。诊断为原发性肝癌，予艾迪注射液 100ml + 5% 葡萄糖注射液 250ml 静脉滴注。用药 10 分钟后突发心悸。查体：面色潮红、肿胀，可见散在皮疹。立即停止输液，给予苯海拉明注射液 20mg 肌内注射，30 分钟后症状缓解。这在

中药注射剂的不合理使用情况中属于

三、综合分析选择题

[1~4 题共用题干]

某男，23 岁。患者 1 日前冒雨行路，翌日症见高热、头痛、四肢酸痛、咽痛、鼻塞咳嗽。由家人去药店购买重感灵片，自行吃药治疗。

1. 重感灵片的西药组分除马来酸氯苯那敏外还有
   A. 盐酸吗啉胍　　　　B. 安乃近
   C. 马来酸氯苯那敏　　D. 对乙酰氨基酚
   E. 咖啡因

2. 重感灵片的功效是
   A. 解表清热，疏风止痛
   B. 辛凉解表，宣肺止咳
   C. 清瘟，消炎，解热
   D. 清热解毒，镇静安神
   E. 清肺化痰，止咳平喘

3. 在用药过程中，患者应该禁用的中药包括
   A. 含强心苷的中药
   B. 含碘类中药
   C. 含钾高的中药
   D. 含颠茄类生物碱的中药
   E. 含乙醇的药酒

4. 患者用药后高热仍旧不退，家人用药酒为其擦拭身体以降温，患者出现的不良反应不包括
   A. 呼吸困难　　　　B. 心悸
   C. 呕吐　　　　　　D. 焦虑
   E. 面红

四、多项选择题

1. 可以与含槲皮素中药形成螯合物，以致影响吸收的药物有
   A. 碳酸钙　　　　　B. 氢氧化铝
   C. 四环素　　　　　D. 红霉素
   E. 阿奇霉素

2. 与氨基糖苷类抗生素合用使耳毒性增加，造成暂时性或永久性耳聋的中药或中成药包括
   A. 硼砂　　　　　　B. 红灵散
   C. 女金丹　　　　　D. 藿香正气散
   E. 痧气散

3. 与苯巴比妥联用，治疗癫痫有协同增效作用的中成药是

A. 芍药甘草汤　　　　B. 灵芝片
C. 大山楂丸　　　　　D. 癫痫宁
E. 补中益气汤

4. 含生物碱的中药包括
   A. 黄连　　　　　　B. 黄柏
   C. 川乌　　　　　　D. 附子
   E. 麻黄

5. 含皂苷成分的中药包括
   A. 人参　　　　　　B. 黄柏
   C. 三七　　　　　　D. 远志
   E. 桔梗

6. 有较强抗菌作用的中药包括
   A. 三七　　　　　　B. 金银花
   C. 连翘　　　　　　D. 黄芩
   E. 鱼腥草

7. 不宜与抗惊厥药硫酸镁联用，联用后容易形成螯合物的中药包括
   A. 柴胡　　　　　　B. 桑叶
   C. 槐米　　　　　　D. 侧柏叶
   E. 山楂

8. 不可与胰岛素、格列本脲等治疗糖尿病的西药同用，以免影响药效的中药包括
   A. 地黄　　　　　　B. 玉竹
   C. 百合　　　　　　D. 蜂蜜
   E. 饴糖

9. 含鞣质较多的中药包括
   A. 大黄　　　　　　B. 虎杖
   C. 五倍子　　　　　D. 蜂蜜
   E. 石榴皮

10. 黄连、黄柏协同治疗痢疾、细菌性腹泻的西药包括
    A. 四环素　　　　　B. 青霉素
    C. 呋喃唑酮　　　　D. 红霉素
    E. 磺胺甲基异噁唑

11. 复方丙谷胺可治疗消化性溃疡，组成是由丙谷胺联合
    A. 赤芍　　　　　　B. 甘草
    C. 白芍　　　　　　D. 冰片
    E. 砂仁

12. 与低分子右旋糖酐、能量合剂等同用，可提高心

肌梗死抢救成功率的中成药包括
- A. 丹参注射液
- B. 黄芪注射液
- C. 川芎嗪注射液
- D. 清开灵注射液
- E. 双黄连注射液

13. 中药中易与西药结合或吸附，可导致某些药物作用下降的成分包括
- A. 金属离子
- B. 果胶
- C. 生物碱
- D. 药用炭
- E. 鞣质

14. 下列中成药中，含有格列本脲的中成药包括
- A. 脑力静糖浆
- B. 消渴丸
- C. 消糖灵胶囊
- D. 新血宝胶囊
- E. 健脾生血片

15. 可以与阿司匹林发生中和反应的中药是
- A. 山楂
- B. 乌梅
- C. 硼砂
- D. 煅牡蛎
- E. 五味子

16. 能够改变胃液酸碱度，减少弱酸性药物阿司匹林、头孢霉素吸收的中成药包括
- A. 胃宁散
- B. 复方陈香胃片
- C. 活胃胶囊
- D. 牛黄解毒片
- E. 六味地黄丸

17. 与四环素可形成金属螯合物的含金属离子的中药包括
- A. 石膏
- B. 海螵蛸
- C. 自然铜
- D. 赤石脂
- E. 滑石

18. 可以提高药物血-脑屏障通透率作用的中药包括
- A. 石膏
- B. 麝香
- C. 苏合香
- D. 赤石脂
- E. 冰片

19. 与碱性药物合用时，会发生酸碱中和的中药包括
- A. 乌梅
- B. 山茱萸
- C. 陈皮
- D. 木瓜
- E. 川芎

20. 与甲硝唑联合能提高疾病的治愈率，又能降低复发率及不良反应发生率的中成药包括
- A. 山楂制剂
- B. 妇科千金片
- C. 云南白药
- D. 六味地黄丸
- E. 桂枝茯苓丸

21. 可使华法林抗凝作用增强的中成药包括
- A. 丹参注射液
- B. 刺五加注射液
- C. 丹红注射液
- D. 疏血通注射液
- E. 红花注射液

22. 下列关于木防己汤与西药协同增效作用的描述，正确的是
- A. 与强心药地高辛等联用，可以提高疗效和改善心功能不全患者的自觉症状
- B. 与西药利尿药联用，可以增强利尿效果
- C. 与磷酸可待因联用，可提高疗效
- D. 与治疗消化性溃疡的西药联用，可增强治疗效果
- E. 与西药利胆药联用，能相互增强作用

23. 与抗组胺药联用，可减少西药的用量和嗜睡、口渴等副作用的中成药包括
- A. 小青龙汤
- B. 干姜汤
- C. 柴朴汤
- D. 柴胡桂枝汤
- E. 保和丸

24. 与降血糖药联用，可使糖尿病患者的性神经障碍和肾功能障碍减轻的中成药包括
- A. 八味地黄丸
- B. 干姜汤
- C. 人参汤
- D. 济生肾气丸
- E. 保和丸

25. 不可与黄药子联用，以免引发药源性肝病的西药包括
- A. 红霉素
- B. 氯丙嗪
- C. 硝酸甘油
- D. 四环素
- E. 利福平

26. 西药组分含有对乙酰氨基酚的中成药包括
- A. 精制银翘解毒片
- B. 强力感冒片
- C. 维C银翘片
- D. 治感佳胶囊
- E. 重感灵片

27. 西药组分含有硫酸亚铁的中成药包括
- A. 益康胶囊
- B. 复方酸枣仁胶囊
- C. 新血宝胶囊
- D. 健脾生血片
- E. 维血康糖浆

28. 西药组分含有维生素C的心血管常用中成药包括
- A. 脉平片
- B. 脉络通胶囊
- C. 脑络通胶囊
- D. 脂降宁片
- E. 冠通片

29. 肝胆常用中成药包括

A. 复方五仁醇胶囊　　B. 谷海生片

C. 复方益肝灵胶囊　　D. 胆益宁

E. 陈香露白露片

30. 慎用含格列本脲成分的中成药的人群是

A. 白细胞减少者

B. 肝肾功能不全者

C. 体虚高热者

D. 甲状腺功能亢进者

E. 磺胺过敏者

31. 禁用含盐酸麻黄碱的中成药的人群是

A. 甲状腺功能亢进者

B. 高血压患者

C. 动脉硬化患者

D. 心绞痛患者

E. 年老体弱者

32. 下列属于两种功效相似的中成药同用治疗一种病证，以起到增强疗效的协同作用的是

A. 附子理中丸合四神丸

B. 二陈丸合平胃散

C. 归脾丸合人参养荣丸

D. 脑力清胶囊合六味地黄丸

E. 乌鸡白凤丸合香砂六君丸

33. 下列属于功效不同的中成药配伍同用，一药为主一药为辅，辅药提高主药功效的是

A. 附子理中丸合四神丸

B. 二陈丸合平胃散

C. 归脾丸合人参养荣丸

D. 脑力清胶囊合六味地黄丸

E. 乌鸡白凤丸合香砂六君丸

34. 下列属于一种药物能够明显抑制或消除另一种中成药的偏性或副作用的是

A. 内服艾附暖宫丸外贴十香暖脐膏

B. 舟车丸合四君子丸

C. 金匮肾气丸合生脉散

D. 脑力清胶囊合六味地黄丸

E. 内服六神丸外用冰硼散吹喉

35. 下列属于疾病的治疗必须采用不同治疗方法的是

A. 内服艾附暖宫丸外贴十香暖脐膏

B. 舟车丸合四君子丸

C. 金匮肾气丸合生脉散

D. 脑力清胶囊合六味地黄丸

E. 内服六神丸外用冰硼散吹喉

36. 中药注射剂的特点包括

A. 生物利用度高

B. 起效迅速

C. 操作方便

D. 经济实惠

E. 适用范围广

37. 中药注射剂的使用方法包括

A. 肌内注射　　　　B. 穴位注射

C. 口服给药　　　　D. 静脉注射

E. 静脉滴注

38. 中药注射剂合理应用的基本原则包括

A. 选用中药注射剂应严格掌握适应证

B. 合理选择给药途径

C. 辨证施药，严格掌握功能主治

D. 严格掌握用法用量及疗程

E. 严禁混合配伍，谨慎联合用药

第四节　特殊人群的中药应用

一、最佳选择题

1. 老年人的肝肾功能、免疫功能均较成年人减低的比例是

A. 1/5～1/4　　　　B. 1/4～1/3

C. 1/3～1/2　　　　D. 1/2～2/3

E. 2/3～3/4

2. 下列关于老年人临床用药的描述，不正确的是

A. 疮疡日久、大失血患者即使有表证也应禁用解表药

B. 表虚自汗、阴虚盗汗禁用发汗力较强的解表药

C. 实热证、津血亏虚者忌用温里药

D. 羚羊解毒片用于外感风寒者会加重病情

E. 川贝止咳糖浆用于肺热咳嗽会加重病情

3. 老年慢性支气管炎日久会出现肺阴虚之象，可益气养阴清热的中药是

A. 红参　　　　　　B. 党参

C. 太子参　　　　　D. 西洋参

E. 苦参

4. 针对老年人的体虚，使用滋补药最适宜的季节是
   A. 春
   B. 夏
   C. 长夏
   D. 秋
   E. 冬

5. 老年人心脏功能普遍不好，在运用强心类药物时应该注意尽量避免合用的中药是
   A. 保和丸
   B. 麝香保心丸
   C. 大山楂丸
   D. 银翘散
   E. 健脾丸

6. 患有胃病的老年患者在用法莫替丁时，应避免同服的是
   A. 银杏叶提取物
   B. 山楂提取物
   C. 人参提取物
   D. 灵芝孢子粉
   E. 冬虫夏草

7. 老年人患有糖尿病的风险高，在糖尿病患者用含有甘草、人参、鹿茸等成分的中成药时，会对降糖药产生影响，其具体的影响是
   A. 提升降糖药疗效
   B. 延缓降糖药半衰期
   C. 增加肾脏负担
   D. 降低降糖药疗效
   E. 产生肾脏毒性

8. 为减少老年患者的胃黏膜损伤，在应用甘草、鹿茸时应避免合用的西药是
   A. 阿司匹林
   B. 华法林
   C. 螺内酯
   D. 血管紧张素抑制剂
   E. 去乙酰氨基酚

9. 老年人肝肾功能多有减退，因此在用药时应遵循的原则是
   A. 从最小剂量开始服用
   B. 减少单次用药剂量，增加用药次数
   C. 从最大剂量开始服用
   D. 增加单次用药剂量，减少用药次数
   E. 首次服用时剂量减半

10. 胎儿致畸风险与孕妇发热程度相关，可以导致胎儿畸形的上升体温为
    A. 0.5℃
    B. 0.8℃
    C. 1.2℃
    D. 1.5℃
    E. 2.0℃

11. 对妊娠禁忌用药标注最权威的是
    A.《中国药典》
    B.《临床用药指南》
    C.《中华人民共和国药典临床用药须知》
    D.《临床实用药物指南》
    E.《临床用药安全指南》

12. 哺乳期患者应用中药的原则是
    A. 禁用中药
    B. 慎用中药
    C. 辨证准确的基础上正常用中药
    D. 除破血药外正常使用中药
    E. 用中成药替换中药饮片

13. 虽在乳汁中量小，但因哺乳量大，故哺乳期患者应禁用的中成药是
    A. 化痔栓
    B. 安神补脑液
    C. 复方甘草口服液
    D. 脑力静糖浆
    E. 复方酸枣仁胶囊

14. 小儿脏腑娇嫩所以用药时应注意
    A. 宜用轻清之品
    B. 用药及时，用量宜轻
    C. 宜佐健脾和胃之品
    D. 不宜滥用滋补之品
    E. 宜佐凉肝定惊之品

15. 小儿脏气清灵所以用药时应注意
    A. 宜用轻清之品
    B. 用药及时，用量宜轻
    C. 宜佐健脾和胃之品
    D. 不宜滥用滋补之品
    E. 宜佐凉肝定惊之品

16. 小儿生机旺盛所以用药时应注意
    A. 宜用轻清之品
    B. 用药及时，用量宜轻
    C. 宜佐健脾和胃之品
    D. 不宜滥用滋补之品
    E. 宜佐凉肝定惊之品

17. 小儿脾气不足所以用药时应注意
    A. 宜用轻清之品
    B. 用药及时，用量宜轻
    C. 宜佐健脾和胃之品
    D. 不宜滥用滋补之品
    E. 宜佐凉肝定惊之品

18. 小儿体属"纯阳"所以用药时应注意
    A. 宜用轻清之品

B. 用药及时，用量宜轻

C. 宜佐健脾和胃之品

D. 不宜滥用滋补之品

E. 宜佐凉肝定惊之品

19. 药物排泄的主要途径是

    A. 肝脏   B. 心脏

    C. 脾脏   D. 肺脏

    E. 肾脏

20. 测定肾功能的可靠指标是

    A. 血尿素氮

    B. 血肌酐

    C. 内生肌酐清除率

    D. 血尿素

    E. 尿蛋白

21. 服用雷公藤类制剂数日后会出现的不良反应包括

    A. 药物性肝炎

    B. 少尿型急性肾衰

    C. 肝功能异常

    D. 心衰

    E. 皮疹

22. 人体内进行解毒及药物转化和代谢的最重要器官主要是指

    A. 肝脏   B. 心脏

    C. 脾脏   D. 肺脏

    E. 肾脏

23. 苍耳子的主要毒性靶器官为

    A. 肝脏   B. 心脏

    C. 脾脏   D. 肺脏

    E. 肾脏

24. 蓖麻毒蛋白的作用机制是

    A. 直接损伤肝细胞

    B. 侵害中枢神经

    C. 损害细胞膜

    D. 溶血

    E. 阻断蛋白质的合成

25. 下列对于鞣质的描述，不准确的是

    A. 一般分为缩合鞣质和可水解鞣质

    B. 广泛存在于动植物中

    C. 缩合鞣质的毒性较低

    D. 可水解鞣质的毒性较高

    E. 长期大量应用可水解鞣质，引起肝小叶中央坏死

26. 当前公认的含苷类肝毒性中药是

    A. 何首乌   B. 商陆

    C. 苍耳子   D. 三七

    E. 黄药子

27. 含萜类肝脏毒性中药中最典型的一类药物是

    A. 川楝子   B. 黄药子

    C. 艾叶   D. 千里光

    E. 蓖麻子

二、配伍选择题

[1~3 题共用备选答案]

    A. 九蒸九晒   B. 水飞法炮制

    C. 盐制   D. 制霜

    E. 水煎煮 20~30 分钟

1. 细辛含有黄樟醚，可以引发肝中毒，可以去除黄樟醚的方法是

2. 可以降低何首乌肝毒性的处理方法是

3. 可以去除朱砂可溶性汞和游离汞，降低毒性的处理方法是

[4~7 题共用备选答案]

    A. 引起溶血作用及过敏反应，对肾脏及肝脏造成损伤

    B. 造成肝细胞普遍水肿，部分细胞水样变性或胞浆嗜酸性增强

    C. 肝细胞混浊肿胀，脂肪变性、坏死

    D. 肝脂肪变性，肝小叶中心坏死，心、肠充血，上皮细胞坏死

    E. 损害神经、造血、消化和心血管系统，致使肝损伤

4. 斑蝥中的斑蝥素具有一定的肝脏毒性，可以造成的损伤是

5. 鱼胆中的胆汁毒素直接作用于肝，引起的损伤是

6. 铅是多亲和性毒物，可以造成的损伤是

7. 蜈蚣含有组胺样物质及溶血蛋白质，引起的损伤是

[8~10 题共用备选答案]

    A. 引起溶血作用及过敏反应，对肾脏及肝脏造成损伤

    B. 可致肾小管坏死，出现面部浮肿，渐至全身水肿、尿频尿急

    C. 诱导肾小管上皮细胞凋亡，具有明显的细胞毒性作用

D. 导致近端肾小管坏死、肝中心小叶坏死

E. 损害神经、造血、消化和心血管系统，致使肝损伤

8. 含马兜铃酸类中药造成的损害是

9. 含蒽醌类中药造成的损害是

10. 含苷类中药造成的损害是

三、多项选择题

1. 可致肝损伤的常用中成药包括

   A. 复方青黛丸　　　　B. 壮骨关节丸

   C. 追风透骨丸　　　　D. 天麻丸

   E. 腰痛宁胶囊

2. 肝功能不全者禁用的中成药包括

   A. 仙灵骨葆胶囊　　　B. 鼻渊片

   C. 活血壮筋丸　　　　D. 白蚀丸

   E. 伸筋活络丸

3. 肝功能不全者慎用的中成药包括

   A. 麝香通心滴丸　　　B. 通痹胶囊

   C. 雷公藤片　　　　　D. 小儿肺热平胶囊

   E. 心脑静片

4. 毒性成分主要是三氧化二砷的含砷矿物药有

   A. 朱砂　　　　　　　B. 砒石

   C. 石膏　　　　　　　D. 雄黄

   E. 代赭石

5. 引起肝损伤的动物类中药有

   A. 蜈蚣　　　　　　　B. 猪胆

   C. 鱼胆　　　　　　　D. 蟾酥

   E. 斑蝥

6. 常见的含萜类中药包括

   A. 川楝子　　　　　　B. 黄药子

   C. 艾叶　　　　　　　D. 千里光

   E. 蓖麻子

7. 常见的毒蛋白类中药包括

   A. 苍耳子　　　　　　B. 蓖麻子

   C. 车前子　　　　　　D. 望江南子

   E. 相思豆

8. 含皂苷的常见中药包括

   A. 商陆　　　　　　　B. 三七

   C. 黄药子　　　　　　D. 人参

   E. 桔梗

9. 可引起肝细胞坏死、肝纤维化，继而发展为肝硬化

的科属多是

   A. 菊科千里光属　　　B. 菊科款冬属

   C. 菊科泽兰属　　　　D. 紫草科天芥菜属

   E. 紫草科紫草属

10. 肝功能不全者在用药治疗期间可以加重肝损害的诱因包括

   A. 运动后服药

   B. 空腹状态下服药

   C. 患者在长期营养不良状态下服药

   D. 嗜酒者或饮酒后服药

   E. 暴食后服药

11. 肾功能不全者慎用的中成药包括

   A. 麝香通心滴丸　　　B. 通痹胶囊

   C. 小儿肺热平胶囊　　D. 心脑静片

   E. 牛黄解毒片

12. 肾功能不全者禁用的中成药包括

   A. 活血壮筋丸　　　　B. 白蚀丸

   C. 小儿肺热平胶囊　　D. 心脑静片

   E. 伸筋活络丸

13. 可致肾损伤的常用中成药包括

   A. 龙胆泻肝丸　　　　B. 八正散

   C. 甘露消毒丹　　　　D. 导赤散

   E. 朱砂安神丸

14. 过量服用可以导致泌尿系统表现为少尿、蛋白尿，严重者可致急性肾功能衰竭的含汞类中成药包括

   A. 安宫牛黄丸　　　　B. 牛黄清心丸

   C. 朱砂安神丸　　　　D. 天王补心丸

   E. 安脑丸

15. 含砷类中药中毒的临床表现包括

   A. 剧烈恶心、呕吐　　B. 腹痛、腹泻

   C. 氨基转移酶升高　　D. 血尿

   E. 蛋白尿

16. 可以引起急性肾功能衰竭的含动物类中成药包括

   A. 牛黄解毒片　　　　B. 安宫牛黄丸

   C. 蚂蚁丸　　　　　　D. 六神丸

   E. 蛔虫散

17. 海马煎服偶可引起的表现是

   A. 急性肾衰　　　　　B. 皮肤紫斑

   C. 蛋白尿　　　　　　D. 血尿

   E. 肾功能减退

18. 原国家食药监局公布的 16 种有肾毒性风险的中成药包括
    A. 感冒清片
    B. 清开灵注射剂
    C. 维 C 银翘片
    D. 穿琥宁注射剂
    E. 二十五味松石丸

19. 其肾毒性与含有的苷类成分相关的中药有
    A. 柴胡
    B. 苍耳子
    C. 番泻叶
    D. 苦杏仁
    E. 大黄

20. 大黄蒽醌类成分具有潜在的肝肾毒性和致癌性，而含有本成分的中药包括
    A. 柴胡
    B. 芦荟
    C. 番泻叶
    D. 苦杏仁
    E. 大黄

21. 肾毒性可能与其挥发油类成分相关的中药包括
    A. 土荆皮
    B. 芦荟
    C. 广藿香
    D. 茵陈
    E. 艾叶

22. 雷公藤类制剂过量出现中毒的表现是
    A. 血尿
    B. 蛋白尿
    C. 管型尿
    D. 腰痛
    E. 肾脏叩击痛

23. 肾脏是人体重要的生命器官，其诸多生理功能包括
    A. 排泄功能
    B. 吸收功能
    C. 调节功能
    D. 代谢功能
    E. 内分泌功能

第五节　中药药学服务发展与健康促进

一、最佳选择题

1. 下列对于咨询环境的描述，错误的是
   A. 咨询处应紧邻门诊药房或药店大堂
   B. 所有患者均可采用柜台面对面咨询的方式
   C. 药师咨询处标识要清楚
   D. 咨询环境应相对安静，较少受外界干扰
   E. 咨询处宜放置桌椅，以方便患者

2. 中药针对的疾病不同，服药时间就有差异，下列药物更适合空腹服用的是
   A. 驱虫药
   B. 制酸药
   C. 健胃消食药
   D. 鸡鸣散
   E. 桂枝汤

3. 下列药物更适合饭后服用的是
   A. 驱虫药
   B. 制酸药
   C. 健胃消食药
   D. 鸡鸣散
   E. 桂枝汤

4. 作为通阳利湿的鸡鸣散，最适宜的服用时间是
   A. 空腹服
   B. 清晨服
   C. 清晨至午前服
   D. 午后至夜晚服
   E. 睡前服

5. 截疟药的最佳服用时间是
   A. 清晨服
   B. 睡前服
   C. 清晨至午前服
   D. 午后至夜晚服
   E. 发作前 1~2 小时服用

6. 频服是指
   A. 将一天的药量分次服用
   B. 将一剂药量一次服完
   C. 少量多次服用
   D. 短时间内连续给予大剂量药物的服用方法
   E. 服用中药后再喝热粥

7. 下列不适宜冷服的药物有
   A. 祛暑药
   B. 清热药
   C. 止吐药
   D. 解毒药
   E. 解表药

8. 下列情形需要药师特别提示的是
   A. 患者同时购买 2 种含同一成分的药品
   B. 患者给家人购买 OTC 药品
   C. 患者携中医师处方来购买中药饮片
   D. 患者购买如安宫牛黄丸等贵重药品
   E. 患者遵医嘱购买对应药品

二、配伍选择题

[1~3 题共用备选答案]
    A. 饭前服
    B. 饭后服
    C. 睡前服
    D. 清晨服
    E. 空腹服

1. 为增强涩精止遗药治疗梦遗滑精之效，应于

2. 为使药力停留于上焦，治疗病在胸膈以上者，应于

3. 为发挥制酸药减少胃酸分泌，增强对胃黏膜的保护作用，应于

[4~6题共用备选答案]

    A. 分服　　　　　B. 顿服

    C. 温服　　　　　D. 热服

    E. 冷服

4. 为避免损伤脾阳，减轻药物对胃肠道的刺激，一般汤剂应

5. 治疗寒证的热药宜

6. 为应对真寒假热之证，医师开出的汤剂宜

三、综合分析选择题

[1~2题共用题干]

某女，39岁。因失眠去社区医院中医科就诊，医师开具处方后，患者来到药房取药。

1. 药房值班药师小李向患者说明处方中的天王补心丹的服用时间是

    A. 清晨服　　　　B. 清晨至午前服

    C. 午后至夜晚服　D. 睡前服

    E. 饭后服

2. 药房只有天王补心丹的浓缩丸，其服药方式是

    A. 以温开水送服　B. 咀嚼服用

    C. 舌下含服　　　D. 开水冲服

    E. 温开水化开后服用

四、多项选择题

1. 用药咨询服务的服务方式包括

    A. 窗口（或柜台）咨询

    B. 电话咨询

    C. 网络咨询

    D. 专题讲座

    E. 制作宣传手册

2. 执业药师面向医师提供的用药咨询服务包括

    A. 饮食禁忌

    B. 新药信息

    C. 合理用药信息

    D. 药品不良反应

    E. 药物相互作用和禁忌证

3. 在执业药师指导患者用药时，需要特殊提醒的情形包括

    A. 既往曾发生过不良反应事件

    B. 患者依从性不好

    C. 处方中配药剂量超过规定剂量（医师双签字确认）

    D. 患者正在使用的药物中有配伍禁忌

    E. 患者第一次使用该药

4. 药师积极开展中药处方点评的意义在于

    A. 有利于发挥药学人员在药物使用过程中的作用与责任

    B. 有利于处方或用药医嘱以及调剂工作的规范

    C. 有利于树立药学人员在医疗活动中的威望

    D. 有利于提高患者对医院和医务人员信任度

    E. 有利于降低医疗费用

5. 下列关于医疗机构开展中成药处方点评的要求，正确的是

    A. 病房按出院患者病历数抽取医嘱单，抽取率应不少于1‰

    B. 门急诊抽样率一般不少于总处方量的1‰

    C. 病房每月点评出院病历绝对数不少于30份

    D. 门急诊每月点评总处方数不少于100张

    E. 处方点评工作完成后仅需向上级主管部门口头报告即可

6. 下列关于医疗机构开展中药饮片处方点评的要求，正确的是

    A. 门急诊中药饮片处方抽查率不少于中药饮片总处方量的0.5%

    B. 门急诊每月点评处方绝对数不少于100张

    C. 病房中药饮片处方抽查率（按出院病历数计）不少于5‰

    D. 病房每月点评出院病历绝对数不少于30份

    E. 处方点评工作要形成书面记录并及时报告

7. 可以判定为用药不适宜处方的情况包括

    A. 适应证不适宜

    B. 遴选的药品不适宜

    C. 药品剂型或给药途径不适宜

    D. 用法、用量不适宜

    E. 重复给药

8. 可以判定为超常处方的情况包括

    A. 无适应证用药

    B. 无正当理由开具高价药

    C. 无正当理由超说明书用药

D. 无正当理由为同一患者同时开具 2 种以上药理作用相同药物

E. 无正当理由不首选国家基本药物

9. 药师对患者开展药学监护的要点包括

A. 用药方案合理性的评估

B. 用药方案疗效监护

C. 药品不良反应监护

D. 药物治疗过程监护

E. 患者依从性监护

10. 居家药学服务内容至少包括

A. 药师要求患者或家属整理和制作用药清单

B. 评估居家患者药物治疗需求

C. 药师应当了解居家患者的用药依从性

D. 药师指导有需要的居家患者清理家庭药箱

E. 药师应及时与家庭医生沟通访视中发现患者的药物治疗问题

第十三章　中药用药安全

第一节　中药安全应用和药物警戒

一、最佳选择题

1. 首次将中药分为大毒、有毒、小毒三个等级的是
   A. 《神农本草经》   B. 《名医别录》
   C. 《本草纲目》   D. 《本草易读》
   E. 《本草便读》

2. 专设了堕胎药项，并载药41种的是
   A. 《神农本草经》   B. 《名医别录》
   C. 《本草经集注》   D. 《产经》
   E. 《妊娠用药禁忌歌》

3. 将毒性中药分为大毒、有毒、小毒三个等级的现代本草著作是
   A. 《中国药典》   B. 《中华本草》
   C. 《中药大辞典》   D. 《全国中草药汇编》
   E. 《中国药用植物志》

二、配伍选择题

[1~3题共用备选答案]
   A. 主治病以应地，多毒，不可久服
   B. 主养命以应天，无毒，多服、久服不伤人
   C. 主治病以应天，无毒有毒，不可久服
   D. 主养性以应人，无毒，多服、久服不伤人
   E. 主养性以应人，无毒有毒，斟酌其宜

1. 《神农本草经》将药物按照功效及毒性分为上、中、下三品，其中上品药

2. 《神农本草经》将药物按照功效及毒性分为上、中、下三品，其中中品药

3. 《神农本草经》将药物按照功效及毒性分为上、中、下三品，其中下品药

三、多项选择题

1. 现代中药药物警戒的内容包括
   A. 中药临床用药安全性研究
   B. 中药的不良反应监测
   C. 中药毒理学研究
   D. 中药上市前后的安全性监测和再评价
   E. 中药安全使用的科普宣传活动

2. 我国传统中医药对药物安全性的认识主要包括
   A. 配伍禁忌思想   B. 妊娠禁忌思想
   C. 毒性分级思想   D. 中毒解救思想
   E. 炮制减毒思想

第二节　中药不良反应

一、最佳选择题

1. 苦杏仁引起中毒致死的主要原因是
   A. 肝性脑病   B. 呼吸中枢麻痹
   C. 出血性脑血管病   D. 缺血性脑血管病
   E. 脱水

2. 关于蓖麻子不良反应、发生机制及救治方法的描述，错误的是
   A. 蓖麻毒素经呼吸道吸入、消化道摄入和肌内注射均可致人中毒
   B. 蓖麻中毒可以造成呼吸衰竭、循环衰竭
   C. 蓖麻毒素可以引起组织坏死出血
   D. 蓖麻毒素最主要的毒性作用机制是抑制蛋白合成
   E. 蓖麻中毒后有惊厥表现的先给予镇静剂苯巴妥钠，后用高锰酸钾或药用炭洗胃

3. 患者表现为纳差、乏力、恶心、厌油腻、尿黄等症状及皮肤、巩膜黄染的表现时，这是因为过量用药导致的
   A. 神经系统毒性反应
   B. 心血管系统毒性反应
   C. 中药引起的肝损害
   D. 中药引起的肾损害

E. 泌尿系统毒性反应

4. 附子的道地产区在
   A. 四川
   B. 云南
   C. 甘肃
   D. 宁夏
   E. 河南

5. 过量会发生血尿的中药是
   A. 肉桂
   B. 麻黄
   C. 陈皮
   D. 麦芽
   E. 大枣

6. 我国《药品不良反应报告和监测管理办法》规定，出现用药死亡病例的报告时间为
   A. 立即报告
   B. 10 日内报告
   C. 15 日内报告
   D. 20 日内报告
   E. 30 日内报告

7. 某男，20 岁。用药 10 分钟后出现全身皮肤瘙痒，四肢抽搐。送医院急救，30 分钟后出现咽喉部阻塞感、四肢麻木、头晕，继而出现寒战、心悸、胸闷、呼吸困难、意识不清，并伴有恶心呕吐。既往体健，无药物及食物过敏史。查体：体温 36.8℃，心率 116 次/分，呼吸 29 次/分，血压 66/37mmHg，神志恍惚，面色苍白，唇甲发绀，额头冷汗出，诊断为过敏性休克。引起这一不良反应的中成药是
   A. 鼻炎宁颗粒
   B. 雷公藤制剂
   C. 维 C 银翘片
   D. 珍菊降压片
   E. 仙灵骨葆胶囊

8. 某女，因乏力待查就诊，给予某中成药注射液静脉滴注，当滴注约 5 分钟时患者面部出现红斑样皮疹，并感瘙痒，随即神志不清，面色苍白。查体：血压 80/46mmHg，心率 56 次/分，呼吸 38 次/分。立即停止输注该注射液，给予抗休克治疗，40 分钟后血压升至 115/72mmHg。引起这一不良反应的中成药是
   A. 葛根素注射液
   B. 红花注射液
   C. 香丹注射液
   D. 喜炎平注射液
   E. 生脉注射液

二、配伍选择题

[1~4 题共用备选答案]
   A. 副作用
   B. 毒性作用
   C. 特异质反应
   D. 变态反应
   E. 后遗作用

1. 服用五味子、白芍、当归、丹参等可引起荨麻疹，这属于中药不良反应的

2. 临床利用大黄逐瘀通经的功效治疗瘀血肿痛，导致腹泻，这属于中药不良反应的

3. 长期大量服用关木通造成不可逆的肾损害，这属于中药不良反应的

4. 服用蟾酥、苍耳子、蓖麻子可引起剥脱性皮炎，这属于中药不良反应的

[5~8 题共用备选答案]
   A. 香加皮
   B. 白矾
   C. 雷公藤
   D. 吴茱萸
   E. 鸦胆子

5. 服用后损伤内皮细胞，致毛细血管通透性增加，刺激壁层上皮细胞增生，导致肾功能衰竭的中药是

6. 服用后抑制窦房结，并直接抑制心脏房室传导组织的中药是

7. 服用后对中枢神经有抑制作用，对肝肾实质有损害作用的中药是

8. 服用后含金属离子的硫酸根电解质经口服后导致消化道灼烧样症状的中药是

三、多项选择题

1. 与药物剂量有关的中药不良反应包括
   A. 副作用
   B. 毒性作用
   C. 继发反应
   D. 首剂效应
   F. 后遗作用

2. 细辛中毒的临床表现包括
   A. 头痛
   B. 呼吸急促
   C. 烦躁不安
   D. 出汗
   E. 瞳孔散大

3. 过量服用壮骨关节丸的不良反应包括
   A. 皮疹、瘙痒
   B. 呕吐
   C. 恶心
   D. 血压升高
   E. 肝损害

4. 过量服用苍耳子的临床表现包括
   A. 恶心、呕吐，腹痛、腹泻，重者可见黄疸、肝肿大、消化道出血
   B. 头痛、头晕
   C. 胸闷、心慌气短、血压下降、心律失常、房室传导阻滞
   D. 呼吸困难、呼吸节律不整、肺水肿
   E. 水肿、少尿、尿闭、血尿、尿失禁、肾功能异常、急性肾功能衰竭

第三节 中药用药错误

配伍选择题

[1～4题共用备选答案]

    A. A级   B. B级

    C. D级   D. E级

    E. I级

1. 根据用药错误分级标准,差错造成患者暂时性伤害,需要采取处置措施。属于

2. 根据用药错误分级标准,客观环境或条件可能引发差错(差错隐患)。属于

3. 根据用药错误分级标准,差错导致患者死亡。属于

4. 根据用药错误分级标准,发生差错但未发给患者,或已发给患者但未使用。属于

第四节 医疗用毒性中药的中毒反应和基本救治原则

一、最佳选择题

1. 下列不含乌头类药物的中成药是

    A. 追风丸   B. 金匮肾气丸

    C. 附子理中丸   D. 小金丸

    E. 六神丸

2. 下列不含马钱子类药物的中成药是

    A. 九分散   B. 六应丸

    C. 山药丸   D. 舒筋丸

    E. 疏风定痛丸

3. 下列不含蟾酥类药物的中成药是

    A. 六神丸   B. 六应丸

    C. 梅花点舌丸   D. 山药丸

    E. 麝香通心滴丸

4. 下列不含雄黄的中成药是

    A. 牛黄解毒丸   B. 安神补脑丸

    C. 牛黄清心丸   D. 喉症丸

    E. 安宫牛黄丸

5. 下列不含朱砂、轻粉、红粉的中成药是

    A. 牛黄至宝丸   B. 牛黄抱龙丸

    C. 朱砂安神丸   D. 紫金锭

    E. 磁朱丸

6. 首先危害神经细胞,使中枢神经中毒,产生一系列中毒症状,并直接影响毛细血管通透性的中成药类型是

    A. 含马钱子的中成药

    B. 含蟾酥的中成药

    C. 含雄黄的中成药

    D. 含朱砂、轻粉、红粉的中成药

    E. 乌头类药物

二、配伍选择题

[1～3题共用备选答案]

    A. 乌头类药物中毒

    B. 马钱子及含马钱子的中成药药物中毒

    C. 蟾酥及含蟾酥的中成药药物中毒

    D. 雄黄及含雄黄的中成药药物中毒

    E. 含朱砂、轻粉、红粉的中成药药物中毒

1. 患者用药后表现为胸闷、心律失常、脉缓慢无力、心电图显示房室传导阻滞等。严重时面色苍白、口唇发绀、四肢厥冷、大汗虚脱、血压下降、休克,甚至心搏骤停而死亡。是由于

2. 患者用药后表现为口舌、四肢及全身麻木,头痛,头晕,精神恍惚,语言不清或小便失禁,继而四肢抽搐、牙关紧闭、呼吸衰竭等。是由于

3. 患者用药后表现为少尿、蛋白尿,严重者可发生急性肾功能衰竭。是由于

[4～7题共用备选答案]

    A. 利多卡因静脉注射

    B. 静脉注射苯巴比妥钠

    C. 服用颠茄合剂

    D. 土茯苓煎汤饮用

    E. 芍药煎汤饮用

4. 含朱砂、轻粉、红粉的中成药中毒后的解救措施是

5. 马钱子及含马钱子的中成药中毒后的解救措施是

6. 蟾酥及含蟾酥的中成药中毒后的解救措施是

7. 乌头类药物中毒后的解救措施是

三、综合分析选择题

[1~3 题共用题干]

某男，23岁。因咽喉肿痛，自行购买喉症丸治疗。用药后出现口腔咽喉干痛、烧灼感，口中有金属味，流涎，剧烈恶心呕吐、腹痛腹泻的表现。

1. 此时患者中毒是由于过食

    A. 乌头类药物中毒

    B. 马钱子及含马钱子的中成药

    C. 蟾酥及含蟾酥的中成药

    D. 雄黄及含雄黄的中成药

    E. 含朱砂、轻粉、红粉的中成药

2. 该类药物中毒可能的原因是

    A. 饮雄黄酒

    B. 服用蟾酥制剂过量

    C. 超剂量或长期服用朱砂制剂

    D. 过量服用乌头类药物

    E. 误服或服用过量复方芦荟胶囊

3. 对于中毒的解救方法，不正确的是

    A. 使用催吐法清除毒物

    B. 服用蛋清吸附毒物，保护黏膜

    C. 纠正水液代谢和电解质紊乱

    D. 注射阿托品

    E. 绿豆煎汤饮用

下篇
试题答案与解析

第一章 执业药师与中药药学服务

第一节 中药药学服务及其模式

一、最佳选择题

1. A 本题考查中药药学服务对执业药师的要求。药学服务是高度专业化的服务过程，要求药师以合理用药为核心，以提高患者生命质量为目的。

2. D 本题考查执业药师的基本技能。**基本技能**主要包括：中药处方审核、调剂与复核、中药处方点评、医嘱审核、提供中药用药咨询和健康宣教等通科中药药学服务技能；阅读医疗文书、问诊及常规查体、辨证中医常见病证并提供用药方案、利用临床药学思维分析药学问题；对特殊人群进行治疗药物监测，设计中医药治疗个体化给药方案；中药信息检索、书写公众宣传材料和为患者提供用药教育；收集、整理、分析并反馈中药安全信息，开展中药药物评价等专科临床药学服务技能。

二、配伍选择题

[1~2] AB 本题考查中药药学服务模式及转变。随着医药卫生体制改革不断深入，药学服务工作面临新的任务和挑战，根据原卫计委《关于加强药事管理转变药学服务模式的通知》，药学服务从"以药品为中心"转变为"以病人为中心"，从"以保障药品供应为中心"转变为"在保障药品供应的基础上，以重点加强药学专业技术服务、参与临床用药为中心"。

[3~4] EA 本题考查中药药学服务的内涵。中药药学服务是指中药师运用中医药专业知识，提供与中药相关的服务，以解决医疗、保健、预防中遇到的中药用药问题，提高中药治疗的安全、有效、经济与适宜性。其服务**宗旨**是"以人为本"；服务目标是促进临床合理使用中药，保障人民群众的身体健康，改善和提高人类生活质量。

三、多项选择题

1. BCDE 本题考查中药药学服务新进展。随着中药药学服务的开展，中药药学服务也在不同方面取得新进展，分别包括**药物重整、开展中药药物警戒工作、中药临方炮制和临方制剂、中药知识科普与药学信息服务、中药调剂智能化建设**。

2. ABCDE 本题考查中药药学服务的主要实施内容。药学服务的具体工作，除传统的中药调剂工作以外，还包括中药处方点评、用药咨询、中药处方和医嘱审核、参与临床查房、独立开展药学查房、开展药学监护、参与临床会诊、患者用药教育、大众健康宣教、个体化药学服务及用药安全性监测等多个环节。

3. ABDE 本题考查中药药学服务对执业药师的要求。提供药学服务的执业药师必须具有药学专业背景，具备扎实的中医药学专业知识以及开展药学服务工作的实践经验和能力，并具备与药学服务相关的药事管理与法规知识、医学人文知识、沟通技巧及高尚的职业道德。

4. ABCDE 本题考查药物重整的目的。药物重整的**目的**是获取和确认患者的既往用药史，消除处方不一致，做好用药评估，预防医疗过程中的药品不良事件，避免漏服药物、重复用药、剂量错误和药物不良相互作用等。

第二节 药学服务常用文献信息

一、最佳选择题

1. C 本题考查中医药文献来源。一次文献是作者以本人的研究成果为依据而撰写的原始文献，如专著、期刊论文、会议文献、学位论文、**专利说明**等。

2. B 本题考查主要医学典籍。《黄帝内经》包括《黄帝内经·素问》和《黄帝内经·灵枢》，其中**《黄帝内经·素问》**以黄帝与岐伯、雷公等君臣问答体例讨论了摄生、阴阳五行、藏象经络、病因病机、诊法治则及对有关病证认识等内容。

3. B　本题考查主要医学典籍。《黄帝内经》是**最早**的一部中医典籍，也是中医学最重要的经典著作。

4. B　本题考查主要医学典籍。《黄帝内经》包括《黄帝内经·素问》和《黄帝内经·灵枢》，其中《黄帝内经·灵枢》全面系统总结我国汉代以前中医学理论、经络学说和针刺技术的经典著作，为后世医学尤其是**针灸学的发展奠定了坚实的基础**。

5. A　本题考查主要医学典籍。《伤寒论》全书载方113首，配伍严谨，体现了君臣佐使的组方原则，有很高的临床实用价值，后世称其为"**众方之祖**"。

6. D　本题考查主要医学典籍。《温疫论》为中医史上**第一部论温疫的专著**，在温病温疫的病因、病机和证治方面突破了《伤寒论》的原有框架，创立了辨治温疫温病的新理论。

7. E　本题考查主要本草典籍。《神农本草经》是最早的本草学专著，载药365种，将药物按上、**中、下三品分类**原则进行分类。

8. A　本题考查主要本草典籍。《本草经集注》是继《本经》之后对我国中药学进行的又一次总结，创设了"**诸病通用药**"专项，以病证类药，如治风项有防风、防己、独活等，治小便淋沥有滑石、冬葵子等，治瘿瘤有海藻、昆布等，利于临证遣药参考。

9. A　本题考查主要本草典籍。由于《新修本草》的完成依靠了国家的行政力量和人力物力，故称该书为中国历史上第一部官修本草。

10. B　本题考查主要方书典籍。《肘后备急方》又名《肘后救卒方》，属急症手册性质，全书总结了东晋以前的中医急症治疗成就。

11. D　本题考查主要方书典籍。《备急千金要方》为唐·孙思邈撰著，孙氏首重医德，序例中著有"大医习业""**大医精诚**"两篇专论。

12. A　本题考查主要方书典籍。《普济方》是中**国古代收方最多的方书**，为研究复方用药提供了极为珍贵的资料。

13. C　本题考查主要方书典籍。《太平惠民和剂局方》是宋代太医局编纂，为宋代官府颁行，是我国**第一部成药典**，撷取了张仲景、孙思邈、钱乙、朱肱等名家良方，荟萃宋以前历代方剂之精华。

14. A　本题考查主要炮制典籍。《雷公炮炙论》是南北朝刘宋时期雷敩编撰，是我国**第一部炮制专著**，第一次系统总结了前人炮制技术和经验，初步奠定了炮制学基础。

二、配伍选择题

[1~3] BCA　本题考查中医药文献来源。①二次文献是对一次文献进行整理分类、提炼加工，按一定规则编排而成，如书目、题录、文献等。《中医图书联合目录》是我国第一部全国性的中医联合目录，属于**书目**的范畴。②三次文献是在利用二次文献基础上，对某一特定专题的一次文献进行收集整理和综合分析从而编写而成的文献，如论文综述、专题评论、教科书、词典、百科全书、年鉴、手册等。"黄芪药理作用研究综述"属于对黄芪药理作用相关论文的**综述**。③一次文献是作者以本人的研究成果为依据而撰写的原始文献，如专著、期刊论文、会议文献、**学位论文**、专利说明等。

[4~6] DAE　本题考查药品标准。①**药典一部**收载药材及饮片、植物油脂和提取物、成方制剂和单味制剂等。②**药典二部**收载化学药品、抗生素、生化药品、放射性药品等。③**药典三部**收载生物制品。

三、多项选择题

1. BCD　本题考查主要本草典籍。《**神农本草经**》提出药物三品分类原则、君臣佐使配、毒药用法、用药大法等部分内容。是最早的本草学专著，具有重要的科学价值和历史影响，为我国医药学四大经典著作之一。

2. ADE　本题考查主要方书典籍。我国**主要的方书典籍**包括但不限于《肘后备急方》《千金翼方》《千金要方》《太平圣惠方》《外台秘要》《太平惠民和剂局方》《普济方》等。

3. ABCDE　本题考查常用文献检索数据库。我们现在常用的文献检索数据库包括：中国知网、万方数据库、维普网、中医药在线、中国生物医学文献数据库。

4. ABCDE　本题考查药品标准。《中华人民共和国药典》，由一部、二部、三部、四部组成。药典一部收载药材及饮片、植物油脂和提取物、成方制剂和单味制剂等；药典二部收载化学药品、抗生素、生化药品、放射性药品等；药典三部收载生物制品；药典四部为通则和药用辅料。

5. ABC　本题考查主要炮制典籍。我国主要炮制典籍包括《雷公炮炙论》《炮制大法》《修事指南》等。

第二章　中医理论基础

第一节　中医学的基本特点

一、最佳选择题

1. A　本题考查整体观念的内容。整体观念包含三个方面：人体是一个有机整体；人与自然环境的统一性；人与社会环境的统一性。其中人体是一个有机整体，包含了五脏一体观和形神一体观。五脏一体观是一个以心为主宰，以**五脏**为中心，通过经络沟通联络的有机整体。

2. D　本题考查中医学的基本特点。中医学的基本特点是**整体观念和辨证论治**。

3. D　本题考查证、症、病的区别。证：是疾病过程中**某一阶段或某一类型**的病理概括。某一阶段或某一类型为其关键词。

4. D　本题考查同病异治和异病同治。**同病异治**是指同一种疾病由于发病的时间、地区以及患者的反应不同，或处于不同的发展阶段，其表现出的证不同，因而应采取不同的治法。

5. C　本题考查同病异治和异病同治。**同病异治**，同一病证，因时、因地、因人不同，或由于病情进展程度、病机变化，以及用药过程中正邪消长等差异，治疗上应相应采取不同治法。感冒可以用辛温解表、辛凉解表、扶正解表的治疗方法，所以是同病异治。

6. B　本题考查辨证论治的概念。中医治病有辨证论治、辨症论治、辨病论治三种形式。**其中辨证论治是主要的形式**，辨证论治是运用中医学理论辨析有关疾病的资料以确立证，论证其治则治法方药并付诸实施的思维和实践过程。

二、配伍选择题

[1～2] CD　本题考查同病异治和异病同治。①同病异治，指同一种病，由于发病的时间、地域不同，或所处的疾病的阶段或类型不同，或患者的体质有异，故反映出的证候不同，因而治疗也就有差异。②异病同治，指不同的疾病，在其发展过程中，由于出现了相同的证，因而也可采用同一种方法来治疗。

三、多项选择题

1. ABC　本题考查整体观念的内容。人体是一个内外联系、自我调节和自我适应的有机整体。生理的整体性，主要表现**在三个方面**：一是结构和功能上的"五脏一体观"；二是精神和形体上的"形神一体观"；三是物质与功能一体观。

2. ABCD　本题考查辨证论治。同病异治，指同一种病，由于发病的时间、地域不同及患者机体的反应不同，或处于不同的发展阶段，故反映出的证不同，因而治疗也有异。

第二节　阴阳学说

一、最佳选择题

1. E　本题考查阴阳的概念。阴阳是指事物与事物之间相互对立的两种基本属性，**既可标示一事物内部相互对立的两个方面，又可标示相互对立又相互关联的两种事物或现象**。

2. E　本题考查阴阳的概念。阴阳学说认为世间万物俱分阴阳。就湿度而言，干燥为阳，**湿润为阴**；就方位而言，南为阳，北为阴；就重量而言，轻为阳，重为阴；就时间而言，昼为阳，夜为阴；就四季而言，春夏为阳，秋冬为阴。

3. C　本题考查阴阳的属性。事物的阴阳属性不是绝对的，而是相对的。阴阳属性的**相对性，主要表现在两个方面**：其一，阴阳的可分性，即阴阳双方中的任何一方又可以再分阴阳；其二，阴阳的相互转化性，即在一定条件下，阴阳可以发生相互转化，阴可以转化为阳，阳也可以转化为阴。

4. A　本题考查阴阳的相互关系。阴阳对立，是指事物或现象中阴与阳两个方面，具有阴阳相反、相互制约的关系。阴阳学说认为，对立相反是阴阳的基本属性，宇宙间很多事物和现象都存在对立相反的两个方面，天地亦是如此。**天与地一在上，一在下，不**

可相融，所以体现的是阴阳之间的对立制约关系。

5. D　本题考查阴阳的相互关系。题干所述的变化属于阴阳转化的内容，阴阳的消长（量变）和转化（质变）是事物发展变化全过程中密不可分的两个阶段，**阴阳的消长是转化的前提**，而阴阳的转化则是消长发展的结果。

6. B　本题考查阴阳的相互关系。阴阳互根互用，是指事物或现象中相互对立的阴阳两个方面，具有相互依存、相互为用的关系，重点强调**每一方都以其相对另一方的存在为自己存在的前提和条件**。

7. C　本题考查阴阳的相互关系。阴阳转化，是指在一定的条件下，阴或阳可以各自向其相反方向转化的质变形式，即由阴转阳、由阳转阴。题干强调气候由寒冷变为炎热就是由阴转阳的过程，属于阴阳转化的范畴。

8. D　本题考查阴阳的相互关系。**阴阳的消长平衡**，是指在一定的限度内，阴或阳的运动变化出现减少或增加的量变形式，人睡眠与清醒与否是由于阳气与阴气在逐渐发生相对量的变动间实现的，所以属于阴阳消长的内容。

9. C　本题考查阴阳的相互关系。**阴阳转化**，是指在一定的条件下，阴或阳可以各自向其相反方向转化的质变形式，即由阴转阳、由阳转阴，题干中"重阴必阳，重阳必阴"即是体现阴阳转化的过程。

10. D　本题考查阴阳的相互关系。如果某种原因破坏了阴阳的消长平衡，形成阴或阳的偏盛或偏衰，对人体来说，也就是病变状态，即"阴胜则阳病，阳胜则阴病"。

11. A　本题考查阴阳在疾病治疗中的应用。阳盛则热属实热证，宜用寒凉药以制其阳，治热以寒，利用的便是阴阳之间对立制约的关系，即"热者寒之"。

12. B　本题考查阴阳的相互关系。阴阳互根互用，是指事物或现象中相互对立的阴阳两个方面，具有相互依存、相互为用的关系，每一方都以其相对另一方的存在为自己存在的前提和条件。当阴阳互根互用关系失常，阴液亏耗日久，也会累及阳气过度消耗，以致发生阴阳皆消，即阴阳两虚的变化。

13. E　本题考查阴阳在疾病诊断中的应用。就脉象形态而言，浮大洪滑为阳，沉小细涩为阴。

14. C　本题考查阴阳在疾病治疗中的应用。阳病治阴是指用滋阴壮水之法以抑制阳亢火盛，其所治疗疾病的病机为阴虚不能制阳而致阳亢，此为虚热证，简记为**治啥啥虚**。阳虚不能制阴而造成阴盛者，属虚寒证，不宜用辛温发散药以散阴寒，须用扶阳益火之

法以消退阴盛，这种治疗原则也称为"阴病治阳"，亦简记为**治啥啥虚**。

15. B　本题考查阴阳在疾病治疗中的应用。阴中求阳、阳中求阴的治法针对的是阴阳偏衰的治疗，由明代张景岳根据**阴阳互根的原理**所提出。

16. D　本题考查阴阳的相互关系。阴阳对立双方之所以能够相互转化，是因为对立的双方已相互存在着向其对立面转化的因素，是由量变而引起的质变，阴阳的消长便是量变的过程，所以阴阳的消长是转化的**前提**。

17. D　本题考查阴阳在疾病治疗中的应用。在用补阳药时，须佐用补阴药，取阴中求阳之意，该治疗方法针对的是虚寒证，简记为**求啥啥虚**。

18. E　本题考查阴阳在疾病治疗中的应用。具有升阳、发表、祛风、散寒、涌吐、开窍等功效的药物，多上行向外，其性升浮，升浮者为阳；具有泻下、清热、利尿、重镇安神、潜阳息风、**消导积滞**、降逆、收敛等功效的药物，多下行向内，其性皆沉降，沉降者为阴。

19. B　本题考查阴阳的相互关系。《素问·生气通天论》言："阳气者，一日而主外，平旦人气生，**日中而阳气隆**，日西而阳气已虚，气门乃闭。"说明人体阳气随昼夜推移而呈盛衰变化。

20. D　本题考查阴阳的概念与属性。《灵枢·顺气一日分为四时》云："以一日分为四时，朝则为春，日中为夏，日入为秋，夜半为冬"。将每日24小时分为4个阶段，夜半至黎明为阴中之阳，黎明至中午为阳中之阳，中午至黄昏为阳中之阴，黄昏至夜半为**阴中之阴**。

21. A　本题考查阴阳在疾病治疗中的应用。虚寒证为阳虚不能制阴而造成阴盛者，不宜用辛温发散药以散阴寒，须"益火之源，以消阴翳"，即用扶阳益火之法以消退阴盛，这种治疗原则也称为"阴病治阳"。

二、配伍选择题

[1～3]　**CAD**　本题考查阴阳的属性。昼为阳，夜为阴：白天的上午与下午相对而言，则**上午为阳中之阳**，下午为阳中之阴；夜晚的前半夜与后半夜相对而言，则**前半夜为阴中之阴**，后半夜为阴中之阳。

[4～6]　**ADE**　本题考查阴阳在疾病治疗中的应用。①阴阳偏盛应以损其有余为治疗原则，阳盛则热属实热证，宜用寒凉药以制其阳，治热以寒，即"**热者寒之**"。②在用补阴药时，须佐用补阳药，取**阳中求阴**之意，该治疗方法针对的是虚热证。③阴阳互损导致的结果为阴阳俱虚，根据虚则补之的治疗原则，

应采取**阴阳并补**的治法。

三、多项选择题

1. ADE 本题考查阴阳在疾病治疗中的应用。温里药针对的是里寒证的患者，故属阳。补益药针对的是气血阴阳虚的患者，就虚实而言虚为阴，实为阳，故补益药属阳。拔毒祛腐生肌药在体内的作用趋向为向上向外，故属阳。清热药和泻下药在体内的作用趋向为向下向内，故属阴。

2. CDE 本题考查阴阳的概念。阴和阳在医学领域可将对于人体具有推动、温煦、兴奋等作用的物质和功能，统属于阳；对于人体具有**凝聚、滋润、抑制**等作用的物质和功能，统属于阴。

3. CD 本题考查阴阳在疾病治疗中的应用。阴中求阳、阳中求阴的治法针对的是阴阳偏衰的治疗，由明代张景岳根据阴阳互根的原理所提出。阳病治阴和阴病治阳虽然表现为虚证，但在治疗时还是用跟疾病表现出的阴阳属性相反的药物进行治疗，是依据阴阳的对立制约关系所确立的治则。寒者热之是指针对实热证，用寒凉药以制其阳，治热以寒，是依据阴阳的对立制约关系所确立的治则。

4. AC 本题考查阴阳在疾病治疗中的应用。阴病治阳是指用扶阳益火之法以消退阴盛，其所治疗疾病的病机为阳虚不能制阴而造成阴盛，属虚寒证。阳病治阴是指用滋阴壮水之法以抑制阳亢火盛，其所治疗疾病的病机为阴虚不能制阳而致阳亢，为虚热证。实则泻之是指针对实邪积聚的实证，应该采取泻实的治疗方法。

5. ABCD 本题考查阴阳学说的主要内容。根据考试大纲的规范，阴阳学说的主要内容包括**对立制约、互根互用、相互转化、消长平衡**。

6. AD 本题考查阴阳在疾病治疗中的应用。五味，即辛、甘、酸、苦、咸。有些药物具有淡味或涩味，所以实际上不止五种。但是习惯上仍然称为五味。其中**辛、甘、淡**属阳，酸、苦、咸属阴。

第三节 五行学说

一、最佳选择题

1. B 本题考查五行的分类。肝之变动为握、心之变动为忧、脾之变动为哕、肺之变动为咳、肾之变动为栗。

2. E 本题考查五行的特性。五行中，木曰曲直；火曰炎上；土爱稼穑；金曰从革；**水曰润下**。

3. C 本题五行的相乘相侮。肺病及肝，肺对应金，肝对应木，生理状态为金克木，病理状态下**过度制约为相乘关系中的金乘木**。

4. C 本题考查五行的分类。五行木、火、土、金、水对应的四时季节分别为春、夏、**长夏**、秋、冬。

5. A 本题考查五行的相生与相克。五行之间相克关系为：木→土→水→火→金→木。我克者，为我"所胜"；克我者，为我"**所不胜**"（所胜与所不胜关系）。故"金"的"所不胜"为"火"。

6. C 本题考查五行的特性。五行中，木曰曲直；火曰炎上；**土爱稼穑**；金曰从革；水曰润下。

7. C 本题五行的相乘相侮。相乘指五行中一行对其所胜的过度制约或克制，又称"倍克"。相乘的次序与相克相同：木→土→水→火→金→木。对应的脏腑分别为肝→脾→肾→心→肺→肝。

8. D 本题考查五行学说在疾病诊断方面的应用。

"**木火刑金**"为木病及金，五行生理关系为金克木，病理关系为金乘木，反向克制为木侮金。母病及子、子病犯母为五行相生的病理关系。五行制化是指五行相生相克以达到稳定有序的变化与发展。

9. A 本题考查五行学说在疾病诊断方面的应用。五脏对应五色，肝、心、脾、肺、肾对应青、赤、黄、白、黑。面见青色故病位在肝。

10. B 本题考查五行学说在疾病治疗方面的应用。泻南补北法为泻心火补肾水的方法。心对应火，肾对应水，五行关系为水克火，泻南补北法为五行相克关系。

11. B 本题考查五行学说在疾病治疗方面的应用。五行之间相克关系为：木→土→水→火→金→木，对应的情志为：怒→思→恐→喜→悲→怒。我克者，为我"所胜"；克我者，为我"所不胜"（所胜与所不胜关系），故怒所胜为思。

12. A 本题考查五行学说在疾病治疗方面的应用。"**实则泻其子**"为五行相生确立的治法，生我者，为母；我生者，为子（母子关系）。所以根据五行的相生顺序：木→火→土→金→水→木，则对应的五脏为肝→心→脾→肺→肾→肝。

13. B 本题考查五行学说在疾病诊断方面的应用。根据五行生克理论，从面色上判断五行属性。五行的正常生理关系为生克，病理关系为乘侮。脾为土，青为肝病的面色，肝为木，脾虚见面色青为**木乘土**。

14. A　本题考查五行学说在疾病治疗方面的应用。相生关系的治疗方法：滋水涵木法、培土生金法、金水相生法、益火补土法；相克关系的治疗方法：抑木扶土法、培土制水法、佐金平木法、壮水制火法（泻南补北法）。

15. B　本题考查五行学说在疾病治疗方面的应用。根据患者的症状表现可以肺肾阴虚的病证，滋补肺肾阴虚的治法又称**金水相生法**。

16. C　本题考查五行学说在疾病治疗方面的应用。通过补脾益气而补益肺气的治法称为**培土生金法**，又称补养脾肺法。

17. D　本题考查五行学说在疾病治疗方面的应用。通过疏肝健脾或平肝和胃的治法称为**抑木扶土法**，适用于木旺乘土或土虚木乘之证。

18. E　本题考查五行学说在疾病治疗方面的应用。泻心火、补肾水的治法，称**泻南补北法**。适用于肾阴不足，心火偏旺，水火未济，心肾不交之证。

19. E　本题考查五行学说在疾病诊断方面的应用。患者因脾虚后不耐肝气克伐，根据五行之间关系可知二脏为相克关系的传变，可推知此为**土虚木乘**。

20. B　本题考查五行学说在疾病诊断方面的应用。心为子，肝为母，疾病由子病引起，可知此为**子病犯母**。

二、配伍选择题

[1~3]　**EAD**　本题考查五行归类。五味按木火

土金水的配伍为酸苦甘辛咸。属于"水"的味是咸；属于"木"的味是酸；属于"金"的味是辛。

[4~6]　**AAE**　本题考查五行学说在疾病治疗方面的应用。①根据五行相克规律确定的治法主要有**抑木扶土法、培土制水法、佐金平木法、泻南补北法等**。②益火补土法是温肾阳以补脾阳的治法，又称温肾健脾法（火，在此是指命门之火，而非心火。益火，补益命门之火，即温肾阳之法）。③佐金平木法，是滋肺阴、清肝火以治疗肝火犯肺证的治法，也可称为"滋肺清肝法"。

三、多项选择题

1. ACD　本题考查五行学说在疾病诊断方面的应用。**子病犯母**指五行中子的一行异常，影响到其母行，导致母子两行皆异常。其与相生次序相反。脾病传肺为母病及子；心病及肾为相侮。

2. ABD　本题考查五行学说在疾病治疗方面的应用。母子关系即相生关系，肾为肝之母；脾为肺之母；肝为心之母。

3. CD　本题考查五行学说在疾病诊断方面的应用。肾，五行属水，开窍于耳，在色为黑，在味为咸，齿为骨余。

4. ACD　本题考查五行归类。古人将"土"的特性概括为——土爱稼穑。"爱"，通"曰"；"稼"，即种植谷物；"穑"，即收获谷物。稼穑，泛指人类种植和收获谷物的农事活动。引申为凡具有**生化、承载、受纳**性质或作用的事物和现象，归属于土。

第四节　藏　象

一、最佳选择题

1. E　本题考查藏象的概念与特点。**藏象**，是指藏于体内的脏腑及其表现于外的生理病变征象以及与自然界相通应的事物和现象。

2. B　本题考查脏腑分类。六腑化水谷，传化物而不藏。

3. A　本题考查脏腑分类。五脏主藏精气，以藏为主，藏而不泄。

4. A　本题考查脏腑分类。六腑包括胆、胃、小肠、大肠、膀胱、三焦的总称。奇恒之腑包括脑、髓、骨、脉、胆、女子胞。**既是六腑又是奇恒之腑的为胆**。

5. B　本题考查心的生理功能与特性。心藏神：又称心主神明或神志，即心有主宰生命活动和主司意识、思维、情志等精神活动的作用。故《素问·灵兰秘典论》曰："心者，**君主之官**也，神明出焉。"

6. B　本题考查心的生理功能与特性。心的生理功能：主血脉；主神明。

7. B　本题考查心的生理功能与特性。人体的脏腑、经络、形体、官窍，各有不同的生理功能，但都必须在心神的主宰和调节下分工合作，共同完成整体生命活动。心神正常，各脏腑功能协调有序，则身心康泰。因此，心神通过协调各脏腑之精气以达到调控各脏腑功能之目的，故被称为"**五脏六腑之大主**"。

8. A　本题考查心的生理功能与特性。心藏神，

又称主神明或主神志，是指心有主宰生命活动和主司意识、思维、情志等精神活动的作用。

9. D　本题考查肺的生理功能与特性。肺主一身之气：指肺有主司一身之气的生成和运行的作用，体现在两个方面：一指宗气的生成；二指**对全身气机具有调节作用**。

10. D　本题考查肺的生理功能与特性。肺的生理功能：主气，司呼吸；主宣发与肃降；**主通调水道（主行水）**；朝百脉，主治节。

11. E　本题考查肺的生理功能与特性。肺通过宣发肃降功能实现了水液代谢的功能，即通调水道，因此称**"肺为水之上源"**。

12. D　本题考查肺的生理功能与特性。肺的生理机能：主气，司呼吸；主宣发肃降；主通调水道；朝百脉，**主治节**。

13. D　本题考查肺的生理功能与特性。肺为**华盖**：盖，即伞。华盖，原指古代帝王的车盖。肺为华盖是指肺在体腔中位居最高，具有保护诸脏、抵御外邪的作用。肺位于胸腔，居五脏的最高位置，有覆盖诸脏的作用，肺又主一身之表，为脏腑之外卫，故称肺为华盖。

14. C　本题考查脾的生理功能与特性。饮食物由胃受纳腐熟，必须依赖于脾的运化功能，才能将水谷转化为精微物质，转输到心肺，布散于全身，从而使各个脏腑、组织、器官得到充足的营养，并通过心肺的作用化生气血，故"脾为**后天之本，气血生化之源**"。

15. C　本题考查脾的生理功能与特性。**脾主运化**，可消化吸收饮食物中的水谷精微并将其转输至全身。

16. C　本题考查脾的生理功能与特性。**脾主统血**，是指脾能统摄、控制血液，使之正常地循行于脉内，而不逸出于脉外。

17. B　本题考查脾的生理功能与特性。饮食物由胃受纳腐熟，必须依赖于脾的运化功能，才能将水谷转化为精微物质，转输到心肺，布散于全身，从而使各个脏腑、组织、器官得到充足的营养，并通过心肺的作用化生气血，故**"脾为气血生化之源"**。而要实现这一结果，就依赖脾运化水谷的功能。

18. B　本题考查脾的生理功能与特性。脾失健运，则脾气对于血液的统摄作用减退，可见各种虚性出血。

19. E　本题考查脾的生理功能与特性。脾统血的作用是通过**气能摄血**作用来实现的。脾为气血生化之源，气为血帅，血随气行。脾气能够统摄周身血液，

使之正常运行而不致溢于血脉之外。

20. A　本题考查肝的生理功能与特性。肝的生理功能：①主疏泄。促进血液与津液的运行输布；促进脾胃运化和胆汁的分泌排泄，**调畅情志**；促进男子排精，女子排卵。②主藏血。当肝的疏泄功能正常，气机调畅，气血平和，则心情舒畅，情志活动才能正常。

21. A　本题考查肝的生理功能与特性。肝的生理功能：①主疏泄。②肝主藏血：指肝具有贮藏血液、调节血量和防止出血的功能。

22. B　本题考查肝的生理功能与特性。肝的疏泄功能反映了肝为刚脏、主升、主动的生理特点，**中心环节是调畅全身气机**。

23. A　本题考查肝的生理功能与特性。肝的生理功能：①主疏泄：促进血液与津液的运行输布；促进脾胃运化和胆汁的分泌排泄；调畅情志；**促进男子排精，女子排卵**。②主藏血。

24. A　本题考查肝的生理功能与特性。肝具有刚强之性，喜条达、舒畅而恶抑郁。故肝的生理特性可概括为肝为**刚脏**，肝**主升发**。

25. A　本题考查肝的生理功能与特性。肝主疏泄包括：促进血液与津液的运行输布；促进脾胃运化和胆汁的分泌排泄；调畅情志；促进男子排精，女子排卵。肝主疏泄失常不仅会影响消化吸收功能，致厌油腻、腹胀；而且会导致胆汁郁积，进而形成结石，见胁痛、黄疸等症。

26. B　本题考查肝的生理功能与特性。情志活动以肝的气机调畅、气血调和为重要条件。**"肝喜条达而恶抑郁"**为其生理特性。肝的疏泄功能正常，气机调畅，气血平和，则心情舒畅，情志活动才能正常。

27. D　本题考查肝的生理功能与特性。肝气充足，则能固摄肝血而不致出血；肝之阴气主凝敛，肝阴充足，肝阳被涵，阴阳协调，则能发挥凝血作用而防止出血。

28. B　本题考查肾的生理功能与特性。天癸，是**肾精及肾气**充盈到一定程度而产生的一种精微物质，具有促进人体生殖器官的发育成熟和维持人体生殖功能的作用。

29. A　本题考查肾的生理功能与特性。肾主纳气：纳，受纳、摄纳之意。肾主纳气，是指肾具有摄纳肺所吸入清气的生理功能，保持呼吸深度，防止呼吸表浅的作用。

30. C　本题考查肾的生理功能与特性。肾有潜藏、封藏、闭藏精气之生理特性，故称"肾为封藏之

本"。肾的封藏作用，体现在人体的**藏精、纳气、固摄冲任、固摄二便**等方面。固摄血液，防止血液溢出脉外是脾主统血功能的作用。

31. E　本题考查肾的生理功能与特性。脑为髓海，其功能与肾最为密切。肾藏精，精生髓，髓聚而充脑（E对）。另外与心、肝、脾功能有关，心主血，肝藏血，脾为气血生化之源，心肝脾功能正常，气血充足，髓得充养，脑功能正常。综上可看出，与脑最为密切的是肾，有关的为心肝脾，无直接联系的为肺。

32. A　本题考查肾的生理功能与特性。**腰为肾之府**；脉为血府；膻中为气海；脑为髓海；脾为五脏六腑之海。

33. E　本题考查肾的生理功能与特性。肾为先天之本。先天指人诞生前的胚胎时期。《灵枢·决气》云："两神相搏，合而成形，常先身生，是谓精。"先天之精，又称"元精"，禀受于父母，藏之于肾，为构成胚胎的基本物质和生命来源。故称肾为**"先天之本"**。

34. E　本题考查肾的生理功能与特性。**肾阳为脏腑阳气之本**，"五脏之阳气，非此不能发"，推动和激发脏腑的各种功能，温煦全身脏腑形体官窍。肾阳充盛，脏腑形体官窍得以温煦，各种功能旺盛，精神振奋。若肾阳虚衰，推动、温煦等作用减退，则脏腑功能减退，精神不振，发为虚寒性病证。

35. C　本题考查肾的生理功能与特性。**肾阴为脏腑阴液之本**，"五脏之阴气，非此不能滋"，对机体各脏腑起着滋养和濡润作用。

36. B　本题考查肾的生理功能与特性。**肾主水**，是指肾的气化功能，对于体内津液的输布和排泄，维持津液代谢平衡，起着极为重要的调节作用。

37. C　本题考查肾的生理功能与特性。人体的呼吸功能，虽为肺所主，但吸入之气必须由肾摄纳，才能使人体的呼吸保持一定的深度，故称其为**气之根**。

38. A　本题考查心与肺的关系。心主血和肺主气、心主行血和肺主呼吸。心与肺的关系，主要表现在血液运行与呼吸吐纳之间的协同调节关系。

39. C　本题考查心与脾的关系。心主血，脾统血，脾为气血生化之源。心与脾的关系，主要表现在**血液的生成和运行方面**。

40. D　本题考查心与肝的关系。心与肝的联系在于血液运行和精神、意识思维活动的调节方面。

41. E　本题考查心与肾的关系。心与肾的关系体现在：水火既济、精神互用。**水火既济**指心火下降于肾，肾水上济于心。

42. E　本题考查肺与肾的关系。肺主气，司呼吸及通调水道，肾主水及纳气。**肺与肾**的关系体现在津液代谢、呼吸运动及阴液互滋三个方面。

43. D　本题考查肺与肝的关系。肺与肝的生理联系，主要体现在人体气机升降的调节方面。**肺降而肝升**，是全身气机调畅的重要环节。

44. C　本题考查肝与肾的关系。肝与肾的关系：①精血同源。②**藏泄互用**：肝主疏泄，肾主封藏，二者相互为用，相互制约。③阴阳互资。

45. D　本题考查肝与肾的关系。肝与肾的关系：肝藏血，肾藏精，精血互生，故肝肾之间关系极为密切，有"肝肾同源""**乙癸同源**"之说。

46. E　本题考查脾与肾的关系。脾主运化及升清，肾主水及纳气。脾与肾的关系主要体现于先后天的互促互助和水液代谢方面。脾为后天之本，肾为先天之本。脾阳根于肾阳，脾肾两脏在生理上相互资助，相互促进。

47. A　本题考查五脏与五体的关系。心**在体合脉**：指全身的血脉统属于心，由心主司。肝在体合筋；肾在体合骨；肺在体合皮；脾在体合肉。

48. C　本题考查五脏与五液的关系。肝在液为泪；心在液为汗；**脾在液为涎**；肺在液为涕；肾在液为唾。

49. A　本题考查五脏与五华的关系。肾之华在发。发的生长，赖血以养，故称"发为血之余"。但发的生机根源于肾。肾藏精，精化血，精血旺盛，则毛发粗壮而润泽，故发为肾之外候。肝之华在爪，肺之华在毛，心之华在面，脾之华在唇。

50. A　本题考查五脏与五华的关系。**肝之华在爪**：爪甲赖肝血的滋养，因而肝血的盈亏，可以影响到爪甲的荣枯。心之华在面，脾之华在唇，肺之华在毛，肾之华在发。

51. B　本题考查五脏与五华的关系。爪甲，包括指甲和趾甲，乃筋之延续，所以有"**爪为筋之余**"之说。发为血之余，齿为骨之余，舌为肉之余。

52. A　本题考查五脏与五华的关系。发的生长，赖血以养，故称"**发为血之余**"。爪为筋之余，齿为骨之余，舌为肉之余。

53. E　本题考查五脏与五窍的关系。**肾在窍为耳及二阴**：①耳是听觉器官，耳的听觉灵敏与否，与肾精、肾气的盛衰密切相关。②二阴都与肾精、肾气及肾阴、肾阳的关系密切。肝在窍为目；心在窍为舌；脾开窍于口；肺开窍于鼻。

54. C　本题考查五脏与五窍的关系。**喉为肺之门**

户,有赖于肺津的滋养与肺气的推动。鼻为肺之外窍;口为脾之外窍;肺在体合皮;玄府为汗孔,肺在体合皮控制汗孔的开阖。

55. C　本题考查五脏与五志的关系。肝在志为怒;心在志为喜;**脾在志为思**;肺在志为忧、悲;肾在志为恐。

56. E　本题考查五脏与五液的关系。肝在液为泪;心在液为汗;脾在液为涎;肺在液为涕;**肾在液为唾**:唾,即唾液中较稠厚的部分,由肾精化生。

57. B　本题考查五脏与五液的关系。肝在液为泪;**心在液为汗**;脾在液为涎;肺在液为涕;肾在液为唾。

58. C　本题考查五脏与五体的关系。**脾在体合肉,主四肢**。指脾气的运化与肌肉的壮实及其功能发挥之间有着密切的联系。全身的肌肉,都有赖于脾胃运化的水谷精微及津液的营养滋润,才能壮实丰满,并发挥其收缩运动。

59. B　本题考查六腑的生理特点。六腑具有通降下行的特性,每一腑都必须适时排空其内容物,以保持六腑通畅,功能协调,故有"**六腑以通为用,以降为顺**"。

60. A　本题考查肝与胆之间的关系。胆附于肝之短叶间,通过经络相互络属,肝之余气聚而形成胆汁,贮存于胆,其排泄依靠肝的疏泄功能。

61. E　本题考查胆的生理功能。胆的生理功能:①贮藏和排泄胆汁;②**主决断**。

62. B　本题考查胃的生理功能。饮食入口,由胃接受并容纳于其中,故胃有"**太仓**""水谷之海"之称。

63. B　本题考查胃的生理功能。饮食入口,由胃接受并容纳于其中,故胃亦称"**水谷之海**"之称。

64. C　本题考查小肠的生理功能。小肠的生理功能:①**受盛和化物**;②泌别清浊。

65. D　本题考查大肠的生理功能。大肠的生理功能:①**传化糟粕**;②大肠主津。

66. E　本题考查三焦的生理功能。"**中焦如沤**"是对脾胃、肝胆等脏腑的消化饮食物的作用形象化的描写与概括,喻指中焦消化饮食物的作用,如发酵酿造之过程。关键词为消化或者腐熟。

67. E　本题考查五脏与五志的关系。心藏神,肺藏魄,肝藏魂,脾藏意,肾藏志。

68. E　本题考查女子胞与脏腑经脉的关系。女子胞的主要生理功能是主持月经和孕育胎儿,其与心、肝、脾、肾的关系密切。因为肾主生殖功能、心主

血,肝藏血,脾为气血生化之源且统血。有络脉与女子胞相联系,冲脉、任脉均起于胞中,有"冲为血海""任主胞胎"之说。

69. E　本题考查脾与胃的关系。脾胃在生理上紧密配合,相互协调。一是脾主运化,胃主受纳;二是脾主升清,胃主降浊;三是脾喜燥恶湿,胃喜润恶燥。二者纳运相合,升降相因,燥湿相济,共同完成饮食物的消化吸收及精微的输布,故合称"**后天之本**"。水火既济为心肾的关系。

70. C　本题考查小肠的生理功能。小肠的生理功能:①受盛和化物;②**泌别清浊**。

二、配伍选择题

[1～2] EB　本题考查肾、心的生理功能与特性。①**肾主水液**,从广义来讲,是指肾为水脏,泛指肾具有藏精和调节水液的作用。从狭义而言,是指肾主持和调节人体水液代谢的功能。②**心主血脉**,是指心有主管血脉和推动血液循行于脉中的作用,包括主血和主脉两个方面,是与血液运行关系最密切的脏。

[3～4] CE　本题考查脾、肾与志、液、体、华、窍的关系。①**脾在体合肌肉**而主四肢,在窍为口,其华在唇,在志为思,在液为涎。②**肾在体合骨**,藏精生髓,齿为骨之余,其华在发,在窍为耳及二阴,在志为恐,在液为唾。

[5～6] BE　本题考查脾与五液的关系。心在液为汗,**肝在液为泪**,脾在液为涎,肺在液为涕,**肾在液为唾**。

[7～8] BC　本题考查肝、三焦的特性。①**肝为刚脏**:指肝气主升主动,具有刚强躁急的生理特性。②三焦是上焦、中焦、下焦的合称。因在人体脏腑中,唯其最大,又无脏与之相表里,故**三焦又有"孤府"之称**。

[9～10] EA　本题考查五脏之间的关系。①肾为"**先天之本**",脾为"**后天之本**"。②肺司呼吸,肾主纳气,与呼吸运动关系密切的是肺和肾。

三、综合分析选择题

1. C　本题考查脾的生理功能与特性。脾气上升,将水谷精微上输于心肺、头目,化生气血以营养全身,称为"**脾主升清**",清,即水谷精微;并具有升举作用,从而维持腹腔内脏在相对固定的位置。因此,脾气虚的患者内脏会出现脱垂的表现。

2. A　本题考查脾的生理功能与特性。脾气上升,将水谷精微上输于心肺、头目,化生气血以营养全

身，称为"脾主升清"，清，即水谷精微；并具有升举作用，从而维持腹腔内脏在相对固定的位置。以上，都是由脾主运化水谷精微的功能所决定的。

3. B　本题考查脾与胃的关系。**脾与胃通过经脉相互络属而构成表里关系**。

4. D　本题考查肺与脾的关系。肺与脾的关系，主要表现在气的生成和津液的输布代谢两个方面。

5. B　本题考查脾与胃的关系。在生理方面，脾属阴，喜燥而恶湿；胃属阳，喜润而恶燥。两脏**燥湿相合**，相互为用而协调共济，方能完成饮食物的腐熟和运化过程。

四、多项选择题

1. AE　本题考查心的生理功能与特性。心主血脉，**总司一身血液的运行**。心藏神，在体合脉，其华在面，**开窍于舌**，在志为喜，在液为汗，与夏气相通应。

2. ABCDE　本题考查肝的生理功能与特性。肝气疏泄、畅达全身气机的生理作用，主要表现在：调畅血和津液的运行输布；调畅脾胃之气的升降；调畅情志；调畅胆汁的分泌排泄；调畅排精、排卵、行经。

3. ABDE　本题考查五脏。在五行中肝木与心火属于母子关系；肺金与肾水是母子关系；心火下降于肾使肾不寒是相克关系；肾阳温煦脾阳属于益火补土均为五行相生；肾肝为母子关系。

4. BDE　本题考查肾与志、液、体、华、窍的关系。肾的主要生理功能为藏精，主生长、发育、生殖和水液代谢；肾藏志，在体合骨，荣齿，其华在发。故肾中精气盛衰表现在牙齿、骨骼、头发。

5. BC　本题考查脏腑的生理特点。五脏的生理特点是"藏而不泻"，"满而不能实"。泻而不藏和实而不满是六腑的生理特点。

6. BCDE　本题考查五脏与志、液、体、华、窍的关系。**爪为筋之余；发为血之余；脉为血之府；脑为髓之海**。

7. ABC　本题考查奇恒之腑。奇恒之腑包括脑、**髓、骨、脉、胆、女子胞**。

8. CD　本题考查膀胱的生理功能。膀胱的生理功能是贮存尿液和排尿。

9. CE　本题考查心与肝的关系。心与肝的关系表现在行血与藏血，精神情志调节两个方面。

10. BCE　本题考查五脏。肝主疏泄，调畅全身气机，可以促进血液运行；肺朝百脉，全身血液通过经脉而汇聚于肺，然后再输布到全身，肺气有辅心行血的作用；心主血脉，心有推动血液在脉管内运行的作用。

11. AE　本题考查肺与脾的关系。肺所吸入的清气和脾运化而生成的水谷精气是组成宗气的主要物质。因此，**肺的呼吸功能和脾的运化功能**是否强健，与气的盛衰密切相关。

12. ABC　本题考查肺的生理功能和特性。肺主治节，指肺气具有治理调节肺之呼吸及全身气、血、津液的功能。其生理作用主要体现在以下四个方面：一是治理调节呼吸运动；二是治理调节一身之气的生成和运动；三是治理调节血液的运行；四是治理调节津液的输布代谢。

13. ACD　本题考查肾的生理功能和特性。肾主藏精，指肾贮存、封藏精气的作用。包括：主司人体的生长发育、生殖的生理功能，和天癸、月经的产生有关。肾主骨生髓，肾精是化生血液的物质基础。

14. AB　本题考查脾与胃的关系。"补土派"认为"内伤脾胃，百病由生"，注重顾护脾胃。因为脾胃为后天之本，气血生化之源。

15. AB　本题考查肝与志、液、体、华、窍的关系。肝在志为怒、**在液为泪**、**开窍于目**。

第五节　气血津液

一、最佳选择题

1. D　本题考查人体之气的概念。**卫气行于脉外**而具有保卫作用，可卫护人体，避免外邪入侵。

2. D　本题考查人体之气的生成。宗气的生成有两个来源，一是脾胃运化的水谷之精所化生的水谷之气，二是肺从自然界中吸入的清气，二者相结合生成宗气。故肺与脾（胃）的功能影响宗气盛衰。

3. D　本题考查人体之气的功能。卫气可"温分肉，充皮肤，肥腠理，司开阖"。其生理功能：①防御外邪；②温养全身；③调控腠理，与汗孔开阖相关。

4. D　本题考查人体之气的功能。卫气可"温分肉，充皮肤，肥腠理，司开阖"，其生理功能：①防御外邪；②温养全身；③调控腠理。

5. B　本题考查人体之气的功能。卫气可"温分肉，充皮肤，肥腠理，司开阖"。

6. A 本题考查人体之气的功能。元气的作用：①推动和调节人体的生长发育和生殖功能；②推动和调控各脏腑、经络、形体、官窍的生理活动。

7. B 本题考查人体之气的分布。宗气聚于胸中，通过上出息道（呼吸道），**贯注心脉**及沿三焦下行的方式布散全身。

8. B 本题考查人体之气的功能。宗气的生理功能主要有走息道以行呼吸、贯心脉以行血气，凡**语言、声音、呼吸的强弱，气血的运行**，肢体的寒温和活动能力，视听功能，心搏的强弱及其节律等，皆与宗气的盛衰有关。

9. D 本题考查人体之气的生成。营气和卫气，都以水谷之精气为主要来源。卫气为其中剽悍滑利的部分。

10. E 本题考查人体之气的分布。元气**通过三焦流行于全身**。

11. E 本题考查人体之气的功能。通过气的运动而产生的各种变化称为气化。即体内精、气、血、津液等物质**新陈代谢及其相互转化**。

12. D 本题考查气的生理功能。**气的固摄作用**，是指气对血液、津液和精液等液态物质具有固护统摄，防止其无故流失的作用。

13. C 本题考查气的生理功能。**气的防御作用**是指气具有保卫人体、抗御外邪的作用。

14. D 本题考查气的生理功能。气的固摄作用是指气对血液、津液和精液等液态物质具有固护统摄，防止其无故流失的作用。

15. C 本题考查人体之气的功能。营气的生理功能有**化生血液和营养全身**两个方面。

16. B 本题考查人体之气的分类。宗气的生成有两个来源，一是脾胃运化的水谷之精所化生的水谷之气，二是肺从自然界中吸入的清气，二者相结合生成宗气。

17. E 本题考查血的生成。心主血脉，"奉心化赤"；脾主运化为后天之本，气血生化之源；肾藏精生髓，为先天之本，精髓是化生血液的基本物质之一，故血液生成与**心脾肾**有关。

18. B 本题考查血的运行。影响血液运行的相关脏腑功能：①心主血脉——心气推动血液在脉中运行；②肝主疏泄——调节血量，维持血液循环及流量的平衡；③肝藏血——防止血溢脉外；④脾主统血——控制血在脉中运行，防止血溢脉外；⑤肺朝百脉——肺气宣发肃降，调节气机。

19. A 本题考查血的运行。心主血脉——**心气推动血液在脉中运行**。

20. C 本题考查气与血的关系。气能生血：血液的生成必须依赖气的推动作用和气化作用。营气和津液是化生血液的主要物质。气旺则化生血的功能强。故而在**治疗血虚时配伍补气药**。

21. D 本题考查津液的基本概念。津液，是机体一切正常水液的总称。性质较清稀，流动性较大，**散布于体表皮肤、肌肉和孔窍**，并能渗注于血脉起滋润作用的，称为津。

22. B 本题考查津液的生成、输布与排泄。津液的生成、输布、排泄及其维持代谢平衡，依赖于气和许多脏腑一系列的生理功能，其中**肺、脾、肾**三脏的生理功能起着主要的作用。

23. D 本题考查气与血的关系。**血能载气**是指无形之气必须依附于有形之血中，并受血液的滋养才不会散失。大出血可见气脱，便是因为血液作为气的载体，血脱气亦随之脱出。

24. C 本题考查气与血的关系。**气能摄血**是指血液的正常运行必须依赖气的固摄作用，临床上出现气随血脱病证，采用益气固脱方法。

25. D 本题考查气与津液的关系。**津能载气**是指无形之气必须依赖于有形之津液中，并受津液的滋养才不会散失，一旦津液大量流失，气也会脱失，称气随津脱，汗液属于津液，气随汗脱体现津能载气。

26. C 本题考查气与血液的关系。气有固摄的生理功能，可以固摄体内的血液使之不至于溢出。

27. B 本题考查气与血液的关系。气有推动的生理功能，可以推动体内的血液使之正常流行。

28. A 本题考查气的生理功能。气化，是指通过**气的运动而产生的各种变化**。气化作用的过程，实际上就是体内物质代谢的过程，即物质转化和能量转化的过程。

29. A 本题考查气的分类与分布。元气，又称"原气"，是人体最基本、最重要的气，是人体生命活动的原动力。

二、配伍选择题

[1～3] **ABE** 本题考查气的分类与分布。①肾藏精，元气是**藏于肾中之气**，通过三焦流行十全身。②宗气是由水谷之气与自然界清气相结合而积聚于胸中的气，属后天之气的范畴，**聚于胸中**，通过上出息道，贯注心脉，布散全身。③营气是由水谷精微中的精华部分化生，并**进入脉中运行全身**。

[4~6] **AED** 本题考查气的功能。①**气的推动作用减弱**，可使血液、津液的生成不足，运行滞缓，而发生血虚、血行不利或水液在体内潴留等病变。②气的固摄作用是指气对血液、津液和精液等液态物质具有固护统摄，防止其无故流失的作用，以及维护脏腑器官各自位置的相对恒定等作用。③气化作用的过程，实际上就是体内物质代谢的过程，即物质转化和能量转化的过程。具体地说，即指精、气、血、津液等物质的新陈代谢及相互转化。例如饮食物经过消化和吸收后，其残渣可转化成糟粕排出体外等，都是**气化作用的具体表现**。

[7~8] **AC** 本题考查气的分类与分布。①宗气的生理功能：上走息道以行呼吸，贯注心脉以行气血。临床上亦常以**心尖搏动部位（虚里）的搏动状况**和脉象来了解宗气的盛衰。②卫气由水谷精微中的慓悍滑利部分化生，在脉外运行，是具有保卫作用的气。肺通过宣发功能可以宣散卫气使其到达腠理，以司汗孔开阖。

[9~10] **BD** 本题考查气与血的关系。①此患者证型为气滞血瘀，气不行则无以推动血行。②患者产后出现大出血后致晕厥，为气随血脱。气随血脱：由于出血过多，气无所附，则阳气暴脱。症见面色苍白，汗出肢冷，舌淡无华，脉微欲绝。其生理基础是**血能载气**。

三、多项选择题

1. **CDE** 本题考查气的生成。①肾为生气之根。②脾胃为生气之源。③肺为生气之主。

2. **BCDE** 本题考查气的生理功能。气的固摄作用表现为：①统摄血液，使其在脉中正常运行，防止其逸出脉外；②固摄汗液、尿液、唾液、胃液、肠液，控制其分泌量、排泄量，使之有度而规律地排泄，防止其过多排出及无故流失；③固摄精液，防止其妄泄。

3. **ADE** 本题考查气的生理功能。气化作用包括机体精、气、血、津液等所有物质和能量的代谢，包括尿液与汗液。推动作用可以促进津液的生成、输布、排泄，代谢后的水液化为尿、汗向体外排泄也依赖气的推动。固摄作用是指气有固摄汗液、尿液的作用。

4. **AB** 本题考查气的分类与分布。①宗气上走息道，推动肺的呼吸，呼吸强弱与宗气密切相关；②宗气贯注心脉，促进心脏推动血液运行，心搏的强弱、节律、心率，均与宗气密切相关。

5. **BCE** 本题考查气的生成。①水谷之气是脾胃运化的水谷之精所化生的，合外界吸入的清气可合成宗气。②营气和卫气都来源于水谷之精微，均由脾胃所化生。

6. **ABC** 本题考查津液的代谢。津液在体内的输布主要依赖于：①脾气的升转；②肺气的宣降；③肾气的蒸化。

7. **ACE** 本题考查津液的代谢。津液的排泄则主要通过汗液、尿液和呼气的形式而实现。

8. **ABE** 本题考查精、气、血、津液之间的关系。血液以水谷之精化生的营气、津液以及肾精为生化之源。

9. **ABCDE** 本题考查气的生理功能。气的温煦作用常体现在三个方面：①人体的体温依靠气的温煦作用维持恒定，如卫气可启闭汗孔调节体温。②各脏腑、经络等也需气的温煦而发挥其正常功能，如卫气温煦脏腑。③血和津液等液态物质也靠气的温煦方可循环运行，因为"血得温而行，得寒则凝"，气的温煦功能失常，可出现畏寒肢冷、体温低下、血和津液运行迟缓。

10. **ABCD** 本题考查气的生成。元气首先是来源于父母的生殖之精，形成胚胎后藏于肾中，并且不断从母体汲取营养。出生后藏于肾中的先天之精气转化为元气，并依赖于水谷精微的补充和滋养。

11. **ABC** 本题考查血的运行。①心主血，心气激发心搏，心脏的搏动把血液推向全身血脉；②脾统血，脾气固摄血液，防止血液渗出脉外；③肝藏血，肝贮藏一定量的血液，并根据生理需要调节着循环血量。

12. **AD** 本题考查血的生成。由水谷之精化生的营气和津液是化生血液的主要物质，也是血液的主要组成部分。

13. **ABDE** 本题考查津液的概念。各脏腑组织的内在体液及正常的分泌物，例如，**胃液、唾液、肠液、关节液**等。

14. **ABC** 本题考查气与血之间的关系。化生血液、推动血行和固摄血液属于气对血的作用。

15. **DE** 本题考查血与气之间的关系。血能化气和血能载气为血对于气的作用。

16. **ABD** 本题考查津液的生成。津液来源于饮食水谷，通过脾、胃、小肠、大肠等有关脏腑，消化吸收饮食水谷中的精微物质和水分而成。饮食水谷入胃后，经过胃的受纳腐熟，小肠主液，即小肠受盛化物、泌别清浊的功能，吸收水谷中的营养物质和水分，在脾的升清作用下，将水谷精微上输于肺，并通过"脾气散精"作用而布散全身；代谢后的水液经肾排入膀胱。大肠主津，在传化糟粕的过程中，也能吸收其中的部分水分，使残渣形成粪便排出体外。因此，津液的生成是在五脏系统整体调节下，**以脾为主导，由胃、小肠、大肠共同完成的**。

17. ABCDE 本题考查气的生理功能。人体之气的生理功能可归纳为：①推动作用；②温煦作用；③防御作用；④固摄作用；⑤营养作用；⑥气化作用。

18. ACE 本题考查气的分类。卫气的生理功能有防御外邪，温养全身，调控腠理。

19. ABDE 本题考查津液的生成与分布。质地较浓稠，流动性较小，灌注于骨节、脏腑、脑、髓等组织，起濡养作用的，称为液。

20. AB 本题考查血液的功能。血液的主要功能是对全身的营养和滋润作用，营气和津液是血液的主要成分。

第六节 经 络

一、最佳选择题

1. B 本题考查十二经脉的走向规律。十二经脉的走向规律为手三阴经，从胸走手；手三阳经，从手走头；**足三阳经，从头走足**；足三阴经，从足走腹（胸）。

2. E 本题考查十二经脉的走向规律。即**足三阴经，从足走腹（胸）**。

3. E 本题考查十二经脉的分布规律。足三阴经在下肢内踝尖八寸以上的分布规律：足太阴在下肢内侧前缘、**厥阴在下肢内侧中线**、少阴在下肢内侧后缘。

4. D 本题考查十二经脉的分布规律。手三阳、手三阴经在上肢部的分布规律：手太阴肺经在上肢内侧前缘、手厥阴心包经在上肢内侧中线、手少阴心经在上肢内侧后缘；手阳明大肠经在上肢外侧前缘、手少阳三焦经在**上肢外侧中线**、手太阳小肠经在上肢外侧后缘。

5. B 本题考查十二经脉的分布规律。足三阳、足三阴经在下肢部（内踝八寸以上）的分布规律：足太阴脾经在下肢内侧前缘、足厥阴肝经在下肢内侧中线、足少阴肾经在**下肢内侧后缘**；足阳明胃经在下肢外侧前缘、足少阳胆经在下肢外侧中线、足太阳膀胱经在下肢外侧后缘。

6. B 本题考查十二经脉的分布规律。诸经在头面部的分布特点：阳明在前，少阳在侧，太阳在后，**阳明经行于面部、额部**，少阳经行于头两侧部，太阳经行于面颊、头顶和头后部。

7. A 本题考查十二经脉的分布规律。即**太阳经行于面颊、头顶和头后部**。

8. A 本题考查十二经脉的分布规律。十二经脉在腹（胸）部的分布规律，**自内向外依次为足少阴肾**经、足阳明胃经、足太阴脾经、足厥阴肝经。

9. D 本题考查十二经脉的分布规律。即**足少阳胆经在下肢外侧中线**。

10. E 本题考查十二经脉的表里关系。十二经脉的阳经与阴经之间，通过经脉与脏腑的属络关系，以及经别和别络的相互沟通作用，组成六对"表里相合"关系，手太阳与手少阴为表里，**手少阳与手厥阴为表里**，手阳明与手太阴为表里，足太阳与足少阴为表里，足少阳与足厥阴为表里，足阳明与足太阴为表里。

11. C 本题考查十二经脉的气血流注次序。气血流注始于手太阴肺经，然后交**手阳明大肠经，再交足阳明胃经**、足太阴脾经，继交手少阴心经、手太阳小肠经、足太阳膀胱经、足少阴肾经、手厥阴心包经、手少阳三焦经、足少阳胆经、足厥阴肝经，自肝经上注肺，再返回至肺经，重新再循环，周而复始。

12. E 本题考查十二经脉的气血流注次序。即足太阳膀胱经在足小趾端与足少阴肾经交接。

13. C 本题考查十二经脉的交接规律。相表里的阴经与阳经在四肢末端交接，同名的手足阳经在**头面部交接**，足、手阴经在胸中交接。

14. E 本题考查奇经八脉的主要功能。带脉可**约束纵行诸经**，主司妇女带下。

15. C 本题考查奇经八脉的主要功能。督脉可调节阳经气血，为阳脉之海，还反映**脑、髓和肾**的功能。

16. B 本题考查奇经八脉的主要功能。任脉：总任一身之阴脉，有**"阴脉之海"**之称，另外任脉起于胞中，与女子妊娠有关，称"任主胞胎"。

17. A 本题考查奇经八脉的主要功能。冲脉：调节十二经气血，有**"十二经脉之海"**之称。另外，冲脉又有**"血海"**之称，与妇女的月经密切相关。

18. B 本题考查奇经八脉的主要功能。督脉的基本功能：**调节阳经气血，为"阳脉之海"**；与脑、髓和肾的功能有关。

二、多项选择题

1. ABE 本题考查经络系统的组成。经络系统，由经脉、络脉及其他连属部分所组成。奇经八脉、十二正经属于经脉系统。

2. BCD 本题考查奇经八脉的主要功能。女子的月经、孕育胎儿的功能与任脉、冲脉、带脉关系极为密切。任脉为阴脉之海，能调节月经，妊养胎儿；冲脉起于胞中，为血海，有促进生殖之功能，并同妇女的月经有着密切的联系；带脉具有主司妇女带下的作用。

3. DE 本题考查经脉的分布规律。手三阴经与手三阳经交接于上肢末端，足三阳经与足三阴经交接于下肢末端。

4. ABCD 本题考查奇经八脉的概念。奇经八脉包括：冲脉、任脉、督脉、带脉、阴跷脉、阳跷脉、阴维脉、阳维脉。

第七节 体 质

一、最佳选择题

1. C 本题考查体质的分类。**阴阳平和质**的总体特征：阴阳气血调和，以体态适中、面色红润、精力充沛等为主要特征。

2. C 本题考查体质的分类。**偏阳质**是具有兴奋、好动、偏热特征的体质类型。

二、多项选择题

1. CDE 本题考查体质的构成要素。体质由形态结构、生理功能和心理状态三个方面的差异性所构成，其中的形态结构、生理功能决定着体质的特性。

2. ABC 本题考查体质的分类。偏阴质，是指具有代谢相对减退、身体偏寒、喜静少动等特征的体质类型。偏阴质的体质特征：形体适中或偏胖，但肌肉不壮；面色偏白而欠华，口唇色淡；毛发易落；食量较小，消化吸收功能一般；平时畏寒喜热，手足不温，耐夏不耐冬，或体温偏低；大便溏薄，小便清长；精力偏弱，容易疲劳，睡眠偏多；动作迟缓，反应较慢，喜静少动，性欲偏弱；性格内向，或胆小易惊；舌质偏淡，脉多迟缓。

3. AC 本题考查体质的分类。具有偏阳体质特征的人，阳气偏亢，多动少静，对风、暑、热、燥等阳邪具有易感性，外感发病后多表现为热证、实证，易从阳化热伤阴。容易发生眩晕、头痛、心悸、失眠及出血等病证。

第八节 病 因

一、最佳选择题

1. C 本题考查六淫的致病特点。暑邪的性质和致病特点：暑为阳邪，其性炎热；暑性升散，易扰心神，伤津耗气；暑多夹湿。火（热）之邪的性质和致病特点：火热为阳邪，其性炎上；火热易扰神；火热易伤津耗气；火热易生风动血；火热易致疮痈。燥邪的性质和致病特点：燥性干涩，易伤津液；燥易伤肺。**暑、火（热）、燥三邪的共同致病特点是伤津**。

2. A 本题考查风邪的性质及致病特点。风邪的性质和致病特点：风为阳邪，其性开泄，易袭阳位；**风性善行而数变**，风疹块（荨麻疹）就有皮肤成片风团瘙痒，发无定处，此起彼伏的特点；风为百病之长。

3. A 本题考查风邪的性质及致病特点。其中风为阳邪，其性开泄，易袭阳位。**其性开泄**，是指其易使腠理疏松开张而汗出。

4. B 本题考查风邪的性质及致病特点。其中风性**善行**而数变，"善行"，指风性善动不居，游移不定，故其致病具有病位游移、行无定处的特征。

5. C 本题考查风邪的性质及致病特点。其中风性善行而**数变**，"数变"，指风邪致病变幻无常，发病迅速。

6. B 本题考查风邪的性质及致病特点。其中风为阳邪，**其性开泄**，易袭阳位。

7. A 本题考查风邪的性质及致病特点。其中风为阳邪，其性开泄，**易袭阳位**，侵袭人体多见肌表与上部的症状表现。

8. B 本题考查寒邪的性质及致病特点。寒邪的性质和致病特点：寒为阴邪，易伤阳气；寒性凝滞，主痛，寒邪伤人，阴气偏盛，阳气受损，经脉气血因寒邪凝滞不通，不通则痛，故寒邪伤人多见疼痛症状，**偏于寒盛之痹证**，则多见疼痛较剧；寒性收引。

9. A 本题考查寒邪的性质及致病特点。其中**寒为阴邪，易伤阳气**，感受寒邪，最易损伤人体阳气，如外寒侵袭肌表，卫阳被遏，可见恶寒发热，无汗，鼻塞喷嚏等症。

10. B 本题考查寒邪的性质及致病特点。其中寒性凝滞，**主痛**。

11. E 本题考查寒邪的性质及致病特点。其中寒性**凝滞**，主痛。"凝滞"即凝结、阻滞不通之意。

12. D 本题考查寒邪的性质及致病特点。其中**寒性收引**，指寒邪侵袭人体，可使气机收敛，腠理、经络、筋脉收缩而挛急，如寒邪伤及肌表，卫阳郁遏不得宣泄，毛窍腠理闭塞，可见恶寒，无汗等；寒客血脉，则气血凝滞，血脉挛缩，可见头身疼痛，脉紧；寒客经络关节，则挛急作痛，屈伸不利，或冷厥不仁等。

13. B 本题考查寒邪的性质及致病特点。其中**寒性收引**，收引，有收缩牵引之意。寒邪侵袭人体，可使气机收敛，腠理、经络、筋脉收缩而挛急。

14. D 本题考查暑邪的性质及致病特点。**暑性升散**，易扰心神，伤津耗气。"升"，即升发、向上，暑为阳邪，其性升发，故易上扰心神，或侵犯头目，出现心胸烦闷不宁、头昏、目眩、面赤等。"散"，指暑邪侵犯人体，可致腠理开泄而多汗。汗出过多，不仅伤津，而且耗气，故临床除口渴喜饮、尿赤短少等津液不足之症状外，常见气短、乏力。

15. A 本题考查暑邪的性质及致病特点。**暑多夹湿**。暑季不仅气候炎热，且常多雨而潮湿，热蒸湿动，湿热弥漫空间，人身之所及，呼吸之所受，均不离湿热之气。暑令湿胜必多兼感。其临床特征除发热、烦渴等暑热症状外，常兼见四肢困倦、胸闷呕恶、大便溏泄不爽等湿阻症状。

16. C 本题考查暑邪的性质及致病特点。其中**暑性升散，易扰心神，伤津耗气**。

17. D 本题考查湿邪的性质及致病特点。湿邪的性质和致病特点：湿为阴邪，易伤阳气，易阻气机；**湿性重浊**，"重"，即沉重或重着之意。感受湿邪，常可见头重如裹、周身困重、四肢酸懒沉重等症状。若湿邪留滞经络关节，则阳气输布受阻，故见肌肤不仁、关节疼痛重着等，又称"湿痹"或"着痹"；湿性黏滞；湿性趋下，易袭阴位。

18. A 本题考查湿邪的性质及致病特点。其中**湿性趋下，易袭阴位**，湿邪类水属阴而有趋下之势，故

湿邪为病，多易伤及人体下部。如水肿、湿疹、脚气等病，以下肢较为多见，又如小便浑浊、泄泻、下痢、妇女带下等，多由湿邪下注所致。

19. D 本题考查湿邪的性质及致病特点。其中**湿为阴邪，易伤阳气**，易阻气机。

20. C 本题考查湿邪的性质及致病特点。其中**湿性黏滞**："黏"，即黏腻不爽；"滞"，即停滞。湿邪致病，其黏腻停滞的特性主要表现在两个方面：一是症状的黏滞性。二是病程的缠绵性。因湿性黏滞，易阻气机，气不行则湿不化，胶着难解，故湿邪为病，起病隐缓，病程较长，反复发作，或缠绵难愈，如湿温、湿疹、湿痹（着痹）等，皆因其湿邪难除而不易速愈，或反复发作。

21. E 本题考查燥邪的性质及致病特点。燥邪的性质和致病特点：燥性干涩，易伤津液；**燥易伤肺**。

22. E 本题考查燥邪的性质及致病特点。其中**燥性干涩，易伤津液**，可出现口燥咽干、肌肤失润等表现。

23. E 本题考查火（热）邪的性质及致病特点。火热之邪的性质和致病特点：火热为阳邪，其性炎上，火热易扰神，火热伤人则常见神明扰乱，表现为心烦、**失眠、狂躁妄动**、神昏谵语等；火热易伤津耗气；火热易生风动血；火热易致疮痈。

24. E 本题考查火邪的性质及致病特点。其中火热易生风动血，火热之邪侵袭人体，燔灼肝经，耗伤阴津，使筋失其滋养濡润而致运动失调，引起"肝风内动"，称为"热极生风"，临床表现为高热、神昏谵语、四肢抽搐、**目睛上视、颈项强直、角弓反张**等。

25. E 本题考查火邪的性质及致病特点。其中火热易生风动血，火热之邪可以加速血行，灼伤脉络，**甚则迫血妄行而逸出脉外，而致各种出血**，如吐血、衄血、便血、尿血、皮肤紫斑、妇女月经过多及崩漏等。

26. E 本题考查火邪的性质及致病特点。其中火热易致疮痈，火热之邪入于血分，则可聚于局部，**腐蚀血肉，发为痈肿疮疡**，其临床表现以疮疡、局部红肿热痛为特征。

27. E 本题考查火邪的性质及致病特点。其中火热为阳邪，**其性炎上**。

28. E 本题考查疠气的致病特点。疠气的致病特点：发病急骤、病情较重；**传染性强**、易于流行；一气一病，症状相似。

29. B 本题考查七情内伤的致病特点。心为五脏六腑之大主，又主神明，所以**各种情志刺激都与心有**

关，心神受损又可涉及其他脏腑。

30. C 本题考查七情内伤的致病特点。不同的情志刺激可伤及不同的内脏，即**怒伤肝**、喜伤心、思伤脾、悲忧伤肺、惊恐伤肾。

31. D 本题考查七情内伤的致病特点。**恐则气下**，是指恐惧过度，因恐而伤及肾气，肾气不固，可见二便失禁；或恐惧不解，肾精不固，而发生骨酸痿厥、遗精等症。

32. D 本题考查七情内伤的致病特点。喜则气缓，指过度喜乐伤心，导致心气涣散不收，重者心气暴脱、神不守舍的病机变化，临床可见**精神不集中，神志失常**，狂乱，或见心气暴脱的大汗淋漓，气息微弱，脉微欲绝等症。

33. D 本题考查七情内伤的致病特点。《素问·举痛论》云："惊则气乱，恐则气下，怒则气上，**思则气结**，悲则气消。"

34. D 本题考查七情内伤的致病特点。惊则气乱是指猝然受惊，导致心神不定，气机逆乱，会导致**心无所倚，神无所归，虑无所定**。

35. C 本题考查饮食不节致病。过饱，指饮食过量超过脾胃的承受能力，如暴饮暴食，或中气虚弱而强食，以致脾胃难于消化转输而引起疾病，轻者表现为饮食积滞不化，可见**脘腹胀痛拒按、厌食、嗳腐吞酸、泻下臭秽**等症。

36. B 本题考查饮食偏嗜致病。一般而言，良好的饮食习惯要求寒温适宜，不宜过寒、过热。若久食肥甘厚味，则容易**化生内热**，甚至引起痈疽疮毒等病证。

37. C 本题考查过度劳神致病。劳神过度，又称"心劳"，指长期用脑过度，思虑劳神而积劳成疾，心藏神，脾主思，血是神志活动的重要物质基础，**故用神过度，长思久虑，则易耗伤心血，损伤脾气**，以致心神失养，神志不宁而心悸健忘，失眠多梦，以及脾失健运而纳少，腹胀，便溏，消瘦等。

38. B 本题考查痰饮的致病特点。痰饮为实邪，可随气流行全身，或停滞于经脉，或留滞于脏腑，阻滞气机，妨碍气血运行，若痰饮停胃，胃气失于和降，则见**恶心呕吐**等。

39. A 本题考查痰饮的致病特点。痰饮为实邪，可随气流行全身，或停滞于经脉，或留滞于脏腑，阻滞气机，妨碍气血运行，若痰饮流注于经络，则致经络气机阻滞，气血运行不畅，出现**肢体麻木**，屈伸不利，甚至半身不遂，或形成瘰疬痰核，阴疽流注等。

40. D 本题考查瘀血致病的症状特点。**刺痛**是瘀

血疼痛的特点。

41. C 本题考查瘀血致病的症状特点。瘀血致病的症状特点：多表现刺痛，固定不移，夜间尤甚，拒按；肿块；出血：**瘀血的出血为紫暗色，夹有血块**等。

42. D 本题考查痰饮致病的症状特点。若无形之**痰气结滞于咽喉**，则形成"梅核气"，临床常见咽中梗阻如有异物，咽之不下，吐之不出，胸膈满闷，情绪低落，善太息等。

二、配伍选择题

[1~2] BC 本题考查六淫邪气的致病特点。①寒邪的性质及致病特点：寒为阴邪，易伤阳气；寒性**凝滞**，主痛；寒性收引。②湿邪的性质及致病特点：湿为阴邪，易伤阳气；湿性重浊；湿性**黏滞**，易阻遏气机；湿性趋下，易袭阴位。

[3~4] AC 本题考查六淫邪气的致病特点。其中风邪的性质及致病特点：风为阳邪，其性开泄，**易袭阳位**；风性善行而数变；风为百病之长。

[5~6] CE 本题考查六淫邪气的致病特点。①湿邪性黏滞，易阻遏气机，**易致湿阻中焦**。②火（热）邪的性质及致病特点：火热为阳邪，其性燔灼趋上；火热易扰心神；火热易伤津耗气；火热**易生风动血**；火热易致疮痈。

[7~8] DB 本题考查六淫邪气的致病特点。①火热邪气上攻可扰乱神明，可见烦躁失眠、**狂躁妄动**、神昏谵语。②湿邪为病，易困脾，常见**头重如裹**，周身酸懒沉重，四肢酸楚沉重、困倦，胸闷呕恶等症。

[9~10] DE 本题考查七情内伤的致病特点。①思则心有所存，神有所归，正气留而不行，故**气结**矣。②悲则心系急，肺布叶举，而上焦不通，营卫不散，热气在中，故气消矣。

[11~12] BC 本题考查劳逸失度的致病特点。①**劳神过度**：长期用脑过度，思虑劳神而积劳成疾。易耗伤心血，损伤脾气。②**房劳过度**：是指性生活不节，房事过度，耗伤肾精肾气，损及心神。

三、综合分析选择题

1. B 本题考查饮食偏嗜的致病特点。多食肥甘厚味，**易生痰**、化热，发生眩晕、胸痹、昏厥、痈疡等病证。

2. D 本题考查痰饮的致病特点。痰饮为浊物实邪，而心神性清净。故痰浊为病，随气上逆，尤易蒙

蔽清窍，扰乱心神，使心神活动失常，出现头晕目眩、精神不振等症，或者痰浊上犯，与风、火相合，**蒙蔽心窍、扰乱神明**，以至出现神昏谵妄，或引起癫、狂、痫等疾病。

3. B 本题考查六淫邪气的致病特点。**湿性重浊**："重"，即沉重或重着之意。感受湿邪，常可见头重如裹、周身困重、四肢酸懒沉重等症状。

四、多项选择题

1. DE 本题考查六淫的致病特点。火热之邪的致病特点：火热为阳邪，其性燔灼趋上；火热易扰心神；火热易伤津耗气；火热易生风动血；火热易致阳性疮痈。暑邪的致病特点：暑为阳邪，其性炎热；暑性升散，易扰心神，易伤津耗气；暑多夹湿。

2. ABD 本题考查六淫的致病特点。寒邪侵袭人体肌表，出现的恶寒发热，是因为寒邪刚刚进入肌表，尚未损伤阳气只是闭阻了卫阳，卫阳不能正常温煦肌表而出现恶寒，卫阳郁闭不达则发热。无汗，是寒邪使腠理闭塞，寒性收引所为。寒性凝滞，使经脉气血不通，不通则头身疼痛。

3. BD 本题考查六淫的致病特点。暑邪与火（热）邪都能侵入机体导致伤津耗气，但二邪的作用机制还有不同。暑邪升散使腠理开泄，汗大出而伤津，气随津泄而致气虚。火热之邪燔灼焚焰，升腾上炎，既可迫津外泄，还直接消耗、灼伤津液导致伤津；气可随津外泄而虚，也可由火热直接消灼。

4. ACD 本题考查七情内伤的致病特点。内伤七情，虽然不同情志影响不同内脏，但五脏均会受累，以心、肝、脾三脏功能和气血失调为多。心主血脉，主神志，为五脏六脏之大主，所以情志刺激常先影响心的功能，然后涉及其他脏腑。肝藏血主疏泄，情志刺激最容易导致气机不畅，影响肝的疏泄功能。肝气横逆又常克犯脾胃，引起肝脾不调，肝胃不和。脾主运化而位于中焦，是气机升降的枢纽，为气血生化之源。故情志刺激太过，最易影响心、肝、脾三脏及气血运行。

5. ACD 本题考查六淫的致病特点。六淫邪气属阳邪的是风、暑、火（热）邪；属阴邪的是寒、湿邪。

6. ABCE 本题考查六淫的致病特点。湿为阴邪，易阻遏气机，损伤阳气；湿性重浊；湿性黏滞；湿趋下，易袭阴位。

7. ABCD 本题考查疠气的致病特点。疫疠之邪的致病特点是传染性强，易于流行；发病急骤，病情危重；一气一病，症状相似。

8. ABCD 本题考查痰饮的致病特点。痰饮的致病特点有阻滞经脉气血运行；影响水液代谢；易于蒙蔽神明；致病广泛，变幻多端。

9. AC 本题考查痰饮的致病特点。痰饮多因外感六淫，或饮食及七情所伤等，使肺、脾、肾等脏腑气化功能失常，水液代谢障碍，以致水湿停滞而成。因脾、肺、肾及三焦与水液代谢关系密切，肺主宣降，敷布津液，通调水道；脾主运化水湿；肾阳主水液蒸化；三焦为水液运行之道路。故肺、脾、肾及三焦功能失常，均能聚湿而生痰饮。

10. ACDE 本题考查瘀血的致病特点。瘀血致病的共同特点：①疼痛，多为刺痛；②肿块；③出血；④色紫暗、肌肤甲错等；⑤脉象细涩，沉弦，结代。

11. ABCDE 本题考查七情内伤的致病特点。不同的情志刺激可伤及不同的内脏，即怒伤肝、喜伤心、思伤脾、悲忧伤肺、惊恐伤肾。

12. ABCD 本题考查外来之毒的概念。外来之毒：来源于自然界，多为天时不正之气所感，或起居接触，或外伤感染等侵入人体所致。形成与时令、气候、环境有关，具有外感性特点。如大风苛毒、疫毒、热毒、寒毒、湿毒、燥毒、温毒、暑毒，以及梅毒、秽毒、水毒、虫毒、蛊毒、漆毒、煤气毒、瘴毒等。

13. ABCDE 本题考查毒邪的致病特点。毒邪的致病特点：毒性强烈，损脏伤形；致病广泛，复杂多变；症状秽浊，顽固难愈。

14. ABCDE 本题考查毒邪的致病特点。毒邪致病，多发病较急，传变较快，扰及神明，病势危重，可见壮热，恶寒，神昏，谵语，烦躁，呕吐，泄泻，出血，紫癜，黄疸等，甚至死亡。

15. ABCE 本题考查药邪的生成。炮制不当：某些含有毒性成分的药物经过适当的炮制可减轻毒性。例如，乌头火炮或蜜制、半夏姜制、马钱子去毛去油等。如果对此类药物炮制不规范，达不到降低毒性的目的，服用后则易致中毒。

16. BCD 本题考查药邪的致病特点。药邪的致病特点：中毒；加重病情，变生他疾。

第九节 发病与病机

一、最佳选择题

1. B 本题考查发病原理。**正气不足是疾病发生的内在根据。**

2. D 本题考查发病原理。**邪气是发病的重要条件。**

3. A 本题考查邪正盛衰与虚实变化。临床上，外感疾病的实证常见恶寒，壮热，狂躁，声高气粗，腹痛拒按，**二便不通**，脉实有力等表现，内伤疾病的实证则以痰涎壅盛，食积不化，水湿泛滥，气滞血瘀等表现为多。

4. A 本题考查邪正盛衰与虚实变化。虚，即正气不足，是以**正气虚损为矛盾主要方面**的病机变化。

5. D 本题考查邪正盛衰与虚实变化。在疾病的发生、发展过程中，正气和邪气这两种力量不是固定不变的，而是在其不断斗争的过程中，发生力量对比的消长盛衰变化。一般来说，正气增长而旺盛，则促使邪气消退；反之，邪气增长而亢盛，则会损耗正气，**随着体内邪正的消长盛衰变化，形成了疾病的虚实病机变化。**

6. C 本题考查邪正盛衰与虚实变化。**真实假虚**指病机的本质为"实"，但表现出"虚"的临床假象。一般是由于邪气亢盛，结聚体内，阻滞经络，气血不能外达所致，又称为"大实有羸状"。

7. D 本题考查邪正盛衰与虚实变化。**真虚假实**指病机的本质为"虚"，但表现出"实"的临床假象。一般是由于正气虚弱，脏腑经络气血不足，功能减退，气化无力所致，又称"至虚有盛候"。

8. A 本题考查邪正盛衰与虚实变化。《素问·通评虚实论》曰："邪气盛则实，精气夺则虚。"实，指**以邪气亢盛为主**，而正气未衰，正邪激烈相争，临床上出现一系列以太过、亢奋、有余为特征的一种病理状态。

9. C 本题考查邪正盛衰与虚实变化。声高气粗、胸腹硬满拒按等均为实象，而神情默默，倦怠懒言均为虚象，但真虚不可见倦怠动之觉舒、脉象沉细却按之有力等象。故知本患实为邪气亢盛，结聚体内，阻滞经络，气血不能外达所致，发病机制应为真实假虚。

10. D 本题考查邪正盛衰与虚实变化。**真虚假实**是指病机的本质为"虚"，但表现出"实"的临床假象，

一般是因正气虚弱，脏腑经络之气不足，推动、激发功能减退所致，故真虚假实证又称为"至虚有盛候"。

11. A 本题考查邪正盛衰与虚实变化。**真实假虚**是指病机的本质为"实"，但表现出"虚"的假象，大多是因邪气过盛，结聚体内，阻滞经络，气血不能外达所致，故真实假虚又称为"大实有羸状"。

12. B 本题考查邪正盛衰与虚实变化。**因虚致实**，是指因正气不足，无力驱邪外出，或正虚而内生水湿、痰饮、瘀血等病变产物的凝结阻滞，导致疾病由虚转化致实。

13. B 本题考查阴阳偏盛。**阴阳偏胜（盛）**指人体阴阳双方中的某一方过于亢盛，导致以邪气盛为主的病机变化，属"邪气盛则实"的实性病机，表现为实热或实寒的临床表现及辨证要点。

14. C 本题考查阴阳偏盛。阳偏胜，即阳盛，指机体在疾病过程中所出现的阳邪偏盛、**功能亢奋**、机体反应性增强而产生热象的病机变化。

15. D 本题考查阴阳偏盛。阴偏胜，即**阴盛**，指机体在疾病过程中所出现的阴邪偏盛、功能抑制、机体反应性减弱而产生寒象的病机变化，可见恶寒，喜暖，口淡不渴，苔白，脉紧或迟等症状。

16. C 本题考查阴阳偏盛。阳盛的病机特点为阳盛而阴未虚，临床表现以**实热证**为主，可见身热，面赤，烦躁，舌红苔黄，脉数等症状；若阳盛伤及阴液，则兼有口渴、小便短少等表现，即所谓"阳盛则热""阳盛则阴病"。

17. D 本题考查阴阳偏盛。**阴偏胜**，可见恶寒，喜暖，口淡不渴，苔白，脉紧或迟等症状。阴盛的病机特点为阴盛而阳未虚，临床表现以**实寒证**为主；若阴盛伤及阳气，可兼有脘腹冷痛，溲清，便溏等表现，即所谓"阴盛则寒""阴盛则阳病"。

18. A 本题考查阴阳偏衰。阳气不足可发于五脏六腑，如心阳、脾阳和肾阳等，皆可出现虚衰病变，但一般以**肾阳虚衰最为重要**，因肾阳为人身诸阳之本，所以肾阳虚衰在阳气偏衰的病机中占有极其重要的地位。

19. C 本题考查阴阳互损。阴阳互损，指在阴或阳任何一方虚损的前提下，病变发展影响到相对的另一方，形成阴阳两虚的病机变化，**由于肾阴、肾阳为五脏阴阳之根本**，所谓"五脏之阴气，非此不能滋；五脏之阳气，非此不能发"，因此，当脏腑的阳气或

阴气虚损到一定程度时，必然会损及肾阴、肾阳，故无论阴虚或阳虚，多在肾之阴阳及肾本身阴阳失调，才易发生阳损及阴或阴损及阳的阴阳互损病机变化。

20. C 本题考查阴阳互损。**阴损及阳**，指由于阴气亏损，累及阳气生化不足，或阳气无所依附而耗散，从而在阴虚的基础上又出现阳虚，形成以阴虚为主的阴阳两虚的病机变化。

21. B 本题考查阴阳格拒。阴盛格阳，指阳气极虚，导致阴寒之气偏盛，壅闭于里，逼迫阳气浮越于外，而出现内真寒外假热的病机变化，临床表现为**真寒假热证**。

22. B 本题考查阴阳格拒。**阳盛格阴**，指阳气偏盛至极，壅遏于内，排斥阴气于外，而出现内真热外假寒的病机变化，临床表现为真热假寒证。

23. E 本题考查阴阳格拒。阳盛格阴，临床表现为真热假寒证，热盛于内是疾病的本质，可见壮热，面红，气粗，烦躁，舌红，脉数大有力等症状；**排斥阴气于外，可在原有热盛于内的基础上，又出现四肢厥冷等假寒之象。**

24. A 本题考查阴阳格拒。阴盛格阳，临床表现为真寒假热证。临床可见四肢厥逆、下利清谷、脉微欲绝等症状；又可见阳浮于外，症见身热反不恶寒、面颊泛红等假热之象。

25. B 本题考查气机失调。气机失调包括气滞、气陷、气闭、气脱和气逆。

26. A 本题考查气虚。**气虚**：指元气耗损，功能失调，脏腑功能衰退，抗病能力下降的病机变化。

27. E 本题考查气机失调。**气脱**：指气虚至极，不能内守而大量脱失，可导致生命机能突然衰竭。

28. D 本题考查气机失调。**气闭**：指气机闭阻，失于外达，甚则清窍闭塞，出现昏厥。

29. D 本题考查气机失调。气逆：指气升之太过或降之不及，导致气逆于上，**常见于肺、肝、胃**。

30. B 本题考查气机失调。**气滞**：气运行不畅，或在局部郁滞不通。

31. C 本题考查气机失调。**气陷**：气上升不及或下降太过。

二、配伍选择题

[1~3] CAE 本题考查邪正盛衰与虚实变化。①正虚邪盛，多形成较为复杂的虚实夹杂证。②正盛邪实，多形成实证。③**真实假虚证**指本质为实证，反见某些虚羸现象的证候，实邪结聚，阻滞经络，气血

不能外达。

[4~6] EBC 本题考查阴阳失调。①**阴盛**，指机体在疾病过程中所出现的一种阴气病理性偏盛、功能抑制、热量耗伤过多的病理变化。阴气过盛，必然损伤阳气，所以说"阴胜则阳病"。②**阳热充盛**，阴液受损为阳偏胜，阳气亢盛，必然消灼津液和阴气。所以说"阳胜则阴病"。③**亡阳**，是指机体的阳气发生突然性脱失，而致全身功能突然严重衰竭的病机变化。

[7~9] ACB 本题考查阴阳失调。①阴盛，病机特点多表现为阴盛而阳未虚的**实寒病变**。②阴虚，指机体阴气不足，凉润、宁静、抑制等作用减退，出现代谢相对增快，功能虚性亢奋，产热相对增多的病理变化。一般来说，其病机特点多表现为阴气不足，阴不制阳，阳气相对偏盛的**虚热证**。③阳虚，指机体阳气虚损，温煦、推动、兴奋等作用减退，出现功能减退或衰弱，代谢减缓，产热不足的病理变化。一般而言，其病机特点多表现为阳气不足，阳不制阴，阴气相对偏亢的**虚寒证**。

[10~12] EBA 本题考查阴阳失调。①阴阳互损，指在阴或阳任何一方虚损的前提下，病变发展损及另一方，形成阴阳两虚的病机，常由阴阳偏衰发展而来，若进一步发展可导致阴阳亡失，阴亡则阳无所依附而散越，阳亡则阴无以化生而耗竭，故亡阴可以迅速导致亡阳，亡阳也可继而出现亡阴，最终导致"**阴阳离决，精气乃绝**"。②由于阴液不足，不能制约阳气，从而形成阴虚内热、阴虚火旺和阴虚阳亢等多种表现。故阴虚则热。③阳虚是指机体阳气虚损、功能减退或衰弱、热量不足的病机变化。病机特点多表现为机体阳气不足，阳不制阴，阴相对亢盛的**虚寒证**。

[13~15] DAE 本题考查气机失调。①**气闭**主要表现为突然昏厥，不省人事。②**气滞**常表现为胸胁、脘腹等处或损伤部位的胀闷或疼痛，疼痛性质可为胀痛、窜痛、攻痛，症状时轻时重，部位不固定，按之一般无形，痛胀常随嗳气、肠鸣、矢气等而减轻，或症状随情绪变化而增减，脉象多弦。③**气脱**常表现为呼吸微弱而不规则，汗出不止，口开目合，全身瘫软，神识朦胧，二便失禁，面色苍白，口唇青紫，脉微，舌淡，舌苔白润。

[16~17] AB 本题考查血失调。①**血虚**是血液不足或血的濡养功能减退。②**血瘀**是血液循行迟缓或不畅或停滞。

三、多项选择题

1. ABCDE 本题考查发病的基本原理。发病的根本原因是正不胜邪，正气不足是疾病发生的内在因素，包括正气虚弱感外邪而发病，正虚生邪而发病，正气的强弱可决定发病的证候性质，邪气是发病的重要条件，正邪相争，正气的盛衰决定着发病与不发病以及发病的深浅和病证。

2. ABC 本题考查基本病机。虚，指以正气虚损为主，而邪气已退或不明显，正邪难以激烈相争，出现一系列以虚弱、衰退和不足为特征的一种病理变化。至虚有盛候指病机的本质为"虚"，但表现出"实"的假象；阴阳偏衰指人体在疾病过程中，阴或阳一方虚衰、不足的病理变化，属于"精气夺则虚"的虚性病机；阴阳互损指在阴或阳任何一方虚损的前提下，病变发展损及另一方，形成阴阳两虚的病机。

3. ABCD 本题考查基本病机。因实转虚是由邪气盛为矛盾的主要方面进而转化为正气虚为矛盾的主要方面。因虚致实为正气虚为疾病的主要矛盾转变为邪气盛为突出点的过程。实中夹虚是指病理变化以邪实为主，又兼正气虚损的病理状态。虚中夹实指病理变化以正虚为主，又兼有实邪为患的病理状态。

4. ABCD 本题考查基本病机。常见的证候真假有真实假虚、真虚假实、真寒假热和真热假寒。

5. ABCDE 本题考查基本病机。阴阳失调的基本病机包括：阴阳偏盛，阴阳偏衰，阴阳互损，阴阳格拒，阴阳亡失。

6. ACE 本题考查基本病机。阴偏盛，是指机体在疾病过程中所出现的一种阴邪偏盛、功能障碍或减退、产热不足，以及病变性代谢产物积聚的病机变化。病机特点：多表现为阴盛而阳未虚的实寒证。阴偏盛多由感受寒湿阴邪，或过食生冷，寒滞中阻，阳不制阴而致阴寒内盛。

7. ACE 本题考查阴偏盛。阴是以寒、静、湿为其特点，阴偏盛，就常出现寒象，所以说"阴胜则寒"。

8. ABCDE 本题考查气机失调。气的运动，称作"气机"。气的运动形式可归纳为"升、降、出、入"四种形式。升降出入平衡失调，称之为"气机失调"，如气滞、气逆、气陷、气脱、气闭等。

9. ABDE 本题考查基本病机。亡阳，指机体的阳气发生突然性脱失，而致全身功能严重衰竭的病机变化。临床表现包括：精神淡漠，面色苍白，冷汗淋漓，四肢厥逆，气息微弱，口不渴或渴喜热饮，舌淡，脉微欲绝。

10. ABCD 本题考查基本病机。亡阴的临床表现多见汗出不止、汗热而黏、手足温热、喘渴烦躁，或昏迷谵妄、身体干瘪、皮肤皱褶、目眶深陷、脉疾躁无力等症。

第十节 防治原则

一、最佳选择题

1. B 本题考查未病先防。**增强体质，是提高正气抗邪能力的关键**。调摄精神，修身养性；顺应自然，起居有常；劳逸适度，积精全神；锻炼身体，增强体质；饮食有节，顾护脾胃；针灸保健等措施，是增强体质、提高正气抗邪能力的主要方法。

2. D 本题考查既病防变。**既病防变**，指在疾病发生之后，早期诊断，早期治疗，见微知著，防微杜渐，以防止疾病的发展和传变，如先安未受邪之地。

3. E 本题考查未病先防。防止病邪侵害的方法主要包括**避其邪气、药物预防**。**顺应自然、养性调神、调理饮食、形体锻炼**均属于养生以增强正气的范畴。

4. C 本题考查治则、治法的概念。**正治**，指采用与证候性质相反的方药进行治疗的治则，由于采用方药或措施的性质与证候的性质相逆，如热证用寒

药，故又称"逆治"。

5. D 本题考查治则、治法的概念。反治，指顺从病证的外在假象而治的治则，由于采用的方药性质与病证中假象的性质相同，故又称为"从治"。

6. A 本题考查正治与反治。正治法又称逆治法，包括寒者热之，热者寒之，**虚则补之**，实则泻之。

7. E 本题考查正治与反治。反治又称"从治"，包括**通因通用**，塞因塞用，热因热用，寒因寒用。

8. C 本题考查正治与反治。寒因寒用即以寒治寒，是指用寒凉方药或具有寒凉功效的措施来治疗具有假寒征象的治法，适用于里热炽盛，阳盛格阴的**真热假寒证**。

9. D 本题考查正治与反治。**塞因塞用**是用补物来治疗闭塞不通症状的虚证（以补开塞），适用于真虚假实（至虚有盛候）。患者疾病的本质为脾虚无力运化而出现腹部胀满，故腹部胀满为假象。

10. A 本题考查正治与反治。正治，指采用与证候性质相反的方药进行治疗的治则，包括寒者热之，**热者寒之**，虚则补之，实则泻之。

11. D 本题考查正治与反治。**热因热用**即以热治热，是指用温热方药或具有温热功效的措施来治疗具有假热征象的治法，适用于真寒假热证，即阴寒内盛，格阳于外，形成里真寒外假热的病证。

12. A 本题考查治标与治本。急则治标，指标病危急，先治其标，标病缓解再治本病，是疾病过程中出现某些急重症状，或症状不除，无法进行治疗时，则当权变而先治其标，如病因比较明确的剧痛，频繁呕吐，不能服药或**二便不通**等，可分别采用缓急止痛、降逆止呕、通利二便等治标之法，以先缓解危急，再图其本。

13. B 本题考查正治与反治。**通因通用**是指用通利药物来治疗通泄症状的实证（以通治通），适用于真实假虚（大实有羸状），瘀血阻滞血脉为实象，血受瘀滞不循常道而致的崩漏为假象。

14. B 本题考查治标与治本。**缓则治本**，指病势缓和，病情缓慢，先治其本，本病愈而标病自除。痨病肺肾阴虚之咳嗽，肺肾阴虚是本，咳嗽、潮热、盗汗是标，标病不至于危及生命，故治疗多不选用单纯止咳、敛汗之剂来治标，而采用滋补肺肾之阴以治其本，本病得以恢复，咳嗽、盗汗等诸症也自然会消除。

15. C 本题考查治标与治本。**标本兼治**，指标病与本病并重，应治标与治本兼顾，是在标病与本病俱急，或标病与本病俱缓之时采取的一种治则，如气虚之人外感，治宜益气解表。

16. C 本题考查扶正与祛邪。扶正与祛邪同时运用：攻补兼施，适用于邪气盛，**正气虚**的虚实夹杂的病变。

17. D 本题考查调整阴阳。阴中求阳即根据阴阳互根的原理，在补阳时适当佐以补阴药，适用于阳虚证，阳虚则寒，**为虚寒证**。

18. B 本题考查正治与反治。至虚有盛候指本质为虚证，反见某些盛实现象的证候，即真虚假实。**塞因塞用**：以补开塞，是指用补益药物来治疗具有闭塞不通症状的真虚假实证。

19. B 本题考查三因制宜。所谓"**用寒远寒**"，即用寒性药时，当避其气候之寒，如冬季慎用黄连等寒性药物。

20. C 本题考查补其不足的含义和临床应用。针对阳虚而阳不制阴，阴气偏亢的**虚寒证**，应采用助阳以抑阴的治法，又称为"益火之源，以消阴翳"。

21. D 本题考查补其不足的含义和临床应用。在补阴时可适当配用补阳药的治法属于**阳中求阴**，使阴得阳生而泉源不竭。

22. A 本题考查调整气血津液的关系。就气血关系而言，**气能行血**指的是气能推动血液在脉道中正常循行，当血液瘀滞时除用活血药外，还可加行气药以提升血液的活动性。

23. B 本题考查三因制宜。根据患者的年龄、性别、体质、生活习惯等不同特点，制定适宜治法和方药的原则，称为"**因人制宜**"。主要包括：①因年龄不同而用药各异；②因性别不同而用药各异；③因体质不同而用药各异。

24. E 本题考查三因制宜。根据不同的地域环境特点，制定适宜治法和方药的原则，称为"**因地制宜**"。如我国西北地区，地势高而寒冷，其病多寒，治宜辛温；东南地区，地势低而温热，其病多热，治宜苦寒。

25. D 本题考查三因制宜。根据不同季节气候的特点，制定适宜治法和方药的原则，称为"**因时制宜**"。用寒远寒是指冬季，气候由凉变寒，阴盛阳衰，阳气内敛，应避免过用寒性药物，以防伤阳；用热远热是指夏季，气候炎热，人体腠理疏松，阳气偏盛，应避免过用热性药物，以免耗伤气阴。

26. C 本题考查常用治法。"**八法**"是中医在辨证论治原则指导下的八种基本治疗大法的总称。包括汗法、吐法、下法、和法、温法、清法、消法、补法。宣法、通法不属于八法。

27. E 本题考查常用治法。痞块是邪在脏腑、经络、肌肉之间渐积而成，多虚实夹杂，气血积聚而成，难以迅即消除，必须渐消缓散。故针对它的治疗应该是用消法。**下法**是通过荡涤肠胃、通泄大便的方法，使停留于肠胃的有形积滞从大便排出的一种治法。适用于燥屎内结、冷积不化、瘀血内停、宿食不消、结痰停饮、虫积等病证。

二、配伍选择题

[1～2] AA 本题考查反治与正治。①反治是指顺从病证的外在假象而治的一种治疗原则。其采用的方药性质与病证中假象的性质相同，故又称为"从治"，反映了**治病求本**的原则。②正治指采用与疾病的证候性质相反的方药以治疗的一种原则。适用于疾病的征象与其本质相一致的病证，反映了**治病求本**的原则。

[3~4] DB　本题考查反治与正治。①通因通用：以通治通，是指用通利的药物来治疗具有通泻症状的真实假虚证。如瘀血性崩漏、**热结旁流**、食积性腹泻等。②**寒者热之**：是指寒性病证出现寒象，用温热方药进行治疗。

[5~6] EE　本题考查急则治标。①大出血属于紧急情况，应用大补元气以摄血，针对出血进行治疗，属于**急则治其标**的范畴。②高热属于紧急情况，应用退热法，针对高热进行治疗，属于**急则治其标**的范畴。

[7~8] BA　本题考查扶正与祛邪的概念。①扶正：适用于以正气虚为主要矛盾，而邪气也不盛的虚性病证，如**虚证**或真虚假实证。②祛邪：适用于以邪实为主要矛盾，而正气未衰的实性病证，如**实证**或真实假虚证。

[9~10] CD　本题考查顺应脏腑生理特性的内容。脾胃属土，脾为阴土，阳气易损，胃为阳土，阴气易伤，**脾喜燥恶湿**，胃喜润恶燥；脾气主升，以升为顺，胃气主降，以降为和。

[11~13] DBC　本题考查汗法的适应证。①由症状可知患者平素气虚，兼见外感风寒的实证表现，应用**扶正解表法**治疗。②由症状可知患者为外感风热证，应用**辛凉解表法**治疗。③由症状可知患者为表邪外束，疹毒内陷，麻疹不透之证，应用**透疹解表法**治疗。

三、多项选择题

1. ABD　本题考查治未病的内容。治未病，是指采取相应的措施，防止疾病的发生发展，包括未病先防、既病防变、愈后防复三方面。

2. BC　本题考查未病先防。未病先防的原则：

扶助正气，提高抗病能力；消灭病邪，防止邪气侵害。

3. ABDE　本题考查未病先防。扶助正气，提高抗病能力的方法包括：顺应自然，调畅情志，饮食有节，起居有常，锻炼身体。

4. ABCDE　本题考查治法中的温法。凡**素体阴虚、血虚以及血热妄行的出血证**，不宜使用温法。内热火炽，阴虚火旺，夹热下痢，**神昏液脱**，以及热盛于里而见手足厥冷的**真热假寒证**，均不宜使用温法。孕产妇应慎用温法。

5. AC　本题考查防止传变。防止传变主要包括阻截病传途径与先安未受邪之地两个方面。

6. ABCDE　本题考查的调气的内容。调气的治则包括气虚宜补、气滞宜疏、气陷宜升、气逆宜降、气脱宜固、气闭宜开。

7. ABCDE　本题考查汗法应用的注意事项。对于表邪已解、麻疹已透、疮疡已溃，不宜再汗。半表半里证、里证、虚证等，不宜使用汗法。自汗、盗汗、失血、吐泻、热病后期津亏、妇女月经期，不宜使用汗法。体质虚弱而感受外邪，确需发汗解表时，应配合益气、养血、滋阴、助阳等。

8. CDE　本题考查吐法的概念。吐法，又称"涌吐法"，是针对停蓄在咽喉、胸膈、胃脘的痰涎、宿食、毒物而拟定的治法。适用于中风、癫狂、喉痹之痰涎壅盛、阻塞咽喉；或宿食停滞胃脘；或误食毒物，为时不久，毒物尚留胃中者等。

9. ACE　本题考查消法的分类。消法，又称"消导法"，是消散体内有形积滞以祛除病邪的治法。消法主要分为消食导滞法、消痞散积法、软坚散结法等。

第三章　中医诊断基础

第一节　中医诊断学概述

一、最佳选择题

1. A　本题考查中医诊断学的基本原则。中医诊断学的基本原则：**审内察外**，整体统一；四诊合参；辨证求因，审因论治。中医诊断学的基本原理：司外揣内、见微知著、以常衡变。中医学的基本特点：整体观念和辨证论治。望闻问切是中医传统诊断手法。

2. A　本题考查中医诊断学的基本原则。寒热用

以分辨疾病的属性；表里用以分辨疾病病位与病势的浅深；虚实用以分辨邪正的盛衰；疾病的基础是阴阳失调，因此，**阴阳是区分疾病类别的总纲**。

3. D　本题考查中医诊断学的基本原则。其中**寒热用以分辨疾病的属性**。

4. D　本题考查中医诊断学的主要内容。**四诊包括望诊、闻诊、问诊、切诊**，其中望诊又包括望神、色、形、态、望舌等。闻诊包括听声音和嗅气味。诊病不属于四诊的内容。

二、配伍选择题

[1～2] CB　本题考查中医诊断学的基本原则。其中虚实用以分辨邪正的盛衰；表里用以分辨疾病病位与病势的浅深。

三、多项选择题

1. ABCDE　本题考查中医诊断学的辨证内容。八纲辨证是基础、是关键。病因、气血津液、脏腑、经络、六经、卫气营血和三焦辨证等各种辨证既各有其特点和适应范围，又相互联系，同时又都是在八纲辨证的基础上加以深化。

2. ABCD　本题考查中医诊断学的八纲辨证内容。八纲辨证是基础、是关键，指阴阳、表里、寒热、虚实八个辨证要点，也是辨证的纲领。

第二节　四　诊

一、最佳选择题

1. B　本题考查望神的临床表现及意义。神是人体生命活动总的表现，具体表现于人体的目光、色泽、神情、体态诸方面，而**诊查眼神的变化是望神的重点**。由于"目"为五脏六腑精气之所注，其目系通于脑，为肝之窍，心之使，"神藏于心，外候在目"，所以察眼神的变化是望神的重要内容之一。

2. B　本题考查望神的临床表现及意义。有神又称得神，可见患者**两眼灵活**、明亮有神、鉴识精明、神志清楚、反应灵敏、语言清晰。

3. D　本题考查望神的临床表现及意义。失神指神气涣散。如患者表现为目光晦暗、瞳仁呆滞、精神萎靡、反应迟钝、呼吸气微，甚至神识昏迷、循衣摸床、撮空理线，或猝倒而目闭口开、手撒、遗尿等，均称为"失神"或"无神"。

4. D　本题考查望神的临床表现及意义。假神是正气将脱，精气衰竭已极，**阴不敛阳**，以致虚阳外越，阴阳即将离决，属病危。

5. C　本题考查失神的临床表现及意义。在疾病过程中，如患者表现为目光晦暗、瞳仁呆滞、精神萎靡、反应迟钝、呼吸气微，甚至神识昏迷、循衣摸床、撮空理线，或猝倒而目闭口开、手撒、遗尿等，均称为**"失神"**或**"无神"**。

6. D　本题考查望神的临床表现及意义。在疾病过程中，如患者原来不欲言语、语声低弱、时断时续、突然转为言语不休；原来精神极度衰颓、意识不清、突然精神转"佳"；原来面色十分晦暗、忽然两颧泛红如妆，都属**假神**，是为阴阳格拒、阴不敛阳，欲将离决的虚假现象，人们通常把它比喻为"回光返照"或"残灯复明"，应予以特别注意。

7. A　本题考查神乱的临床表现及意义。若表情淡漠，寡言少语，闷闷不乐，继则精神发呆，哭笑无

常者，多为痰气凝结、阻闭心神的癫病、痴呆。

8. E　本题考查神乱的临床表现及意义。**神乱**分为：①脏躁：时时恐惧，焦虑不安，心悸气促，不敢独处；②狂：狂躁妄动，胡言乱语，少寐多梦，或打人毁物，不避亲疏；③癫、痴：精神抑郁，表情淡漠，神识痴呆，喃喃自语，哭笑无常，悲观失望；④痫：突然昏倒，口吐白沫，目睛上视，四肢抽搐，醒后如常。倦怠乏力为少神的表现。

9. C　本题考查神乱的临床表现及意义。若突然跌倒，昏不知人，口吐涎沫，目睛上视，四肢抽动，移时苏醒，醒后如常。多属痰迷心窍、肝风内动的**痫病**。

10. C　本题考查五色主病的临床表现及意义。若面目一身俱黄，称为"黄疸"，其黄色鲜明如橘色为阳黄，乃湿热为患。

11. A　本题考查五色主病的临床表现及其意义。青色主寒证、气滞、瘀血、疼痛、**惊风**。

12. A　本题考查五色主病的临床表现及意义。**面青**为寒凝气滞、经脉瘀阻的气色。寒主收引，寒盛而留于经脉，则经脉拘急不舒，阻碍气血的运行，或气滞而凝，或血阻而瘀，都可使面色发青，甚至出现青紫色。

13. E　本题考查五色主病的临床表现及意义。面目一身俱黄，晦暗如烟熏者为阴黄，其病机为寒湿郁阻。

14. B　本题考查五色主病的临床表现及意义。久病突然颧红如妆为**戴阳证**，其病机为阴不敛阳，虚阳浮越。

15. A　本题考查五色主病的临床表现及意义。面黄虚浮，称为**黄胖**，临床意义为脾气虚衰，湿邪内阻。

16. C　本题考查五色主病的临床表现及意义。青色，主寒证、气滞、痛证、瘀血和惊风。湿证是面色

黄所主的病证。

17. A 本题考查五色主病的临床表现及意义。面色青的主病为瘀血、气滞、寒证、痛证、惊风，面色黑的主病为肾虚、水饮、瘀血。因此青色和黑色共同所主之病证为**瘀血**。

18. A 本题考查五色主病的临床表现及意义。黑色主肾虚、水饮证、瘀血证。黑为阴寒水盛的病色。寒水阴邪所以过盛，主要在于肾阳的虚衰。肾为水火之脏，阳气之根。阳虚火衰，则水寒内盛，血失温养，经脉拘急，血行不畅，故面多见黑色。眼眶周围见黑色，多见于肾虚水泛的水饮病，或寒湿下注的带下证。若**面黑而干焦，则多为肾精久耗**。

19. B 本题考查五色主病的临床表现及意义。脾胃气虚，气血不足的面色为面色淡黄，枯槁无华（**萎黄**）。

20. C 本题考查五色主病的临床表现及意义。满面通红的临床意义是**邪热亢盛**。

21. C 本题考查五色主病的临床表现及意义。白色主虚寒证、失血证。白为气血不荣之候，凡阳气虚衰，气血运行无力，或耗气失血，致使气血不充者，颜面俱呈白色。若**白而虚浮，多属阳气不足**；淡白而消瘦，多为营血亏损。若急性病突然面色苍白，常属阳气暴脱的证候。里寒证出现剧烈腹痛，或虚寒战栗时，也可见面色苍白，为阴寒凝滞、经脉拘急所致。

22. C 本题考查五色主病的临床表现及意义。面色白的主病为虚寒证、失血证。亡阳证可见于面色苍白。阴虚证可见两颧潮红，不会见到面色白。

23. E 本题考查五色主病的临床表现及意义。肾精久耗一般见到面色黑，不会见到面赤。

24. D 本题考查五色主病的临床表现及意义。面色黑的主病：肾虚、**水饮**、血瘀。黑为阴寒水盛的病色。寒水阴邪所以过盛，主要在于肾阳的虚衰。

25. C 本题考查五色主病的临床表现及意义。小儿鼻柱、眉间及口唇四周色青的意义是**惊风或惊风先兆**。

26. E 本题考查望形态的临床表现及意义。机体外形的强弱，与五脏功能的盛衰是统一的，内盛则外强，内衰则外弱。一般来说，凡形体肥胖、肤白无华、精神不振者，即"形盛气虚"，多为阳气不足之证；形瘦肌削、面色苍黄、胸廓狭窄、皮肤干焦，常见于阴血不足之证；如瘦削已至大肉脱失的程度，每见于精气衰竭的患者。

27. C 本题考查姿态异常的临床表现及意义。坐

而俯首、气短懒言者，多属肺虚或肾不纳气之证。

28. E 本题考查姿态异常的临床表现及意义。咳逆倚息不得卧，每发于秋冬的，多是内有伏饮。

29. A 本题考查姿态异常的临床表现及意义。"阳主动，阴主静"，喜动者属阳，喜静者属阴。如患者卧位、身轻自能转侧、面常向外，多为**阳、热、实证**；身重难于转侧、面常向里、精神萎靡者，多为阴、寒、虚证。

30. C 本题考查姿态异常的临床表现及意义。四肢痿软无力，行走不便，提示**痿证**。

31. E 本题考查姿态异常的临床表现及意义。一侧手足举动不遂，或麻木不仁，多为**中风偏瘫**。

32. B 本题考查望头发的临床表现及意义。突然片状脱发，脱落处显露圆形或椭圆形光亮头皮而无自觉症状，称为斑秃，多为**血虚受风**所致。

33. B 本题考查望头面五官的临床表现及意义。眼窝下陷，多是津液亏耗。

34. A 本题考查望目态的主要内容及临床意义。昏睡露睛，多由于**脾气虚弱，气血不足，胞睑失养**所致。

35. A 本题考查望头面五官的临床表现及意义。**白睛发黄为黄疸的主要标志**。《杂病源流犀烛·诸疸源流》云："经言目黄者曰黄疸，以目为宗脉所聚，诸经之热上熏于目，故目黄，可稔知为黄疸也。"伴身面发黄、尿黄等症，多因湿热内壅或寒湿内困，肝胆疏泄失常，胆汁外溢所致，有阳黄、阴黄之分。

36. E 本题考查望目态的主要内容及临床意义。两目上视或斜视、直视，多见于**肝风，或为动风先兆**。

37. C 本题考查望鼻的主要内容及临床意义。鼻柱溃烂塌陷，常见于**麻风病或梅毒**。

38. A 本题考查望齿龈的主要内容及临床意义。齿缝出血，不痛不红，微肿的临床意义是**虚火伤络**。

39. D 本题考查望唇的主要内容及临床意义。唇色青紫的临床意义是血瘀。

40. C 本题考查望齿龈的主要内容及临床意义。牙龈出血而红肿者，为**胃火伤络**。

41. D 本题考查望齿的主要内容及临床意义。牙齿干燥，甚者齿如枯骨，多为**肾精枯竭，肾水不能上承**所致。

42. E 本题考查望咽喉的主要内容及临床意义。咽喉有灰白色假膜，擦之不去，重擦出血，且随即复生者，是为白喉，属**肺热阴伤**之证。

43. D 本题考查望咽喉的主要内容及临床意义。

色鲜红娇嫩，疼痛不甚，多为阴虚火旺。

44. E　本题考查望体表的内容及临床意义。**疹的临床表现**：色红，疹点小如粟，高出于皮肤，抚之碍手。

45. D　本题考查望体表的内容及临床意义。**斑的临床表现**：点大成片，色深红或青紫，平铺于皮肤下，抚之不碍手，压之不褪色。白㾦的临床表现：白色小疱疹，晶莹如粟，高出皮肤，擦破流水，多发于颈胸部，四肢偶见，面部不发。

46. C　本题考查望体表的内容及临床意义。斑疹见于外感热病，多是邪热郁于肺胃不能外泄，内迫营血所致。

47. C　本题考查望体表的内容及临床意义。起于浅表，形圆而红、肿、热、痛，化脓即软者，为**疖**。

48. C　本题考查望体表的内容及临床意义。**疔的皮损特点**：患处顶白形小如粟，根硬而深，麻木痒痛。多发于颜面手足。其特点是邪毒深重，易于扩散，由外感风邪火毒，毒邪蕴结而发。

49. E　本题考查望痰涎的内容及临床意义。**湿痰**的临床表现为痰白黏稠量多，滑而易咯出。

50. A　本题考查望痰涎的内容及临床意义。痰白而清稀，或有灰黑点的临床意义是提示**寒痰**。

51. D　本题考查望呕吐物的内容及临床意义。呕吐物色黄味苦的临床意义是**肝胆有热、胃失和降**。

52. B　本题考查望呕吐物的内容及临床意义。呕吐物秽浊酸臭，多因胃热或食积所致。

53. C　本题考查望大便的内容及临床意义。湿热邪毒蕴结大肠，肠络受伤致大便夹有黏胨、脓血，这是**痢疾**的表现。

54. E　本题考查望痰涎的内容及临床意义。咯吐脓血如米粥状，为热毒蕴肺，多是肺痈证。

55. C　本题考查舌诊原理。**舌边多反映肝胆病变**；舌尖反映心肺；舌中反映脾胃；舌根反映肾。

56. C　本题考查舌诊原理。其中**舌中反映脾胃**。

57. D　本题考查舌诊原理。**足少阴经循行"循喉咙，挟舌本"**。

58. C　本题考查望舌色的主要内容与临床意义。邪热深入营血所表现的舌象是**舌绛**有苔或有红点、芒刺。

59. E　本题考查望舌色的主要内容与临床意义。舌紫红或**绛紫而干枯少津**的临床意义是热盛伤津，气血壅滞。

60. D　本题考查望舌色的主要内容与临床意义。**薄黄苔**的临床意义是热势轻浅，多见于外感风热表证

或风寒化热。

61. B　本题考查望舌色的主要内容与临床意义。舌质淡白而湿润，多为脾虚而寒湿壅盛。

62. A　本题考查望舌态的特征与临床意义。舌淡白而痿软的临床意义是**气血俱虚**。

63. D　本题考查望舌质的主要内容与临床意义。芒刺提示实热证，舌中部芒刺提示胃肠热盛。

64. B　本题考查望舌态的主要内容与临床意义。舌体偏斜于一侧，称为**歪斜舌**。多是中风或中风之先兆。

65. A　本题考查望舌色的主要内容与临床意义。**镜面舌**色红绛者，为胃阴枯竭，胃乏生气之兆，属阴虚重证。

66. A　本题考查望舌色的主要内容与临床意义。舌淡紫而湿润的临床意义：阴寒内盛或血脉瘀滞所致。

67. C　本题考查望舌色的主要内容与临床意义。舌绛少苔或无苔，或有裂纹，多属久病阴虚火旺，或热病后期阴液耗损。

68. C　本题考查望舌态的主要内容与临床意义。舌体紧缩不能伸长，称为短缩，多是危重证候的反映。

69. D　本题考查望苔质的主要内容与临床意义。舌苔多处剥脱，舌面仅斑驳残存少量舌苔者，称为花剥苔，临床意义是胃阴大伤。

70. B　本题考查望舌形的主要内容与临床意义。纹理细腻，形色浮胖娇嫩者为嫩，多属**虚证**、寒证。

71. A　本题考查望舌态的主要内容与临床意义。舌短缩，色淡白或青紫而湿润的临床意义是寒凝筋脉。

72. A　本题考查望舌态的主要内容与临床意义。**舌强**语言謇涩，伴肢体麻木、眩晕多为中风先兆。

73. E　本题考查望苔质的主要内容与临床意义。苔面有过多水分、扪之滑利而湿，称为滑苔，多是**水湿内停**之征。

74. C　本题考查望苔质的主要内容与临床意义。**腻苔**：苔质颗粒细腻致密，揩之不去，刮之不脱，如涂有油腻之状，中间厚边周薄者。

75. A　本题考查望苔质的主要内容与临床意义。舌苔从全到剥，是胃的气阴不足，正气渐衰的表现。

76. D　本题考查望苔质的主要内容与临床意义。腐苔：苔质颗粒疏松，粗大而厚，形如豆腐渣堆积舌面，揩之可去者。如果舌上黏厚一层，有如疮脓，则称"脓腐苔"。

77. D　本题考查望苔质的主要内容与临床意义。临床上常见的苔质变化有薄厚、润燥、腻腐、剥落等。黄苔属于望苔色的内容。

78. D　本题考查望苔质的主要内容与临床意义。舌苔有根无根主要反映**胃气有无**。

79. C　本题考查望苔质的主要内容与临床意义。苔质颗粒细腻致密，揩之不去，刮之不脱，如涂有油腻之状，中间厚边周薄者被称为腻苔。腻苔见于食积、痰浊、湿热。阳虚多见苔白或灰。

80. B　本题考查望舌的主要内容与临床意义。本题证型为阴虚内热证，阴虚的典型舌象为**舌红少苔**。

81. C　本题考查正常舌象的特点及临床意义。若因食用食物或药物使舌苔变色的，称之为"染苔"。如乌梅、橄榄等能使舌苔染黑；黄连、核黄素等药物可将舌苔染黄；吸烟可将舌苔染灰；牛乳可将舌苔染白。

82. B　本题考查语声变化的临床意义。**谵语**的临床表现：神识昏糊、胡言乱语、声高有力，常见于热扰心神的实证。

83. A　本题考查语声变化的临床意义。**独语**的临床表现：自言自语，喃喃不休，见人则止，首尾不续。谵语的临床表现：神识不清、语无伦次、声高有力。郑声的临床表现：神识不清、语言重复、声音低微。错语的临床表现：神识清楚而语言错乱，语后自知言错。狂言的临床表现：精神错乱，语无伦次，狂叫骂詈。

84. B　本题考查咳嗽声音变化的临床意义。咳声如犬吠，伴声音嘶哑，吸气困难的临床意义：**肺肾阴虚，疫毒攻喉**。

85. C　本题考查语声变化的临床意义。语言謇涩指的是神识清楚，思维正常，但言语不流利，吐词不清晰者，多因**风痰阻络**所致。

86. C　本题考查呃逆、嗳气声音变化的临床意义。呃逆是指从咽喉发出的一种不由自主的冲击声，呃呃作响，声短而频，不能自制的症状。呃逆俗称"打呃"，是胃气上逆的表现。嗳气是指胃中气体上出咽喉所发出的一种声长而缓的症状。嗳气俗称"打膈"，是胃气上逆的表现。

87. B　本题考查呃逆、嗳气声音变化的临床意义。嗳气是指胃中气体上出咽喉所发出的一种声长而缓的症状。嗳气俗称"打膈"，古称"噫气"，是**胃气上逆**的表现。

88. B　本题考查口气、排泄物之气味异常的临床意义。口气臭秽的临床意义为胃热。

89. C　本题考查恶寒发热的临床意义。恶寒与发热并见于表证。恶寒重发热轻见于风寒表证。

90. A　本题考查恶寒发热的临床意义。表证，指的是病位浅在肌肤的一类证候。一般是指六淫之邪从皮毛、口鼻侵入人体而引起的外感病初起阶段。其临床表现以发热恶寒，或恶风，舌苔薄白，脉浮为主。以起病急、病程短、有**发热恶寒**的症状为辨证要点。

91. E　本题考查但寒不热的临床意义。久病畏寒的临床表现：得衣近火则缓解；临床意义为里虚寒证（阳气虚衰）。

92. C　本题考查但寒不热的临床意义。患者自觉怕冷，多加衣被或近火取暖而能够缓解者，为**畏寒**。

93. B　本题考查但热不寒的临床意义。至夏则热，秋凉则止见于夏季热气阴两虚；身热不扬，午后热甚见于**湿温潮热**。

94. D　本题考查潮热的临床意义。午后或夜间潮热，有热自骨内向外透发的感觉，称为骨蒸发热，多属**阴虚火旺**所致。

95. C　本题考查但热不寒的临床意义。**身热不扬**的发热特点是肌肤初扪之不觉热，但扪之稍久即感灼手。

96. E　本题考查但热不寒的临床意义。阳明潮热是指下午3~5时热甚，又称"**日晡潮热**"。日晡潮热的特点是热势较高，日晡热甚，兼见腹胀便秘等，可见于阳明腑实证。

97. E　本题考查但热不寒的临床意义。寒热往来一般见于半表半里证或者疟疾。

98. E　本题考查问汗出的临床意义。先恶寒战栗，继而汗出者称为**战汗**。

99. B　本题考查问汗出的临床意义。自汗是指日间汗多，动后尤甚，临床意义是**气虚卫阳不固**或阳虚。

100. D　本题考查问汗出的临床意义。**绝汗的临床表现**：指在病情危重的情况下，出现大汗不止的症状。常是亡阴或亡阳的表现，属危重证候，故其汗出谓之绝汗，又称脱汗。若病势危重，冷汗淋漓如水，面色苍白，肢冷脉微者，属亡阳之汗，为阳气亡脱，津随气泄之危象。若病势危重，汗热而黏如油，烦躁口渴，脉细数或疾者，属亡阴之汗，为枯竭之阴津外泄之危象。恶寒战栗后大汗出被称为"战汗"。

101. A　本题考查问汗出的临床意义。**战汗**指先全身恶寒，战栗，接着大汗出。若汗出热退，脉静身凉，是邪去正复之佳兆，主疾病向愈；若汗出而身热不减，仍烦躁不安，脉来疾急，为邪胜正衰之危候，主病情恶化。

102. E 本题考查问汗出的临床意义。若汗出热退，脉静身凉，是邪去正复之佳兆，**主疾病向愈**；若汗出而身热不减，仍烦躁不安，脉来疾急，为邪胜正衰之危候，主病情恶化。

103. B 本题考查特殊汗出的临床意义。**盗汗的特点**是入睡之后汗出，醒后则汗止，主阴虚证。

104. D 本题考查问疼痛的临床意义。**绞痛**多因有形实邪阻闭气机，或寒邪凝滞气机所致。

105. E 本题考查问疼痛的临床意义。**隐痛**的痛势不剧，但绵绵不休，多因精血亏损，阳气不足失于温养所致。

106. D 本题考查问疼痛的临床意义。**重痛**多因湿邪困阻气机所致。

107. C 本题考查问疼痛的临床意义。冷痛指疼痛伴有冷感而喜暖的症状，是寒证疼痛的特点。因寒邪侵入，阻滞脏腑、组织、经络所致者，属实寒证；因阳气不足，脏腑、组织、经络失于温煦所致者，属虚寒证。常见于腰脊、脘腹及四肢关节等处。有沉重感属于湿邪的致病特点。

108. B 本题考查问疼痛的临床意义。胸痛彻背、背痛彻胸，多属心阳不振；痰浊阻滞的胸痹，如有胸前憋闷、痛如针刺刀绞，甚则面色灰滞、冷汗淋漓，则为"真心痛"。

109. E 本题考查问疼痛的临床意义。胸痛，壮热，咳吐脓血腥臭痰见于肺痈（痰热阻肺，热壅血瘀）。

110. C 本题考查问疼痛的临床意义。**头两侧疼痛为少阳经头痛**；巅顶疼痛为厥阴经头痛；前额连眉棱骨疼痛为阳明经头痛；后头连项疼痛为太阳经头痛；全头重痛为太阴经头痛；脑中痛，或头痛连齿为少阴经疼痛。

111. B 本题考查问疼痛的临床意义。**前额部连眉棱骨痛，多属阳明经头痛**。两侧头痛（偏头痛）多属少阳经头痛。后头部连头项痛，多属太阳经头痛。巅顶痛多属厥阴经头痛。全头重痛多属太阴经头痛。

112. B 本题考查问饮食的临床意义。易饥多食，但大便溏泻、倦怠乏力，属**胃强脾弱**。

113. D 本题考查口渴与饮水异常变化的临床意义。**口干但欲漱水而不欲咽**，兼见面色黧黑，舌紫暗有瘀斑的临床意义为瘀血内停。

114. D 本题考查口渴与饮水异常变化的临床意义。**消渴病的临床表现**：大渴引饮，小便量多，多食易饥，体渐消瘦。

115. C 本题考查口渴与饮水异常变化的临床意义。渴喜热饮，饮量不多，或饮入即吐的临床意义为痰饮内停。

116. A 本题考查食欲与食量异常变化的临床意义。**脾胃虚弱**的临床表现：食少见于久病，兼有面色萎黄、形瘦、倦怠等症。

117. A 本题考查食欲与食量异常变化的临床意义。消谷善饥亦称"多食易饥"，是指患者食欲亢进，进食量多，易感饥饿的症状，多由**胃热炽盛，腐熟太过**所致。

118. D 本题考查食欲与食量异常变化的临床意义。**除中**是指久病、重病患者，本不欲食，突然欲食或暴食，临床意义为胃气败绝。

119. B 本题考查问口味的临床意义。口甜而腻，多属**脾胃湿热**。

120. D 本题考查大便异常的临床意义。泻下黄糜，肛门灼热的临床意义为**大肠湿热**。

121. D 本题考查大便异常的临床意义。溏结不调，见大便时干时稀，临床意义为**肝郁脾虚**。

122. B 本题考查大便异常的临床意义。大便先干后溏的临床意义为**脾虚**。

123. E 本题考查小便异常的临床意义。小便不畅，点滴而出者为"癃"；小便不通，点滴不出者为"闭"，统称为"癃闭"。癃闭有虚实之分，实证多因湿热下注、瘀血内阻、结石阻塞，引致尿路不通，膀胱气化失利；虚证乃由年老气虚，或肾阳不足，膀胱气化功能减退所致。肾气不固不会导致癃闭。

124. C 本题考查小便异常的临床意义。尿后余沥不尽的临床表现：排尿后小便点滴不尽，临床意义为**肾阳亏虚，肾气不固**。

125. D 本题考查经期、经量异常的临床意义。妇女月经先期而至，量多，色深质稠的临床意义是**阳盛血热**。

126. E 本题考查问经带的临床意义。月周期错后八九天以上者，为月经后期，多因寒凝气滞，血不畅行，或因血少，任脉不充，也常见于痰阻或气滞血瘀。

127. A 本题考查十问歌的临床意义。《十问歌》：一问寒热二问汗，三问头身四问便，五问饮食六胸腹，七聋八渴俱当辨，九问旧病十问因，再兼服药参机变，妇女尤必问经期，迟速闭崩皆可见，再添片语告儿科，天花麻疹全占验。

128. C 本题考查诊脉部位。不轻不重，中等度用力按到肌肉为中取，即**"寻"法**。

129. D 本题考查脉诊的部位。寸关尺分候脏腑，历代医家说法不一，目前多以下述为准：右寸候肺，右关候脾胃，右尺候肾（命门）；左寸候心，左关候肝，左尺候肾。

130. E 本题考查正常脉象的特点。正常脉象的特点：①有胃：脉象从容和缓，节律一致。②有神：脉象和缓有力。③有根：尺脉有力、沉取不绝。

131. B 本题考查常见脉象的特征与临床意义。**代脉的脉象特点**：迟而中止，止有定数。

132. B 本题考查常见脉象的特征与临床意义。结脉的脉象特点：迟而时一止，止无定数。代脉的脉象特点：迟而中止，止有定数。促脉的脉象特点：数而时一止，止无定数。结脉、代脉、促脉的共同点是**脉来时止**。

133. D 本题考查常见脉象的特征与临床意义。**弱脉的脉象特点**：沉细无力而软。

134. A 本题考查常见脉象的特征与临床意义。**动脉的脉象特征**：脉短如豆，滑数有力。

135. B 本题考查常见脉象的特征与临床意义。**滑脉的脉象特点**：往来流利，应指圆滑。

136. A 本题考查常见脉象的特征与临床意义。紧脉的临床意义：实寒证、疼痛、宿食。滑脉的临床意义：痰湿、食积、实热；青壮年；孕妇。洪脉的临床意义：热盛。促脉的临床意义：阳热亢盛，瘀滞，痰食停积。数脉的临床意义：热证（实热证，虚热证）。

137. A 本题考查常见脉象的特征与临床意义。**弦脉的脉象特征**：端直以长，如按琴弦。

138. B 本题考查常见脉象的特征与临床意义。**濡脉的脉象特征**：浮而细软。

139. D 本题考查常见脉象的特征与临床意义。濡脉的脉象特征：浮而细软，轻按可触知，重按反不明显。

140. E 本题考查常见脉象的特征与临床意义。**牢脉的脉象特征**：沉按实大弦长。

141. D 本题考查常见脉象的特征与临床意义。**伏脉的脉象特征**：重按推至筋骨始得。

142. C 本题考查常见脉象的特征与临床意义。**芤脉的脉象特征**：浮大中空，如按葱管。

143. A 本题考查常见脉象的特征与临床意义。滑脉的脉象特征：往来流利，应指圆滑。数脉的脉象特点：一息五至以上，不足七至。动脉的脉象特点：脉短如豆，滑数有力。疾脉的脉象特点：脉来急疾，一息七八至。促脉的脉象特点：数而时一止，止无定数。

144. D 本题考查常见脉象的特征与临床意义。伏脉的脉象特征：重按推至筋骨始得，**临床意义**：邪闭、厥病、痛极。

145. A 本题考查常见脉象的特征与临床意义。**浮脉的临床意义**：表证，亦见于虚阳浮越证。机制：外邪侵袭肌表，卫阳抗邪于外，人体气血趋向于肌表，脉气亦鼓动于外，故见浮脉。

146. B 本题考查常见脉象的特征与临床意义。**涩脉的脉象特征**：往来艰涩不畅，有如轻刀刮竹。

147. A 本题考查常见脉象的特征与临床意义。数脉的脉象特征：一息五至以上，不足七至。**临床意义**：热证（实热证，虚热证）。

148. C 本题考查常见脉象的特征与临床意义。**滑脉的临床意义**：痰湿、食积、实热；青壮年；孕妇。

149. E 本题考查常见脉象的特征与临床意义。紧脉的临床意义：实寒证、疼痛、宿食。弦脉的临床意义：肝胆病、疼痛、痰饮等；老年健康者。伏脉的临床意义：邪闭、厥证、痛极。动脉的临床意义：疼痛，惊恐。滑脉的临床意义：痰湿、食积、实热；青壮年；孕妇。

150. D 本题考查常见脉象的特征与临床意义。**弦脉的临床意义**：肝胆病、疼痛、痰饮等；老年健康者。

二、配伍选择题

[1～2] CA 本题考查望神的临床意义与表现。①精神萎靡，两目晦暗是**失神**的表现。②面色荣润，目光明亮是**得神**的表现。

[3～5] ADB 本题考查望面色的临床意义与表现。①外感发热常表现为满面通红，即面色为赤色。②小儿惊风或惊风先兆的面色是青色。③大失血及寒证的面色是白色。

[6～8] BAC 本题考查望面色的临床意义与表现。①脾虚湿阻的面色多表现为黄胖。②脾胃气虚的面色多表现为萎黄。③湿热蕴蒸所致的阳黄，面色多为黄色鲜明如橘皮。

[9～10] BC 本题考查望面色的临床意义与表现。①黑色、青色是瘀血内阻时的面色表现。②黄色、黑色是水湿内停时的面色表现。

[11～12] AD 本题考查望体表的主要内容及临床意义。①发病局部范围较大，红、肿、热、痛，根盘紧束的为痈，属阳证。②起于浅表，形圆而红、肿、热、痛，化脓即软者，为疖。

[13～14] EC 本题考查望痰涎的临床意义。寒痰表现为痰稀白，夹有灰黑点。燥痰表现为痰少难咯。

[15～16] DC　本题考查望舌的临床意义。①患者舌质红而少津提示津液亏乏。②患者舌色紫暗或舌上有斑点提示内有瘀血。

[17～18] AB　本题考查特殊汗出的临床意义。①经常日间汗出，活动后尤甚者，称为**自汗**，多见于气虚。②睡时汗出，醒则汗止者，称为**盗汗**，多见于阴虚。

[19～20] AB　本题考查问带下的临床意义。①色白、量多淋漓者，为**白带**，多见于寒湿下注。②色淡黄、黏稠臭秽，为**黄带**，多见湿热下注。

三、多项选择题

1. ABC　本题考查五色主病的临床表现及意义。青色主寒证、痛证、瘀血、惊风。

2. ACE　本题考查望姿态异常的主要内容及临床意义。患者卧时面常向里，喜静懒动，身重不能转侧，多属阴证、寒证、虚证；患者卧时面常向外，喜动多属阳证、热证、实证。

3. ABC　本题考查望舌质的内容。舌诊包括观察舌质和舌苔。舌质包括观察舌色、舌形、舌态；舌苔包括观察苔色和苔质，望舌苔不属于望舌质。

4. ABDE　本题考查望舌态的主要内容与临床意义。舌体运动异常即舌态，指舌体的动态。正常舌态多表现为舌体伸缩自如，运动灵活。提示脏腑功能旺盛，气血充足，经脉调匀。常见的病理舌态包括痿软、强硬、㖞斜、颤动、吐弄、短缩等。青紫是舌的颜色。

5. DE　本题考查问疼痛的性质特点及临床意义。有灼热感而喜凉的感觉，称为灼痛。常见于两肋或胃脘部。多由于火邪窜络，或阴虚阳热亢盛所致。

6. ABCDE　本题考查脉诊的基本内容。心主血脉，心脏搏动把血液排入血管而形成脉搏。血液循行于脉管之中，除了心脏的主导作用外，还必须有各脏器的协调配合。肺朝百脉，即循行于全身的血脉均汇于肺，且肺主气，通过肺气的敷布，血液才能布散全身；脾胃为气血生化之源，脾主统血，血液的循行有赖于脾气的统摄；肝藏血，肝主疏泄，有调节血量的作用；肾藏精，精化气，是人体阳气的根本，各脏腑功能活动的动力；而且精可化生血，是生成血液的物质基础之一。

7. ABCD　本题考查常见脉象的特征与临床意义。濡脉浮细无力而软，主虚证，主湿；微脉极细极软，按之欲绝，若有若无，主阴阳气血诸虚，多为阳衰危证；弱脉沉细无力而软，多见于气血不足的虚证；细脉脉细如线，软弱无力，但应指明显，主气血两虚，诸虚劳损，也主湿病；虚脉举之无力，按之空豁，应指松软，但脉形不细。

8. ABCE　本题考查常见脉象的特征与临床意义。滑脉主痰湿、食积、实热；结脉主阴盛气结、寒痰血瘀、气血虚衰；弦脉主肝胆病、黄疸、疼痛、痰饮。促脉主阳热亢盛、气滞血瘀或痰食停积等病证。

第三节　辨　证

一、最佳选择题

1. A　本题考查表证的临床表现及辨证要点。表证的临床表现以发热恶寒，或恶风，舌苔薄白，脉浮为主。常兼见头身疼痛、鼻塞、咳嗽等症状。以起病急、病程短、有发热恶寒的症状为辨证要点。

2. A　本题考查里证的临床表现及辨证要点。里证，指的是病位深在于内（脏腑、气血、骨髓等）的一类证候，是与表证相对而言。概括地说，凡非表证的一切证候皆属里证。以无新起恶寒发热并见为里证的辨证要点。

3. A　本题考查表证、里证的临床表现及辨证要点。**脉浮与脉沉可以鉴别表证和里证**，口渴与不渴、便溏与便结鉴别寒证与热证，声高与声低、体质壮实与虚弱鉴别虚证和实证。

4. E　本题考查热证的临床表现及辨证要点。热证的临床表现多见发热喜凉，口渴饮冷，面红目赤，烦躁不宁，小便短赤，大便燥结，舌红苔黄而干燥，脉数等症状。以热为主，功能活动亢进为辨证要点。

5. B　本题考查寒证的临床表现及辨证要点。寒证的临床表现为恶寒，或畏寒喜暖，肢冷蜷卧，局部冷痛，口淡不渴，痰、涕、涎液清稀，小便清长，大便溏薄，面色白，**舌质淡，苔白而润**，脉紧或迟等。

6. A　本题考查热证的临床表现及辨证要点。热证因气血受热邪鼓动，身体功能亢进，故脉象以数为主。

7. C　本题考查虚证的临床表现及辨证要点。虚证可见面色苍白或萎黄，精神萎靡，身疲乏力，心悸气短，形寒肢冷或五心烦热，自汗盗汗，大便滑脱，小便失禁，舌上少苔无苔，脉虚无力等。总之，虚证以症状表现为不足、虚弱为辨证要点。

8. A 本题考查实证、虚证的临床表现及辨证要点。一般来说，外感初期，证多属实；内伤久病，证多属虚。临床症状表现有余、亢盛的，属实；表现为不足、虚弱的，属虚。其中声音气息强者为实，弱者为虚。痛处喜按为虚，拒按为实。舌质苍老为实，胖嫩为虚。脉实有力为实，脉弱无力为虚。

9. E 本题考查阳证、阴证的临床表现及辨证要点。阳证临床常表现为身热，恶热不恶寒，心烦口渴，躁动不安，气高而粗，口鼻气热，视物模糊或目赤多眵，面唇色红，爪甲色红，小便红赤，大便或秘或干，舌质红绛，脉滑数有力等症状。

10. A 本题考查阴证的临床表现及辨证要点。阴虚证的临床表现，除见形体消瘦、口燥咽干、眩晕失眠、舌红脉细数等阴液不足的症状外，还常伴见五心烦热、潮热盗汗、舌红绛、脉数等阴不制阳、虚热内生的症状。

11. D 本题考查亡阳证的临床表现与鉴别要点。阴阳是互根的，阴竭则阳气无所依附而散越，阳亡则阴无以化生而告竭。临床所见之亡阳证，可因阳虚进一步发展，或因阴寒之邪过盛而致阳气暴伤，或因大汗、亡血、失精等致阴血消亡而阳随阴脱，或因严重外伤、剧毒刺激、痰瘀阻塞心窍而使阳气暴脱。

12. E 本题考查心病的辨证。心气虚、心阳虚、心血虚、心阴虚四证的共同临床表现是**心悸**。

13. D 本题考查心病的辨证。心阳虚脱证在心阳虚证的基础上发展而来，除有心阳虚的症状外，兼见大汗淋漓、四肢厥冷、口唇青紫、呼吸微弱、脉微欲绝。

14. E 本题考查心血虚证。心血虚的临床表现为心悸，心烦，易惊，失眠，健忘，兼见眩晕、面色不华、唇舌色淡、脉细弱。

15. C 本题考查心血虚、心阴虚辨证。心血虚证与心阴虚证的共同症状：**心悸，心烦，易惊，失眠，健忘**。

16. B 本题考查心脉痹阻证。气滞心脉为胀痛，**瘀阻心脉为刺痛**，痰阻心脉为闷痛，隐痛多为虚证表现，寒凝心脉为剧痛。

17. E 本题考查心脉痹阻证。心血瘀阻证的临床表现，多见心悸，心前区刺痛或闷痛，并常引臂内侧疼痛，尤以左臂痛厥为多见，一般痛势较剧，时作时止，重者并有面、唇、指甲青紫，四肢逆冷，舌质暗红，或见紫色斑点，苔少，脉微细或涩。一般以胸部憋闷疼痛、**痛引肩背内臂**、时发时止为辨证要点。

18. D 本题考查心火亢盛证。心火亢盛证的临床表现，多见心中烦热，急躁失眠，口舌糜烂疼痛，口渴，舌红，脉数，甚则发生吐血、衄血。一般以心及舌、脉等出现实火内炽的症状为辨证要点。

19. A 本题考查心火亢盛证。火热之邪可见舌红，脏腑在舌上的分布为舌尖属心肺，舌边属肝胆，舌中属脾胃，舌根属肾。

20. D 本题考查肺气虚证。肺气虚证的临床表现，常见咳喘无力，气短懒言，声音低微，或语言断续无力，稍一用力则气呼而喘，周身乏力，自汗出，面色白，舌质淡嫩，脉虚弱等。

21. C 本题考查肺气虚证。肺气虚证是气虚的表现加上肺的功能失常，其咳嗽的特征表现是咳喘无力。

22. D 本题考查肺气虚证。肺气虚证一般以咳喘无力、气少不足以息和全身功能活动减弱为辨证要点。

23. A 本题考查肺阴虚证。肺阴虚证的临床表现，常见咳嗽较重，干咳无痰，或痰少而黏，并有咽喉干痒，或声音嘶哑，身体消瘦，舌红少津，脉细无力。阴虚火旺还可见咳痰带血，干渴思饮，午后发热，盗汗，两颧发红，舌质红，脉细数。

24. D 本题考查风寒犯肺证。风寒犯肺证的临床表现，常见咳嗽或气喘，咳痰稀薄，色白而多泡沫，口不渴，常伴有鼻流清涕，或发热恶寒，头痛身酸楚，舌苔薄白，脉浮或弦紧。

25. A 本题考查风寒犯肺证、风热犯肺证的临床表现、鉴别要点。风寒犯肺证与风热犯肺证均属外感新病，均有咳嗽气喘及表证症状。但风热犯肺证为发热重恶寒轻，咳黄稠痰，不易咳出，一般还伴咽喉疼痛、鼻流浊涕、口干欲饮等，舌尖红，脉浮数；风寒犯肺证为恶寒重发热轻，咳痰稀薄，色白而多泡沫，口不渴，常伴有鼻流清涕，或发热恶寒，头痛身酸楚，舌苔薄白，脉浮或弦紧。

26. A 本题考查燥邪犯肺证与肺阴虚证的共同临床表现及辨证要点。两证都可见到干咳无痰，或痰少而黏。燥热犯肺证的临床表现，常见干咳无痰，或痰少而黏，缠喉难出，鼻燥咽干，舌尖红，苔薄白少津，脉浮细而数。肺阴虚证的临床表现，常见咳嗽较重，干咳无痰，或痰少而黏，并有咽喉干痒，或声音嘶哑，身体消瘦，舌红少津，脉细无力。

27. D 本题考查痰浊阻肺证的临床表现及辨证要点。痰浊阻肺证的临床表现，常见**咳嗽，痰量多**，色白而黏，容易咳出，或见气喘、胸满、呕恶等症，舌苔白腻，脉象多滑。

28. C 本题考查脾虚气陷证的临床表现及辨证要点。脾虚下陷证的临床表现，常见子宫脱垂，脱肛，胃下垂，慢性腹泻，并见食纳减少，**食后作胀，少腹下坠**，体倦少气，气短懒言，面色萎黄，舌淡苔白，脉虚。

29. D 本题考查脾虚气陷证的临床表现及辨证要点。**脾虚下陷证的临床表现**，常见子宫脱垂，脱肛，胃下垂，慢性腹泻，并见食纳减少，食后作胀，少腹下坠，体倦少气，气短懒言，面色萎黄，舌淡苔白，脉虚。

30. D 本题考查脾阳虚证的临床表现及辨证要点。**脾阳虚证的临床表现**，常见在脾失健运症状的基础上，同时出现腹中冷痛，腹满时减，得温则舒，口泛清水，四肢不温，气怯形寒，脉沉迟而舌淡苔白。妇女则见白带清稀，小腹下坠，腰酸沉等症。

31. C 本题考查脾不统血证的临床表现及辨证要点。**脾不统血证的临床表现**，常见面色苍白或萎黄，饮食减少，倦怠无力，气短，肌衄，便血以及妇女月经过多，或崩漏，舌质淡，脉细弱。

32. E 本题考查脾失健运证的临床表现及辨证要点。**脾失健运证的临床表现**，常见食纳减少，食后作胀，或肢体浮肿，小便不利，或大便溏泻，时息时发，并伴有身倦无力、气短懒言、面色萎黄、舌质淡嫩、苔白、脉缓弱。

33. A 本题考查脾气虚证的临床表现。由于素体虚弱，劳倦与饮食不节等，内伤脾气，以致脾气虚弱。所以脾失健运证、脾虚气陷证及脾不统血证的临床表现都见**食纳减少，身倦乏力**。

34. D 本题考查脾胃湿热证、寒湿困脾证的临床表现及鉴别要点。二者均有湿邪困阻中焦，影响气机运行，故其共有症状为脘腹胀满。

35. C 本题考查脾胃湿热证的临床表现。**脾胃湿热证的临床表现**，常见面目皮肤发黄，鲜明如橘色，脘腹胀满，不思饮食，厌恶油腻，恶心呕吐，体倦身重，发热，口苦，尿少而黄，舌苔黄腻，脉濡数。

36. B 本题考查肝血虚证的临床表现。**肝血虚证的临床表现**，常见眩晕耳鸣，面白无华，爪甲不荣，夜寐多梦，视力减退或雀目，或见肢体麻木，关节拘急不利，手足震颤，肌肉眴动，舌淡苔白，脉弦细。妇女常见月经量少、色淡，甚则经闭。

37. D 本题考查肝火上炎证的临床表现及辨证要点。**肝火上炎证的临床表现**，常见头痛眩晕，耳聋耳鸣，面红目赤，口苦，尿黄，甚则咯血、吐血、衄

血，舌红苔黄，脉弦数。一般以肝脉循行所过的头、目、耳、胁部位见到实火炽盛症状作为辨证要点。

38. C 本题考查肝火上炎证的临床表现及辨证要点。肝火上炎证的脉象表现是弦数。

39. C 本题考查肝风内动证。**肝风内动证**是指因阳亢、火热、血亏等所致，出现以眩晕、麻木、抽搐、震颤等以"动摇"症状为主要表现的一类证。嗜睡不属于动摇证。

40. D 本题考查肝阳化风证的临床表现。**肝阳化风证的临床表现**，常见眩晕欲仆，头胀头痛，肢麻或震颤，舌体㖞斜，舌红脉弦，甚则猝然昏倒、舌强、言语不利，或半身不遂。

41. B 本题考查寒滞肝脉证的临床表现。**寒凝肝脉证的临床表现**，常见少腹胀痛，牵引睾丸，或睾丸胀大下坠，或阴囊冷缩。舌润苔白，脉多沉弦。

42. A 本题考查肝胆湿热证的临床表现。**肝胆湿热证的临床表现**，常见胁肋满闷疼痛，黄疸，小便短赤；或小便黄而浑浊，或带下色黄腥臭，外阴瘙痒，或睾丸肿痛，红肿灼热，舌苔黄腻，脉弦数。

43. D 本题考查肾精不足证的临床表现。**肾精不足证的临床表现**，常见男子精少不育，女子经闭不孕，性功能减退。小儿发育迟缓，身材矮小，智力低下和动作迟钝，囟门迟闭，骨骼痿软。成人早衰，发脱齿摇，耳鸣耳聋，健忘恍惚，动作迟缓，足痿无力，精神呆钝等。

44. A 本题考查肾阳虚证的临床表现。肾阳虚的舌脉表现为舌淡苔白，脉沉迟无力，以尺部尤甚。

45. B 本题考查肾阳虚证的临床表现。**肾阴虚证的临床表现**，常见头晕目眩，耳鸣耳聋，牙齿松动，失眠遗精，口燥咽干，五心烦热，盗汗，腰膝酸痛，舌红，脉细数。

46. A 本题考查肾气不固证的临床表现及辨证要点。**肾气不固证的临床表现**，常见滑精早泄，尿后余沥，小便频数而清，甚则不禁，腰脊酸软，面色淡白，听力减退，舌淡苔白，脉细弱。一般以肾及膀胱不能固摄所致症状为辨证要点。

47. D 本题考查燥热犯肺证的临床表现及辨证要点。**燥热犯肺证的临床表现**，常见干咳无痰，或痰少而黏，缠喉难出，鼻燥咽干，舌尖红，苔薄白少津，脉浮细而数。并常伴有胸痛或发热头痛、身酸楚等症状。一般以肺系症状表现干燥少津为辨证要点。

48. E 本题考查心脾两虚证的临床表现。**心脾两虚证的临床表现**，常见心悸怔忡，失眠多梦，健忘，食纳减少，腹胀，大便溏泻，倦怠乏力，舌质淡嫩，

脉细弱。

49. B　本题考查心肾不交证的辨证要点。**心肾不交证**一般以失眠，伴见心火亢而肾水虚的症状为辨证要点。

50. C　本题考查肝火犯肺证的临床表现及辨证要点。**肝火犯肺证的咳嗽表现**为咳嗽阵作。

51. D　本题考查肝胃不和证的临床表现。肝胃不和证的临床表现，常见胸胁胀满，善太息，胃脘胀满作痛，嗳气吞酸，嘈杂或呕恶，苔薄黄，脉弦。其中肝气犯胃，胃失和降，故**嗳气、吞酸、嘈杂、呕恶**。

52. C　本题考查脾肾阳虚证的临床表现。脾肾阳虚证的临床表现，常见畏寒肢冷，气短懒言，身体倦怠，**大便溏泻或五更泄泻**，或见浮肿，甚则腹满膨胀，舌质淡，苔白润，脉细弱。

53. A　本题考查肝肾阴虚证的临床表现。**肝肾阴虚证的临床表现**，常见头晕目眩，耳鸣，胁痛，腰膝酸软，咽干，颧红，盗汗，五心烦热，男子或见遗精，女子或见月经不调，舌红无苔，脉细数。

54. D　本题考查脏腑辨证的临床表现及辨证要点。心主神志，心烦不寐，病位在心；腰为肾府，腰酸梦遗，病位在肾。

55. D　本题考查津液异常的临床表现。**津液不足证的临床表现**，常见口渴咽干，唇燥舌干少津或无津，皮肤干燥，甚或干瘪，或见下肢痿弱，或小便短少，大便干结，脉多细数。

56. D　本题考查气虚证的临床表现。**气虚证的临床表现**，常见头晕目眩，少气懒言，疲倦乏力，自汗，活动时诸症加剧，舌淡，脉虚无力。

57. A　本题考查气陷证的临床表现。**气陷证的临床表现**，常见头目昏花，少气倦怠，腹部有坠胀感，脱肛或子宫脱垂等，舌淡苔白，脉弱。

58. B　本题考查气滞证的临床表现及辨证要点。**气滞证的临床表现**，常见胀闷疼痛，妇女乳房胀痛。一般以胀闷疼痛为辨证要点。

59. C　本题考查气逆证的临床表现。气逆证指气机升降出入反常，应降不降，气机上逆，或横逆的病理变化。临床以**肺气上逆、胃气上逆、肝气上逆**为多见，肺气上逆则咳嗽、气喘；胃气上逆则恶心、呕吐、嗳气、呃逆等；肝气上逆则头痛眩晕、昏厥、呕血或咯血等。

60. D　本题考查血虚证的临床表现。**血虚证的临床表现**，常见面色苍白或萎黄，唇色淡白，头晕眼花，心悸失眠，手足发麻，妇女经行量少、愆期甚或经闭，舌质淡，脉细无力。

61. E　本题考查血虚证的辨证要点。血虚证的辨证要点一般以**面色、口唇、爪甲失其血色**及全身虚弱为辨证要点。

62. E　本题考查血瘀证的临床表现。**血瘀证的临床表现**，常见局部肿胀疼痛，痛如针刺，拒按，痛处固定不移，且常在夜间加重，一般伴有面色晦暗、口唇色紫、舌有瘀斑、口干但欲漱水不欲咽等症状。

63. C　本题考查血热证的临床表现。**血热证的临床表现**，常见心烦，或躁扰发狂，口干不喜饮，身热，以夜间为甚，脉细数，舌红绛，或见各种出血证，妇女月经先期、量多等。

64. B　本题考查气血同病的临床表现及辨证要点。**气血两虚证的临床表现**，常见少气懒言，乏力自汗，面色苍白或萎黄，心悸失眠，舌淡而嫩，脉细弱等。一般多以气虚与血虚的症状同见为辨证要点。

65. B　本题考查气血同病的临床表现及辨证要点。**气不摄血证的临床表现**，常见出血的同时，见有气短，倦怠乏力，面色苍白，脉软弱细微、舌淡等气虚的症状。一般多以出血和气虚症状同见为辨证要点。

66. C　本题考查血病辨证。瘀血停于胃脘部，阻滞气机，故此出现**瘀血停胃**之象，血瘀证一般以痛如针刺、痛有定处、拒按、肿块、唇舌爪甲紫暗、脉涩等为辨证要点。

二、配伍选择题

[1～2] CD　本题考查虚证、实证的临床表现及辨证要点。①**实证的临床表现**：发热，腹胀痛拒按，胸闷烦躁甚至神昏谵语，呼吸喘粗，痰涎壅盛，大便秘结，小便不利，脉实有力，舌苔厚腻等。以症状表现为有余、亢盛为辨证要点。②**虚证的临床表现**：面色苍白或萎黄，精神萎靡，身疲乏力，心悸气短，形寒肢冷或五心烦热，自汗盗汗，大便滑脱，小便失禁，舌上少苔无苔，脉虚无力等。总之，以症状表现为不足、虚弱为辨证要点。

[3～4] CB　本题考查阴证、阳证的临床表现及辨证要点。①**阴偏衰（即虚热证）的临床表现**：形体消瘦、口燥咽干、两颧潮红、五心烦热、潮热盗汗、小便短黄、大便干结、舌红少津或少苔，脉细数等虚热证候。②阴偏盛，多指阴邪偏盛而阳气未衰的**实寒证**，进一步发展可导致阳虚，而成为阴盛阳虚之证。

[5～6] AC　本题考查气逆证的临床表现。①胃以降为和，**胃气上逆证**是指胃的气机逆转向上所引发的病证，表现为呕吐、呃逆（打嗝）、干哕、不思饮

食、腹胀等。②**肺气上逆证**由肺失清肃进一步发展所致。以气逆咳喘为主症。

[7～8] DA 本题考查血病的临床表现。①月经先期十余天，量多质稠，经色深红，口渴心烦，舌绛，脉滑数提示实热证，即血热证。②因行经期下水劳作，而月经延迟，少腹冷痛，拒按，脉沉弦提示实寒证，即血寒证。

[9～10] AD 本题考查心病的临床表现。①心主神明，心有火扰动则神明不安，症见烦躁，夜卧不安；舌为心苗，口舌生疮，赤烂疼痛，提示本证为心火上炎证。②心与小肠相表里，心火循经下移小肠可见小便赤涩灼痛，由此提示本证为心火下移证。

[11～12] AC 本题考查肺病的临床表现。①寒痰壅阻于肺，肺失宣降，以咳嗽痰多，色白易咯，胸闷，或见哮喘痰鸣，畏寒肢冷，苔白滑，脉弦紧等为常见症。②燥邪犯肺，易伤肺津，肺失滋润，清肃失职，故咳嗽，痰少而黏，难以咳出。

[13～14] AC 本题考查肝风内动四证的临床表现及鉴别要点。①**肝阳化风证的临床表现**，常见眩晕欲仆，头胀头痛，肢麻或震颤，舌体㖞斜，舌红脉弦，甚则猝然昏倒、舌强、言语不利，或半身不遂。②**血虚生风证的临床表现**，常见头目眩晕，视物模糊，面色萎黄，肢体麻木或震颤，手足拘急，肌肉眴动，脉弦细，舌淡少苔。

三、综合分析选择题

1. C 本题考查脾病的临床表现及辨证要点。脾主运化，**运化不利则见腹胀、泄泻等表现**。

2. C 本题考查脾病的临床表现及辨证要点。**脾失健运证的临床表现**，常见食纳减少，食后作胀，或肢体浮肿，小便不利，或大便溏泄，时息时发，并伴有身倦无力，气短懒言，面色萎黄，舌质淡嫩，苔白，脉缓弱。一般以运化功能减退和气虚证共见为辨证要点。

3. A 本题考查脾病的临床表现及辨证要点。**脾阳虚证的临床表现**，常见在脾失健运症状的基础上，同时出现腹中冷痛，腹满时减，得温则舒，口泛清水，四肢不温，气怯形寒，脉沉迟而舌淡苔白。妇女则见白带清稀，小腹下坠，腰酸沉等症。一般以脾运失健的基础上伴有寒象为辨证要点。

4. B 本题考查脾病的临床表现及辨证要点。**脾虚下陷证的临床表现**，常见子宫脱垂，脱肛，胃下垂，慢性腹泻，并见食纳减少，食后作胀，少腹下坠，体倦少气，气短懒言，面色萎黄，舌淡苔白，脉虚。一般以脾气虚和内脏下垂为辨证要点。

四、多项选择题

1. CDE 本题考查八纲辨证的临床表现及辨证要点。腹痛、里急后重，便下脓血黏液，舌苔黄腻，脉弦滑而实者多为实热证并见。苔腻、脉滑，亦可主湿。

2. ACE 本题考查阳虚与气虚证的临床表现及辨证要点。阳虚证表现为畏寒、肢冷、口淡不渴，或喜热饮，或自汗，小便清长或尿少浮肿，大便稀薄，面色㿠白，阳虚水湿内停会出现舌淡胖，有齿痕，苔白滑，脉沉迟无力。气虚证表现为神疲乏力，少气懒言，气短，头晕目眩，自汗，动则诸症加剧，舌质淡嫩，有齿痕，脉虚。所以阳虚证与气虚证的共同表现：舌质淡胖、有齿痕，自汗懒言，倦怠乏力。

3. ABC 本题考查阳虚证的临床表现。**阳虚证的临床表现**，除见神疲乏力、少气懒言、蜷卧嗜睡、脉微无力等气虚功能衰退症状外，还常兼见畏寒肢冷、口淡不渴、尿清便溏或尿少肿胀、面白舌淡等阳不制阴、水寒内盛的症状。

4. AB 本题考查亡阴证的临床表现。**亡阴之汗**，汗出热而黏，兼见肌肤热，手足温，口渴喜冷饮，脉细数疾、按之无力等阴液欲竭的症状。

5. ABC 本题考查气陷证的临床表现。气虚无力升举，内脏位置不能维系，可见脱肛、胃下垂、阴挺；贫血属血虚症状；自汗属气虚症状。

6. ABCE 本题考查气病的临床表现及辨证要点。**气滞证的临床表现**，常见各处胀闷疼痛，妇女乳房胀痛。一般以胀闷疼痛为辨证要点。

7. ABCD 本题考查血病的临床表现及辨证要点。血的病证颇多，概括起来主要有血虚证、血热证、血寒证、血瘀证。

8. AD 本题考查血病的临床表现及辨证要点。**血瘀证的临床表现**，常见局部肿胀疼痛，痛如针刺，拒按，痛处固定不移，且常在夜间加重，一般伴有面色晦暗，口唇色紫，舌有瘀斑，口干但欲漱水不欲咽等症状。一般以痛如针刺、痛有定处、拒按、肿块、唇舌爪甲紫暗、脉涩等为辨证要点。

9. ACDE 本题考查气血同病的临床表现及辨证要点。气血同病证候，常见气虚血瘀证、气滞血瘀证、气血两虚证、气不摄血证、气随血脱证等。

10. AD 本题考查气血同病的临床表现。气随血脱证的临床表现，常见于大量出血的同时，有面色白，四肢厥冷，大汗淋漓，甚至晕厥，脉微细或弱等症。

11. ACD 本题考查气血同病的临床表现及辨证要点。血热证的临床表现：心烦，口干不欲饮，身热入夜尤甚，舌红绛，脉数，妇女可见月经先期，量多。气不摄血证的临床表现：吐血，便血，皮肤出现紫斑点，伴有神疲乏力，心悸气短，面色苍白，舌质淡，脉细弱。两者的区别点包括：出血的颜色、出血部位、舌体的颜色。

12. ABDE 本题考查心病的临床表现及辨证要点。心血虚证与心阴虚证的共同症状：心悸，心烦，易惊，失眠，健忘。

13. ABCE 本题考查脏腑辨证的临床表现及辨证要点。根据题干症状"手足心热，舌红少苔，脉细数"，辨证为阴虚证。

14. BE 本题考查脾病的临床表现及辨证要点。寒湿困脾证的临床表现常见脘腹胀满，头身困重，食

纳减少，泛恶欲吐，口不渴，便溏稀薄，小便不利，妇女带下，舌苔白腻或厚，脉迟缓而濡；脾胃湿热证的临床表现常见面目皮肤发黄，鲜明如橘色，脘腹胀满，不思饮食，厌恶油腻，恶心呕吐，体倦身重，发热，口苦，尿少而黄，舌苔黄腻，脉濡数。

15. ACD 本题考查肝病的临床表现及辨证要点。肝火上炎证的临床表现，常见头痛眩晕，耳聋耳鸣，面红目赤，口苦，尿黄，甚则咯血、吐血、衄血，舌红苔黄，脉弦数；肝阳上亢证的临床表现，常见头痛、头胀、眩晕，时轻时重，耳鸣耳聋，口燥咽干，两目干涩，失眠健忘，腰膝酸软，舌红少津，脉多弦而有力。

16. BCD 本题考查心病的临床表现及辨证要点。心肾不交证的临床表现，常见虚烦失眠，心悸健忘，头晕耳鸣，咽干，腰膝酸软，多梦遗精，潮热盗汗，小便短赤，舌红无苔，脉细数。

第四章 常用医学检查指标及其临床意义

一、最佳选择题

1. D 本题考查白细胞增多的临床意义。白细胞增多：①生理性：主要见于月经前、妊娠、分娩、哺乳期妇女和剧烈运动、兴奋激动、饮酒、进餐后等；新生儿和婴儿高于成人；②病理性：主要见于各种细菌感染、严重组织损伤或坏死、白血病、恶性肿瘤、尿毒症、糖尿病酮症酸中毒以及有机磷农药、**催眠药等化学药物的急性中毒**，应用某些升白细胞的化学药物也会促使白细胞增高。

2. A 本题考查红细胞计数的正常值。**成年男性的红细胞参考值**：（4.0～5.5）×10^{12}/L；成年女性的红细胞参考值：（3.5～5.0）×10^{12}/L；新生儿的红细胞参考值：（6.0～7.0）×10^{12}/L。

3. B 本题考查血小板减少的临床意义。部分药物中毒或过敏可以导致血小板减少，如甲砜霉素有骨髓抑制作用；**抗血小板药噻氯匹定**、阿司匹林也可引起血小板减少；某些抗肿瘤药、抗菌药物、细胞毒性药可引起血小板减少等。

4. A 本题考查红细胞沉降率（血沉）增快的临床意义。红细胞沉降率病理性增快可见于：①炎症：风湿热、结核病、**急性细菌性感染**所致的炎症等。②组织损伤及坏死：手术、创伤、心肌梗死等。③恶性肿瘤：迅速增长的恶性肿瘤的血沉增快，而良性肿

瘤的血沉多正常。④各种原因所致的高球蛋白血症：如多发性骨髓瘤、肝硬化、系统性红斑狼疮、慢性肾炎等。⑤贫血。

5. E 本题考查尿液酸碱度的概念。**尿液酸碱度反映了肾脏维持血浆和细胞外液正常氢离子浓度的能力。**人体代谢活动所产生的非挥发性酸，如硫酸、磷酸、盐酸及少量丙酮酸、乳酸、枸橼酸和酮体等，主要以钠盐形成由肾小管排出；而碳酸氢盐则又被重吸收。肾小管分泌氢离子与肾小球滤过的钠离子交换，肾小球滤过率及肾血流量可影响尿酸碱度。

6. D 本题主要考查病理性蛋白尿的分类。肾小球性蛋白尿：各种原因导致肾小球基底膜通透性及电荷屏障受损，血浆蛋白大量滤入原尿，超过肾小管重吸收能力所引起。见于肾小球肾炎、肾病综合征、肾肿瘤等。

7. B 本题考查尿葡萄糖的临床意义。应用**肾上腺皮质激素**、口服避孕药等药物可引起尿糖阳性。

8. A 本题考查尿胆红素的概念。胆红素是血红蛋白的降解产物，正常尿液中不会含有胆红素，**尿胆红素的检出**提示肝细胞损伤和鉴别黄疸。

9. C 本题考查尿胆红素的临床意义。**可以导致肝细胞性黄疸的疾病**包括：病毒性肝炎、肝硬化、酒精性肝炎、药物性肝损伤。

10. A 本题主要考查尿沉渣结晶异常的临床意

义。大量草酸钙结晶及胱氨酸结晶多见于肾或膀胱结石。

11. E 本题考查尿沉渣管型的概念。尿沉渣管型是尿液中的蛋白或细胞及其碎片在肾小管内聚集而成。**尿液中出现管型是肾实质性病变的证据**。

12. C 本题考查尿沉渣结晶的临床意义。**尿酸盐结晶常见于急性痛风、高尿酸性肾病、慢性间质性肾炎**。

13. C 本题考查粪便外观的临床意义。米泔水样便是由于肠道受刺激，大量分泌水分所致，常见于**霍乱**、副霍乱等。

14. A 本题考查粪便外观的临床意义。**脓血便为**下段肠道疾病的表现，主要见于细菌性痢疾、溃疡性结肠炎、直肠或结肠癌、阿米巴痢疾（以血为主，呈暗红果酱色）等。

15. D 本题考查粪便外观的临床意义。白陶土样便是由于胆汁减少或缺乏，使粪胆原减少或缺乏，见于各种病因所致的梗阻性黄疸。

16. B 本题考查粪隐血的临床意义。粪隐血可见于如下病理情况：①消化道溃疡：胃、十二指肠溃疡患者的隐血阳性率可达 40%～70%，可呈间歇性阳性，虽出血量大但呈非持续性；②消化道肿瘤：胃癌、结肠癌患者的隐血阳性率可达 87%～95%，出血量小但呈持续性；③其他疾病：肠结核、克罗恩病、溃疡性结肠炎。

17. B 本题考查血清丙氨酸氨基转移酶（ALT）的临床意义。ALT 增高的程度与**肝细胞被破坏的程度**呈正比。

18. E 本题考查血清 γ - 谷氨酰转移酶（GGT）的概念。GGT 主要存在于血清及除肌肉外的所有组织中，如在肾、胰、肝、大肠、心肌组织中，其中以**肾脏最高**，但血清中的 GGT 主要来自肝胆系统。

19. D 本题考查肝功能检查指标的临床意义。若血清总胆红素与非结合胆红素增高，提示**溶血性黄疸**。

20. A 本题考查血清尿素氮的参考值。**成人血清尿素氮的正常变化范围**是 3.2～7.1mmol/L；儿童血清尿素氮的正常变化范围是 1.8～6.5mmol/L。

21. C 本题考查血清肌酐与血清尿素氮的临床意义。血清肌酐和血清尿素氮同时增高，则表示**肾功能已受到严重损害**。

22. B 本题考查血尿酸的概念。尿酸是体内及食物中嘌呤代谢的终末产物。尿酸的**主要生成场所是肝**脏，其可自由通过肾小球，部分经肾小管排泌，原尿中的尿酸 90% 通过肾小管重吸收。

23. D 本题考查淀粉酶的临床意义。**急性胰腺炎是淀粉酶增高的最常见原因**；其他如慢性胰腺炎急性发作、胰腺囊肿、胰腺管阻塞时淀粉酶也可升高。

24. E 本题考查肌钙蛋白的临床意义。**肌钙蛋白是诊断心肌坏死最特异和敏感的首选标志物**。

25. C 本题考查三酰甘油的概念。甘油三酯（三酰甘油）是人体贮存能量的形式，主要来源于食物，内源性 TG 主要在肝脏合成；人体的小肠黏膜在脂类吸收后也合成大量的三酰甘油。

26. D 本题考查高密度脂蛋白的概念。**高密度脂蛋白被认为是人体内具有抗动脉粥样硬化的脂蛋白**，是抗动脉粥样硬化因子之一，因其可将泡沫细胞中的胆固醇带出来，转运给肝脏进行分解代谢，从而防止动脉粥样硬化的发生。

27. E 本题考查乙肝病毒标志物六项。**乙型肝炎病毒表面抗体是乙型肝炎病毒感染最早期（1～2个月）**血清里出现的一种特异性标志物，可维持数周至数年，甚至终身；乙型肝炎病毒表面抗原可从乙型肝炎患者的体液和分泌物中测出，阳性有临床意义。

28. E 本题考查乙肝病毒标志物六项。乙型肝炎病毒表面抗原阳性是感染**乙型肝炎病毒的标志**。见于乙型肝炎潜伏期和急性期；慢性肝炎、肝硬化和肝癌；慢性乙型肝炎病毒表面抗原携带者。

29. B 本题考查乙肝病毒标志物六项。大三阳即在乙型肝炎患者中检出**乙肝病毒表面抗原阳性、乙肝病毒 e 抗原阳性和乙肝病毒核心抗体阳性**。提示：①乙肝病毒在人体内复制活跃，传染性强；②如同时有 ALT 及 AST 升高，为最具有传染性的一类急性或慢性肝炎，应尽快隔离。

二、配伍选择题

[1～3] ACE 本题考查中性粒细胞、嗜酸性细胞、单核细胞的临床意义。（1）中性粒细胞增多：可见于①急性感染或化脓性感染：包括局部感染（脓肿、疖肿、扁桃体炎、阑尾炎、中耳炎等）；全身感染（肺炎、丹毒、败血症、猩红热、白喉、急性风湿热）。②中毒：尿毒症、糖尿病酮症酸中毒、代谢性酸中毒、早期汞中毒、铅中毒，或催眠药、有机磷中毒等。③出血和其他疾病：急性出血、急性溶血、手术后、恶性肿瘤、**粒细胞白血病**、严重组织损伤、心肌梗死和血管栓塞等。（2）嗜酸粒细胞增多：可见于

①过敏性疾病：支气管炎、**支气管哮喘**、荨麻疹、药物性皮疹、血管神经性水肿、食物过敏、热带嗜酸性粒细胞增多症、血清病和过敏性肺炎等。②皮肤病与寄生虫病：牛皮癣、湿疹、天疱疮、疱疹样皮炎、真菌性皮肤病、肺吸虫病、钩虫病、包囊虫病、血吸虫病、丝虫病和绦虫病等。③血液病：慢性粒细胞白血病、嗜酸性粒细胞白血病等。(3) 单核细胞增多：可见于①传染病或寄生虫病：结核、伤寒、急性传染病恢复期、**疟疾**、黑热病。②血液病：单核细胞白血病、粒细胞缺乏症恢复期。③其他疾病：亚急性细菌性心内膜炎等。

[4～5] **AD**　本题考查血清丙氨酸氨基转移酶、血尿酸的临床意义。①接触化学品或使用有肝毒性的药物如**氯丙嗪**、异烟肼、奎宁、水杨酸、氨苄西林、乙醇、汞、铅、有机磷等，均可使丙氨酸氨基转移酶（ALT）活力上升。②长期使用**吡嗪酰胺**、小剂量阿司匹林等均可导致血尿酸（UA）增高。

[6～8] **BDE**　本题考查乙肝病毒标志物六项的临床意义。①抗－HBs 阳性：表示对 HBV 有免疫力。见于：乙型肝炎恢复期；**曾经感染过** HBV；接种乙型肝炎疫苗后。②**抗－HBe 阳性**：其出现于 HBeAg 转阴之后，称为"HBeAg 血清学转换"（即 HBeAg 转阴而抗－HBe 阳性），说明 HBV 被清除或抑制，复制减少，传染性降低；急性乙型肝炎恢复期表现为 HBsAg（＋）、HBeAg（－）、抗－HBs（－）、抗－HBe（－）、抗－HBc（－）。③抗－HBc－IgM 阳性：提示 HBV **复制活跃且传染性强**。见于：急性肝炎；慢性肝炎急性发作；慢性活动性乙型肝炎。

三、多项选择题

1. ABCD　本题考查尿葡萄糖的概念。尿液中出现葡萄糖取决于血糖水平、肾小球滤过葡萄糖速度、近端肾小管重吸收葡萄糖速度和尿流量。当血糖升高超过肾糖阈或肾糖阈降低时，肾小球滤过葡萄糖量超过肾小管重吸收的最大能力，则出现糖尿。

2. ABCD　本题考查尿蛋白的临床意义。功能性蛋白尿又称为生理性蛋白尿，泌尿系统无器质性病变，尿内暂时出现蛋白质，但诱因解除后消失。常见于剧烈运动、高热、严寒、精神紧张时。

3. ABCDE　本题考查尿沉渣管型的分类。尿沉渣管型的常见类型包括透明管型、细胞管型（白细胞、红细胞、上皮细胞）、颗粒管型、蜡样管型、脂肪管型和细菌管型。

4. BCDE　本题考查尿中白细胞的临床意义。尿中白细胞增多见于泌尿系统感染、慢性肾盂肾炎、膀胱炎、前列腺炎等。女性白带混入尿液时，也可发现较多的白细胞。

5. CDE　本题考查尿酮体的概念。酮体包括乙酰乙酸、β－羟丁酸、丙酮，是体内脂肪酸氧化的中间产物，酮体在肝脏产生，在血液中循环，在其他组织中氧化生成二氧化碳和水，但在正常人体中极少有酮体。

6. ABCDE　本题考查肝功能检查的临床意义。成年男性 ALT 的正常值为 <40U/L，ALT 增高的程度与肝细胞被破坏的程度呈正比，在肝胆疾病中可见于传染性肝炎、中毒性肝炎、肝癌、肝硬化活动期、肝脓肿、脂肪肝、梗阻性黄疸、胆汁淤积或淤滞、胆管炎、胆囊炎。成年男性 AST 的正常值为 <40U/L，导致 AST 增高的肝胆疾病可见传染性肝炎、中毒性肝炎、肝癌、肝硬化活动期、肝脓肿、脂肪肝、梗阻性黄疸、肝内胆汁淤积或淤滞、胆管炎、胆囊炎等。

7. ABCDE　本题考查血清碱性磷酸酶的概念。碱性磷酸酶为一组单酯酶，广泛存在于人体组织和体液中，其中以骨、肝、乳腺、小肠、肾脏的浓度较高。

8. BE　本题考查血清总蛋白的临床意义。血清总蛋白降低：可见于①各种原因引起的血清蛋白质丢失和摄入不足：营养不良、消化吸收不良。②血清水分增加可导致总蛋白浓度相对减少：如水钠潴留或静脉应用过多的低渗溶液。③其他疾病：多种慢性消耗性疾病，如结核、肿瘤；亦见于急性大出血、严重烧伤、甲状腺功能亢进症、慢性肾脏病变、肾病综合征、胸腹腔积液、肝功能障碍、蛋白质合成障碍等。

9. ABCDE　本题考查血尿酸的临床意义。成年男性血尿酸的正常值为"150～416μmol/L"。血尿酸值升高：可见于①痛风；②尿酸排泄障碍：如急慢性肾炎、肾结石、尿道阻塞等；③尿酸生成增加：如慢性白血病、多发性骨髓瘤、真性红细胞增多症等；④进食高嘌呤饮食过多；⑤药物影响：长期使用吡嗪酰胺、小剂量阿司匹林等。

第五章 中医内科常见病的辨证论治

一、最佳选择题

1. C 本题考查感冒的病因。感冒是一种常见的由感受**风邪**,邪犯卫表导致的以恶寒、发热、鼻塞、流涕、咳嗽、喷嚏、头痛、周身酸痛不适、脉浮为临床特征的外感疾病。其主要是由于六淫及时行病毒侵袭人体而致病。以风邪为主因,因风为六淫之首,流动于四时之中,故外感为病,常以风为先导常夹杂着其他邪气,如感冒在秋冬之时常为风寒证,在春夏之时常为风热证,夏秋之交常为暑湿证。

2. B 本题考查感冒的病位。感冒的病因为外感六淫(以风邪为主)、时行病毒。病机为卫表不和,肺失宣肃。其病位主要在**肺卫**(主要在卫表)。

3. B 本题考查感冒的辨证论治。本患诊断为气虚感冒,常用中成药为**参苏丸**。

4. C 本题考查感冒的辨证论治。风寒感冒表现为恶寒重,发热轻,无汗,头痛,肢体酸痛,鼻塞声重,鼻痒喷嚏,时流清涕,咳嗽,咳痰稀薄色白,舌苔薄白而润,脉浮或浮紧。治法为辛温解表,宣肺散寒。代表方为**荆防败毒散加减**。

5. B 本题考查感冒的辨证论治。由患者的症状表现可辨为风热感冒,其治法为辛凉解表,宣肺清热。

6. C 本题考查感冒的辨证论治。暑湿感冒为暑湿遏表,湿热伤中,表卫不和,肺气不清。治宜清暑祛湿,化浊解表。代表方为**新加香薷饮**加减。

7. E 本题考查咳嗽的病机。咳嗽指肺失宣降,肺气上逆作声,或伴咳吐痰液的一种肺系病证。其病机是邪犯于肺,肺气上逆。

8. A 本题考查咳嗽的辨证要点。咳嗽辨证首辨外感、内伤,再辨证候虚实。

9. A 本题考查咳嗽的辨证论治。根据患者的症状表现可诊断为咳嗽风寒袭肺证,中成药可选通宣理肺丸。

10. A 本题考查咳嗽的辨证论治。咳嗽痰湿蕴肺证的治法是健脾燥湿,化痰止咳,代表方为二陈平胃散合三子养亲汤加减。

11. E 本题考查喘证的辨证。喘证辨证首先辨清虚实,实喘又当辨外感内伤,虚喘应当辨清病变脏腑。其治疗实喘应治肺,祛邪利气为主,多见于寒热痰气为主,可采用温化宣肺、清化肃肺、化痰理气的方法。虚喘应补肺、脾、肾,故多采用补肺,健脾或益肾,培补摄纳为主。综上,**实喘祛邪好治,而虚喘则难治**。

12. C 本题考查喘证的辨证论治。喘证风寒闭肺证表现为喘息咳逆,呼吸急促,胸部胀闷,痰稀薄兼见泡沫,色白,头痛,恶寒,或发热,口不渴,无汗;苔薄白且滑,脉浮紧。治宜宣肺散寒平喘,代表方为**麻黄汤合华盖散加减**。

13. B 本题考查喘证的辨证论治。儿童、孕妇及哺乳期妇女、肝肾功能不全者、运动员,禁用小青龙胶囊。**运动员禁用风寒咳嗽颗粒**。内热咳喘、虚喘者,以及高血压、青光眼者慎用小青龙胶囊、风寒咳嗽颗粒。风热、痰热咳嗽、阴虚干咳者及孕妇慎用风寒咳嗽颗粒、苓桂咳喘宁胶囊、桂龙咳喘宁胶囊。

14. D 本题考查肺胀的辨证论治。肺胀是多种慢性疾病反复发作,迁延不愈,导致肺气胀满,不能敛降的一种病证。其临床表现为胸部膨满,胸中憋闷如塞,咳逆上气,痰多,喘息,动则加剧,甚则鼻扇气促,张口抬肩,目胀如脱,烦躁不安,日久可见心慌动悸,面唇发绀,脘腹胀满,肢体浮肿,严重者可出现喘脱。

15. B 本题考查肺胀的辨证论治。肺胀治疗应抓住标本两个方面,祛邪与扶正兼施。标实者以**降气化痰**为主,需分辨痰的寒热性质;本虚则以补益肺肾为主。

16. B 本题考查肺胀的辨证论治。肺胀痰热郁肺证的治法为清肺化痰,降逆平喘,代表方为越婢加半夏汤或桑白皮汤加减。

17. E 本题考查肺胀的辨证论治。对于肺病日久及肾,肺失敛降,肾失摄纳所致肺胀,可选的中成药是参茸黑锡丸。

18. A 本题考查心悸的辨证要点。心悸指患者自觉心中悸动、惊惕不安、甚至不能自主的一类病证。病情轻者为惊悸,病情重者为怔忡。其**辨证要点以虚实为主**,虚者辨别脏腑气、血、阴、阳何者亏虚,实者需分清痰、饮、瘀、火何邪为主。

19. B 本题考查心悸的辨证论治。心悸瘀阻心脉证主要为血瘀气滞,心脉瘀阻,心阳被遏,心失所养所致。治宜活血化瘀,理气通络,代表方为红花桃仁煎合桂枝甘草龙骨牡蛎汤加减。

20. D 本题考查心悸的辨证论治。肝肾亏虚，阴血不足所致心悸的中成药选方为安神补心丸。

21. B 本题考查心悸的辨证论治。心悸患者应饮食有节，进食营养丰富而易消化吸收的食物，平素饮食忌过饱、过饥，戒烟酒浓茶，宜低脂低盐饮食。心气阳虚者**忌过食生冷**，心气阴虚者忌辛辣炙煿，痰浊、瘀血者忌过食肥甘，水饮凌心者宜少食盐。心悸病势缠绵，治疗获效后应注意巩固治疗，可服人参等补气药，改善心气虚症状，增强抗病能力。

22. A 本题考查心悸的辨证论治。根据题干所述，患者近日心悸不安，可辨病为心悸；胸闷气短，动则尤甚，面色苍白，形寒肢冷，舌淡苔白，脉沉细无力，可辨证为心阳不振证；治法为温补心阳，安神定悸。

23. B 本题考查心悸的辨证论治。因脾胃虚弱，气血化生不足，心失所养，神无所附所致心悸者，可选的中成药是益气养血口服液。

24. A 本题考查胸痹的临床表现。胸痹是以胸部闷痛，甚则胸痛彻背，喘息不得平卧为主症的一种疾病，轻者仅感胸闷如窒，呼吸不畅，重者则有胸痛，严重者心痛彻背，背痛彻心。胸痹的诊断依据为其**以胸部闷痛为主症**，患者多见膻中或心前区憋闷疼痛，甚则痛彻左肩背、咽喉、胃脘部、左上臂内侧等部位，呈反射发作性，一般持续几秒到几十分钟，休息或用药后可缓解。

25. D 本题考查胸痹的病机。胸痹是以胸部闷痛，甚则胸痛彻背，喘息不得平卧为主症的一种疾病，**病机为心脉痹阻，总属本虚标实，虚实夹杂**。本虚有气虚、气阴两虚，标实有血瘀、寒凝、痰浊、气滞，可相兼为病。

26. C 本题考查胸痹的辨证要点。胸痹辨证应首辨病情轻重，次辨标本虚实。本虚为气虚、气阴两虚。**标实为痰浊、血瘀、寒凝、气滞**。

27. A 本题考查胸痹的辨证论治。根据题干所述，患者胸部闷痛1年，今日猝然心痛如绞，可辨病为胸痹；因受寒起病，心痛彻背，喘不得卧，手足不温，冷汗自出，面色苍白，苔薄白，脉沉紧，可辨证为寒凝心脉证；治法为辛温散寒，宣通心阳，代表方为枳实薤白桂枝汤合当归四逆汤加减。

28. A 本题考查胸痹的辨证论治。根据题干所述，患者可辨为胸痹气滞血瘀证；治法为理气活血，通脉止痛，故可选血府逐瘀口服液进行治疗。

29. E 本题考查胸痹调护。胸痹患者饮食宜清淡低盐，食勿过饱。平素应注意调摄精神，避免情绪波动。避免过于激动或喜怒忧思无度，保持心情平静愉快。注意生活起居，寒温适宜。注意劳逸结合，坚持适当活动。发作期应立即卧床休息，缓解期要注意适当休息，保证充足的睡眠，坚持力所能及的活动，做到动中有静。

30. A 本题考查胸痹的辨证论治。根据题干所述，患者胸闷疼痛，可辨病为胸痹；痰多气短，肢体沉重，形体肥胖。倦怠乏力，纳呆便溏，苔浊腻，脉滑，可辨证为痰浊闭阻证，代表方为瓜蒌薤白半夏汤合涤痰汤加减。

31. C 本题考查不寐的病机。不寐是以经常不能获得正常睡眠为特征的一类病证，主要表现为睡眠时间、深度的不足。轻者入睡困难，或寐而不酣，时寐时醒，或醒后不能再寐；重则彻夜不寐。其病因为饮食不节，情志失调，劳倦、思虑过度，病后、年迈体虚等。**病机为阳盛阴衰，阴阳失交**。

32. B 本题考查不寐的辨证论治。不寐亦称失眠，是由心神失养或心神不安所致，以经常不能获得正常睡眠为特征的一类病证。肝火扰心证的临床表现为不寐多梦，甚则彻夜不眠，急躁易怒，头晕头胀，目赤耳鸣，口干口苦，不欲饮食，便秘溲赤；舌红苔黄，脉弦而数。治疗清肝泻火，镇心安神，代表方为**龙胆泻肝汤**加减。

33. C 本题考查不寐的辨证论治。根据题干所述，患者失眠多年，可辨病为不寐；虚烦不寐，终日惕惕，胆怯心悸，气短自汗，倦怠乏力，舌淡，脉弦细，可辨证为心胆气虚证；此证病机为心胆虚怯，心神失养，神魂不安。

34. E 本题考查不寐的辨证论治。根据题干所述，患者失眠超2周，可辨病为不寐；现心烦不寐，胸闷脘痞，泛恶嗳气口苦，头重，目眩，舌偏红，苔黄腻，脉滑数，可辨证为痰热扰心证。

35. A 本题考查不寐的辨证论治。根据题干所述，患者失眠3个月余，可辨病为不寐；如今不易入睡，多梦易醒，心悸健忘，神疲食少，四肢倦怠，腹胀便溏，舌淡苔薄，脉细无力，可辨证为心脾两虚证，可选的中成药是北芪五加片。

36. A 本题考查胃痛的鉴别。胃痛应首辨虚实寒热、在气在血。实者表现为痛剧，固定不移，拒按，脉盛。虚者表现为痛势徐缓，痛处不定，喜按，脉虚。一般初病在气，久病在血。因此治疗原则为**理气和胃止痛**。

37. C 本题考查胃痛的辨证论治。**胃痛肝气犯胃**

证的临床表现：胃脘胀痛，痛连两胁，遇烦恼则痛作或痛甚，嗳气、矢气则痛舒，胸闷嗳气，喜长叹息，大便不畅，舌苔薄白，脉弦。

38. A 本题考查胃痛的辨证论治。胃痛湿热中阻证治宜清化湿热，理气和胃，代表方为清中汤加减。

39. B 本题考查胃痛的辨证论治。胃痛胃阴亏耗证常见于素体阴虚之人，因外感、内伤等因素引起胃阴不足，胃失濡养，气机不畅，上不布津，治宜滋阴养胃，和中止痛。

40. C 本题考查胃痛的辨证论治。根据题干所述，患者胃脘胀痛，可辨病为胃痛；因情志不舒而发病，伴痛连两胁，嗳气、矢气则痛舒，胸闷嗳气，喜长叹息，大便不畅，舌苔薄白，脉弦，可辨证为肝气犯胃证。

41. B 本题考查胃痛的辨证论治。根据题干所述，患者胃痛，脘腹胀满，嗳腐吞酸，吐不消化食物，大便不爽，舌苔厚腻，脉滑，可辨为胃痛饮食伤胃证；治法为消食导滞，和胃止痛；常用中成药包括槟榔四消丸、开胸顺气丸、沉香化滞丸、加味保和丸。

42. B 本题考查胃痛的辨证论治。脾胃虚寒型胃痛的常用中成药包括虚寒胃痛胶囊、温胃舒胶囊、胃疡灵颗粒、黄芪健胃膏。其中孕妇慎用的是温胃舒胶囊。

43. D 本题考查泄泻的病因病机。泄泻主要的病机是脾虚湿盛，水分下注肠道，肠道功能失司。因此**其治疗大法是运脾化湿。**

44. A 本题考查泄泻的病理因素。泄泻的主要病位在脾、胃与大、小肠。病变主脏在脾，脾失健运是关键，同时与肝、肾密切相关。基本病机为脾虚湿盛，脾失健运，水湿不化，肠道清浊不分，传导失司。**其病理因素主要是湿。**

45. D 本题考查泄泻的治疗。暴泻不可骤用补涩，以免关门留寇，**久泻不可分利太过，以防劫其阴液。**

46. B 本题考查泄泻的辨证论治。泄泻肝气乘脾证是指肝气不舒，横逆犯脾，脾失健运。临床表现为腹痛泄泻，泻后痛减，腹中雷鸣，攻窜作痛，矢气频作，每因抑郁恼怒，或情绪紧张之时而作，素有胸胁胀闷，嗳气食少，舌淡红，脉弦。治法为抑肝扶脾，升清止泻。代表方为痛泻要方加减。

47. C 本题考查泄泻的辨证论治。患者以泄泻为主症，清水样便，肢体酸痛，脉濡缓提示辨证为泄泻寒湿内盛证。

48. C 本题考查泄泻的辨证论治。根据题干所述，患者腹痛泄泻，可辨病为泄泻；因抑郁恼怒发生，且伴有胸胁胀闷，嗳气食少，为肝气乘脾的表现；脉弦提示气机不畅；故辨证为肝气乘脾证；**治法为抑肝扶脾，升清止泻。**

49. E 本题考查泄泻的辨证论治。该患者时溏时泻，迁延反复，稍进油腻食物，则腹泻，面色萎黄，肢倦乏力，可知其脾胃虚弱；又见肛门Ⅰ度脱出，则其因中气下陷而得之，其中成药选方为补中益气丸。

50. C 本题考查泄泻的辨证论治。根据题干所述，患者便溏腹痛，可辨病为泄泻；泻而不爽，大便黄褐而臭，肛门灼热，烦渴欲饮，小便黄赤，舌苔黄腻，脉象濡数，可辨证为湿热伤中证；**治法为清热燥湿，分利止泻。**

51. E 本题考查便秘的概念。便秘是粪便在肠内滞留过久，秘结不通，导致排便周期延长，或周期不长，但粪质干结，排出困难，或粪质不硬，有便意，但便而不畅的病证。便秘患者的排便间隔时间一般超过自己的习惯1天以上，或两次排便时间间隔3天以上。

52. A 本题考查便秘的辨证论治。热秘为肠腑燥热，津伤便结，治宜泻热导滞，润肠通便，代表方为麻子仁丸加减。

53. E 本题考查便秘的辨证论治。根据题干所述，患者反复便秘1个月余，大便干结，可辨病为便秘；欲便不得出，肠鸣矢气，腹中胀痛，气频作，纳食减少，胸胁痞满，舌苔薄腻，脉弦，可辨证为气秘；治法为顺气导滞，降逆通便，代表方为六磨汤加减。

54. C 本题考查便秘的辨证论治。根据题干所述，患者大便艰涩，可辨病为便秘；腹痛拘急，胀满拒按，胁下偏痛，手足不温，呃逆呕吐，舌苔白腻，脉弦紧，可辨证为冷秘；治法为温里散寒，通便止痛。

55. B 本题考查头痛的治疗。头痛的发生，实者多属"不通则痛"，虚者多属"不荣则痛"。外感头痛属实证，以风邪为主，治疗当以疏风为主，兼以散寒、清热。内伤头痛虚证以补益为主；实证以**平肝、行瘀**为主；虚实夹杂者，酌情兼顾。

56. B 本题考查头痛的辨证论治。肝阳头痛治宜平肝潜阳，代表方为天麻钩藤饮加减。

57. A 本题考查头痛的辨证论治。风热头痛治宜疏风清热和络，代表方为芎芷石膏汤加减。

58. C 本题考查头痛的辨证论治。根据题干所述，患者时常感到头痛，可辨病为头痛；头痛隐隐，时时昏晕，心悸失眠，面色少华，神疲乏力，遇劳加重，舌质淡，苔薄白，脉细弱，可辨证为血虚头痛。

59. D 本题考查头痛的辨证论治。根据题干所述，患者头昏胀痛，可辨病为头痛；两侧为重，脾气暴躁，心烦不宁，口苦面红，胁痛，舌红黄，脉弦数，可辨证为肝阳头痛；治法为平肝潜阳。

60. D 本题考查头痛的辨证论治。根据题干所述，患者头痛经久不愈，可辨病为头痛；痛处固定不移，刺痛，舌质紫暗，脉涩，可辨证为瘀血头痛；治法为活血化瘀止痛，代表方为通窍活血汤加减。

61. D 本题考查眩晕的辨证论治。眩晕气血亏虚证治宜补益气血，调养心脾。代表方为归脾汤加减。

62. B 本题考查眩晕的辨证论治。眩晕证型可分为肝阳上亢证、痰湿中阻证、气血亏虚证、肾精不足证。风湿与眩晕关系并不密切。

63. B 本题考查眩晕的辨证论治。根据题干所述，患者近1年来眩晕，可辨病为眩晕；劳累即发，面色少华，神疲乏力，倦怠懒言，唇甲不华，纳少腹胀，舌淡苔薄白，脉细弱，可辨证为气血亏虚证。

64. D 本题考查眩晕的辨证论治。根据题干所述，患者3年来时感眼前发黑，周围景物旋转，甚至无法站立，可辨病为眩晕；精神萎靡，腰酸膝软，两目干涩，耳鸣如蝉，舌红少苔，脉细数，可辨证为肾精不足证。

65. A 本题考查眩晕的辨证论治。根据题干所述，患者眩晕、头重昏蒙或伴视物旋转，可辨病为眩晕；胸闷恶心，呕吐痰涎，舌苔白腻，脉濡滑，可辨证为痰湿中阻证；治法为化湿祛痰，健脾和胃，代表方为半夏白术天麻汤加减。

66. E 本题考查眩晕的辨证论治。根据题干所述，患者眩晕耳鸣，可辨病为眩晕；头痛且胀，每因烦劳或恼怒而头晕，头痛加剧，面时潮红，急躁易怒，少寐多梦，口苦，舌红少苔，脉弦细数，可辨证为肝阳上亢证；此证病机为肝肾阴虚，阴不制阳，治法为平肝潜阳，滋养肝肾。

67. E 本题考查中风的辨证要点。中风具有突然昏仆，不省人事，半身不遂，偏身麻木，口眼㖞斜，语言謇涩等临床表现。其治疗包括：①中经络：平肝息风，化痰祛瘀通络为主。②中脏腑闭证：息风清火，豁痰开窍，通腑泄热。③中脏腑脱证：救阴回阳固脱。发作时口吐白沫是痫证的特点。

68. D 本题考查中风的病证鉴别。中风好发于40岁以上患者，且发病前可有头晕、头痛、肢体一侧

麻木等先兆症状，故题干所述考虑中风先兆。

69. A 本题考查中风的辨证论治。根据题干所述，患者突发口眼㖞斜，舌强语謇，半身不遂，可辨病为中风；平素头晕耳鸣，寐少梦多，与他人争吵后发病，舌红苔黄，脉弦滑，可辨为风阳上扰证；代表方为天麻钩藤饮加减。

70. D 本题考查中风的辨证论治。患者曾发中风，现为中风后遗症期，见半身不利，肢软无力，面色萎黄，属气虚血瘀证，可选的中成药包括脑安颗粒、软脉灵口服液、消栓胶囊、全天麻胶囊、复方地龙胶囊。

71. E 本题考查胁痛的治疗原则。胁痛是指以一侧或两侧胁肋部疼痛为主要表现的病证。其治疗当根据"通则不痛"的理论，以疏肝和络止痛为基本治则。

72. A 本题考查胁痛的辨证论治。胁痛肝络失养证为肝肾阴亏，精血耗伤所致，治宜养阴柔肝，代表方为一贯煎加减。

73. B 本题考查胁痛的辨证论治。根据题干所述，患者胁肋胀痛，可辨病为胁痛；走窜不定，疼痛每因情志变化而增减，嗳气则胀痛稍舒，胸闷腹胀，纳少口苦，舌苔薄白，脉弦，可辨证为肝郁气滞证。

74. C 本题考查胁痛的辨证论治。根据题干所述，患者胁肋重着疼痛，可辨病为胁痛；因进食油腻食物后发病，且痛有定处，触痛明显，口苦口黏，纳呆恶心，小便黄赤，舌红苔黄腻，脉弦滑数，可辨证为肝胆湿热证；治法为清热利湿。

75. C 本题考查胁痛的辨证论治。胁痛瘀血阻络证，治法为祛瘀通络，代表方为复元活血汤或血府逐瘀汤加减。

76. C 本题考查汗证的辨证论治。汗证阴虚火旺证为虚火内灼，逼津外泄，代表方为当归六黄汤加减。

77. E 本题考查汗证的治疗原则。虚证当根据证候的不同而选用益气、养阴、补血、调和营卫。

78. A 本题考查汗证的辨证论治。汗证肺气不固证为肺气不足，表虚失固，营卫不和，汗液外泄所致，治宜益气固表，代表方为玉屏风散加减。

79. B 本题考查汗证的辨证论治。根据题干所述，患者近2年汗出恶风，稍劳汗出尤甚，以头部出汗为主，易感冒，可辨病为汗证；体倦乏力，周身酸楚，面白少华，舌苔薄白，脉细弱，可辨证为肺卫不固证；治法为益气固表。

80. D 本题考查汗证的辨证论治。治疗汗证的中

成药包括：①肺卫不固证：玉屏风颗粒、复芪止汗颗粒、虚汗停颗粒；②心血不足证：归脾丸、健脾生血颗粒、参茸卫生丸；③阴虚火旺证：知柏地黄丸、心脑舒口服液；④邪热郁蒸证：龙胆泻肝丸。

81. D 本题考查消渴的病因病机。消渴是以多饮、多食、多尿、乏力、消瘦为主要临床表现的一种疾病，基本病机为阴津亏损，燥热偏胜，治疗以**清热润燥，养阴生津**为大法。

82. D 本题考查消渴的辨证要点。消渴是以多尿、多饮、多食、乏力、消瘦为主要临床表现的一种疾病。雀目耳聋为消渴的晚期并发症。

83. E 本题考查消渴的辨证要点。多尿症状较突出者为下消，以肾虚为主。

84. E 本题考查消渴的预后转归。消渴除药物治疗外，注意生活调摄亦具有十分重要的意义，尤其是节制饮食，具有基础治疗的重要作用。在保证机体合理需要的情况下，应限制粮食、油脂的摄入，忌食糖类，饮食宜以适量米、麦、杂粮，配以蔬菜、豆类、瘦肉、鸡蛋等，定时定量进餐。戒烟酒、浓茶及咖啡等。保持情志平和，制定并实施有规律的生活起居制度。运动量根据年龄及基础疾病而定。

85. B 本题考查消渴的辨证论治。根据题干所述，患者发现血糖升高近 10 年，可辨病为消渴；小便频数，浑浊如膏，甚至饮一溲一，面容憔悴，耳轮干枯，腰膝酸软，四肢欠温，畏寒肢冷，阳痿，舌淡白而干，脉沉细无力，可辨证为下消阴阳两虚证；代表方为肾气丸加减。

86. D 本题考查消渴的辨证论治。根据题干所述，患者多食易饥，形体消瘦，可辨病为消渴；大便干燥，舌苔黄，脉滑数，可辨证为阴虚燥热证；治法为养阴润燥，代表方为玉女煎加减。

87. E 本题考查淋证的病因病机。淋证是以小便频数短涩，淋沥刺痛，小腹拘急或痛引腰腹为主症的病证，其**主要病机**是湿热蕴结下焦，膀胱气化不利。

88. D 本题考查淋证的鉴别。血淋与尿血共同点为小便出血，尿色红赤，甚至溺出纯血。主要鉴别在于有无尿痛。血淋，小便热涩疼痛，而尿血并不存在疼痛症状。

89. B 本题考查淋证的辨证要点。**石淋**以小便排出砂石为主症，或排尿时突然中断，尿道窘迫疼痛，或腰腹绞痛难忍。

90. E 本题考查淋证的辨证要点。**血淋**以小便热涩刺痛，尿色深红为主症，或夹有血块，疼痛满急加剧，或见心烦。

91. C 本题考查淋证的辨证论治。热淋表现为小便频数短涩，灼热刺痛，尿色黄赤，少腹拘急胀痛，伴寒热、口苦、呕恶，或有腰痛拒按，大便秘结，苔黄腻，脉滑数；治法为清热利湿通淋，代表方为**八正散加减**。

92. C 本题考查淋证的辨证论治。根据题干所述，患者小便热涩刺痛，尿色鲜红，夹有血块，可辨为血淋；治法为清热通淋，凉血止血，代表方为小蓟饮子加减。

93. A 本题考查淋证的辨证论治。治疗脾肾亏虚所致石淋可选用净石灵胶囊；下焦湿热所致石淋可选用复方金钱草颗粒；湿热蕴结下焦所致石淋可选用五淋化石丸。

94. B 本题考查癃闭的诊断。癃闭患者起病急骤或逐渐加重，主症为小便不利，点滴不畅，甚或小便闭塞，点滴全无，每日尿量明显减少。触叩小腹部可发现膀胱明显膨隆等水蓄膀胱证候，或查膀胱内无尿液，甚或伴有水肿、头晕、喘促等肾元衰竭证候。多见于老年男性或产后妇女及腹部手术后的患者，或患有水肿、淋证、消渴等病，迁延日久不愈的患者。

95. E 本题考查癃闭的辨证论治。根据题干所述，患有前列腺肥大近 7 年。半年来小便不畅，尿如细线，甚则阻塞不通，可辨病为癃闭；小腹胀满疼痛，舌紫暗，脉涩，可辨证为浊瘀阻塞证。

96. A 本题考查癃闭的辨证论治。根据题干所述，患者小便点滴不爽，可辨病为癃闭；排出无力，神气怯弱，畏寒肢冷，腰膝酸软，舌淡胖，苔薄白，脉沉细或弱，可辨证为肾阳衰惫证；治法为温补肾阳，化气利水。

97. A 本题考查水肿的辨证论治。湿热壅盛证为湿热内盛，三焦壅滞，气滞水停，治宜分利湿热，代表方为疏凿饮子加减。

98. B 本题考查水肿的辨证论治。椒目有小毒，《中国药典》规定每日内服剂量为 2～5g。

99. E 本题考查水肿的辨证论治。肾阳衰微证治宜温肾助阳，化气行水，代表方为济生肾气丸合真武汤加减。

100. B 本题考查水肿的辨证论治。根据题干所述，患者全身水肿 2 年，下肢明显，可辨病为水肿；小便短少，身体困重，胸闷，纳呆，舌质淡，苔白腻，脉沉缓，可辨证为水湿浸渍证；治法为健脾化湿，通阳利水。

101. A 本题考查水肿的辨证论治。根据题干所述，患者全身水肿，下肢明显，可辨病为水肿；按之没指，小便短少，身体困重，胸闷，纳呆，泛恶，舌苔白腻，脉沉缓，可辨证为水湿浸渍证；治法为健脾化湿，通阳利水，代表方为五皮散合胃苓汤加减。

102. E 本题考查水肿的辨证论治。根据题干所述，患者水肿近 10 年，反复发作，可辨病为水肿；日轻夜重，下肢肿甚，腰膝酸软，畏寒肢冷，呼吸急促，张口抬肩，舌淡胖有齿痕，脉沉细，可辨证为肾阳衰微证；治法为温肾助阳，化气行水。

103. A 本题考查水肿的辨证论治。根据题干所述，患者以往有眼睑浮肿等表现，经治疗后肿势未退，可辨病为水肿；现身重困倦，胸闷，纳呆，泛恶，苔白腻，脉沉缓，可辨证为水湿浸渍证。

104. C 本题考查腰痛的病因病机。腰痛发病多由外邪侵袭，体虚年衰，跌扑闪挫导致，病理性质为本虚标实，以肾虚为本，风、寒、湿、热、瘀血、气滞为标，故**肾虚为发病的关键**。

105. B 本题考查腰痛的辨证论治。瘀血腰痛表现为腰痛如刺，痛有定处，痛处拒按，日轻夜重，轻者俯仰不便，重则不能转侧，舌质暗紫，或有瘀斑，脉涩；痛处喜按为肾虚腰痛的特点。

106. B 本题考查腰痛的辨证论治。根据题干所述，患者腰部疼痛，可辨病为腰痛；因近 3 天来暑湿阴雨天气连绵而发病，伴有重着而热，身体困重，小便短赤，苔黄腻，脉濡数，可辨证为湿热腰痛。

107. D 本题考查腰痛的辨证论治。寒湿腰痛，治宜散寒行湿，温经通络，代表方为甘姜苓术汤加减。

108. D 本题考查腰痛的辨证论治。根据题干所述，患者腰部酸痛，可辨病为腰痛；缠绵不愈，喜温喜按，遇劳更甚，卧则减轻，肢冷畏寒，舌质淡，脉沉细无力，可辨证为肾虚腰痛（偏肾阳虚）；治法为补肾壮腰，温补肾阳。

109. A 本题考查郁证的病因病机。郁证是由情志不舒、气机郁滞所致，以心情抑郁、情绪不畅、胸部满闷、胁肋胀痛，或易怒易哭，或咽中如有异物梗塞为主要表现的一类病证。**病因为七情所伤、思虑劳倦、脏气素虚**。基本病机是肝失疏泄、脾失健运、心失所养、脏腑阴阳气血失调。

110. A 本题考查郁证的辨证论治。该患者胁肋胀痛，痛无定处，脘闷嗳气，不思饮食，大便不调，苔薄腻，脉弦。诊断为郁证肝气郁结证。

111. A 本题考查郁证的辨证论治。该患者多思善疑，头晕神疲，心悸胆怯，失眠健忘，纳差，辨证为郁证心脾两虚证。治宜健脾养心，补益气血。

112. B 本题考查郁证的辨证论治。郁证的治疗以理气开郁，条畅气机，怡情易性为基本原则。对于**实证，首当理气开郁**，并应根据是否兼有血瘀、火郁、痰结、湿滞、食积等而分别采用活血、降火、祛痰、化湿、消食等法。

113. E 本题考查郁证的主症。脏躁为营阴暗耗，心神失养。其**临床表现**为精神恍惚，心神不宁，多疑易惊，悲忧善哭，喜怒无常，或时时欠伸，或手舞足蹈，骂詈喊叫等，舌质淡，脉弦。此种证候多见于女性，常因精神刺激而诱发。临床表现多种多样，但同一患者每次发作多为同样几种症状的重复。《金匮要略·妇人杂病脉证并治》将此种证候称为"脏躁"。咽中如有物，吞之不下，咯之不出为梅核气。

114. B 本题考查郁证的辨证论治。根据题干所述，患者多思善虑，可辨病为郁证；心悸胆怯，少寐健忘，面色少华，食欲不振，脉细弱，可辨证为心脾两虚证。

115. A 本题考查痹证的病因病机。**痹证的病机**根本为邪气痹阻经脉，即风、寒、湿、热等邪气滞留于肢体筋脉、关节、肌肉等，使气血痹阻不通，不通则痛。

116. A 本题考查痹证的病因病机。风、寒、湿、热病邪为患，各有侧重。风邪善动不居，疼痛呈游走性。

117. A 本题考查痹证的辨证论治。着痹，治宜除湿通络，祛湿除寒，代表方为薏苡仁汤加减。

118. D 本题考查痹证的辨证论治。根据题干所述，患者右手掌指关节疼痛，痛势较剧，可辨病为痹证；部位固定，遇寒则痛甚，得热则痛缓，关节屈伸不利，舌质淡，舌苔薄白，脉弦紧，可辨证为痛痹；治法为散寒通络，祛风除湿，代表方为乌头汤加减。

119. D 本题考查痹证的辨证论治。根据题干所述，患者肢体关节酸痛，游走不定，屈伸不利，恶风发热，可辨为行痹；治法为祛风通络，散寒除湿，代表方为防风汤加减。

120. A 本题考查痹证的辨证论治。根据题干所述，患者肢体关节重着、酸痛、痛有定处，手足沉重，肌肤麻木不仁者，可辨着痹，所选的中成药包括风湿痹康胶囊、痹痛宁胶囊。

121. C 本题考查痹证的辨证论治。**中暑患者的处理方法**：把患者迅速移于风凉处，不可睡卧在潮湿之处，忌饮冷水或用冷水冲洗，温熨少腹部并刮痧等。中暑的预防需要注意避免过度劳累。

122. B 本题考查内伤发热的病因病机。内伤发热多以内伤为病因，多由久病体虚、饮食劳倦、情志失调、外伤出血等导致。**证型分为气虚发热、血瘀发热、气郁发热、阴虚发热。**

123. C 本题考查郁证的辨证论治。内伤发热中阴虚发热治宜滋阴清热，代表方为清骨散加减，本方具有清虚热、退骨蒸的功效，为治疗阴虚发热的常用方剂。

124. B 本题考查内伤发热的辨证论治。根据题干可知瘀血阻滞而导致的内伤发热辨证为血瘀发热证，治宜活血化瘀，代表方为血府逐瘀汤加减。

125. D 本题考查内伤发热的辨证论治。**益气健脾，甘温除热，**为内伤发热中气虚发热的治法，代表方为补中益气汤。

126. B 本题考查内伤发热的辨证论治。根据题干所述，患者低热数年，可辨病为内伤发热；以劳累后为著，伴倦怠乏力，可辨证为气虚发热。

127. A 本题考查内伤发热的辨证论治。根据题干所述，患者自觉午后发热近1个月，可辨病为内伤发热；口燥咽干，但不多饮，肢体有固定痛处，面色晦暗，舌质青紫，有瘀点，脉涩，可辨证为血瘀发热；此证病机为血行瘀滞，瘀热内生。

128. D 本题考查积证的特点。积证是**以腹内结块**，或痛或胀，结块固定不移，痛有定处为主要临床表现的一类病证。

129. B 本题考查积证的病机。积证是以腹内结块，或痛或胀，结块固定不移，痛有定处为主要临床表现的一类病证。基本病机是**气机阻滞，瘀血内结。**

130. B 本题考查积证的治疗。根据病史长短，邪正盛衰，可将积证分成初、中、末三个阶段。初期，邪气尚浅，正气未伤，表现为结块形小，按之不坚；中期，邪气渐深，正气耗损，表现为结块增大，按之较硬；末期邪气炽盛，正气大伤，表现为结块明显，按之坚硬。治疗亦分阶段：**积证初期属邪实，以祛邪为主；中期邪实正虚，予攻补兼施；后期以正虚为主，应予养正除积。**

131. D 本题考查积证的辨证论治。积证瘀血内结证治宜祛瘀软坚，佐以扶正健脾。代表方为膈下逐瘀汤合六君子汤加减。

132. C 本题考查积证的辨证论治。根据题干所述，患者腹中可触及积块，可辨病为积证；积块软而不坚，固定不移，胀痛并见，可辨证为气滞血阻证。

133. E 本题考查积证的辨证论治。根据题干所述，患者两胁下积块7年，积块坚硬，可辨病为积证；伴有隐痛，饮食大减，肌肉瘦削神倦乏力，面色

黧黑，舌质淡紫，脉细数，可辨证为正虚瘀阻证；治法为补益气血，活血化瘀，代表方为八珍汤合化积丸加减。

二、配伍选择题

[1~3] BDE 本题考查咳嗽的辨证论治。①结合题中"咳嗽，痰黄或黏稠，伴恶风发热"等症状，考虑为咳嗽风热犯肺证。治法：疏风清热，宣肺止咳。②结合题中"咳嗽，咳声重浊，痰多"等症状，考虑为咳嗽痰湿蕴肺证。治法：健脾燥湿，化痰止咳。③结合题中"咳嗽，干咳少痰，午后咳甚，伴见五心烦热"等症状，考虑为咳嗽肺阴亏耗证。治法：滋阴清热，润肺止咳。

[4~6] DBA 本题考查咳嗽的辨证论治。①咳嗽风寒袭肺证的主要表现为"咳嗽气急，咽痒，流清涕，头痛，肢体酸楚"。②咳嗽风热犯肺证的主要表现为"咳嗽频剧，气粗，咳痰稠黄，喉燥咽痛，恶风身热"。③咳嗽风燥伤肺证的主要表现为"干咳无痰，咽喉干痛，唇鼻干燥"。

[7~9] DCA 本题考查心悸的辨证论治。①心悸心脾两虚证的临床特点是"心悸眩晕，少寐健忘"。②心悸阴虚火旺证的临床特点是"心悸而烦，五心烦热"。③心悸瘀阻心脉证的临床特点是"心悸不宁，唇甲青紫"。

[10~12] AEB 本题考查胸痹的辨证论治。①治疗胸痹痰浊闭阻证，可用瓜蒌薤白半夏汤合涤痰汤加减。②治疗胸痹寒凝心脉证，可用枳实薤白桂枝汤合当归四逆汤加减。③治疗胸痹气阴两虚证，可用生脉散合人参养荣汤加减。

[13~15] EAC 本题考查胸痹的辨证论治。①治疗气阴两虚，瘀血痹阻所致胸痹可选益心通脉颗粒。②治疗胸阳不振，痰瘀互阻，气机不畅所致胸痹可选苏合香丸。③治疗心气不足，心阳不振，瘀血闭阻所致胸痹可选心力丸。

[16~18] BDA 本题考查胸痹的辨证论治。①胸痛如绞，遇寒则发，畏寒肢冷，舌淡苔白，脉细，其病机是寒凝心脉。②胸部隐痛缠绵不休，动则多发，口干，舌淡红少苔，脉沉细数，其病机是气阴两虚。③心胸疼痛，如刺如绞，痛有定处，入夜尤甚，甚至心痛彻背，背痛彻心，舌紫暗，脉弦涩，其病机是心脉瘀阻。

[19~21] CBE 本题考查不寐的辨证论治。①根据题干"易于惊醒，胆怯心悸，遇事善惊"可判断患者为心胆气虚型不寐，治宜益气镇惊，安神定

志，代表方为安神定志丸合酸枣仁汤加减。②根据题干"多梦易醒，头晕目眩，心悸健忘，纳呆"可判断患者为心脾两虚型不寐，治宜补益心脾，养心安神，代表方为归脾汤加减。③根据题干"心烦不寐，入睡困难，心悸多梦，腰膝酸软"可判断患者为心肾不交型不寐，治宜滋阴降火，交通心肾，代表方为六味地黄丸合交泰丸加减。

[22～24] CEB　本题考查头痛的诊断要点。①瘀血头痛的辨证要点：头痛经久不愈，痛处固定不移，痛如锥刺，或有头部外伤史，舌紫暗，或有瘀斑，瘀点，苔薄白，脉细或细涩。②风热头痛的辨证要点：头痛而胀，甚则头痛如裂，发热或恶风，口渴欲饮，面红目赤，或便秘溲黄，舌尖红，苔黄，脉浮数。③风寒头痛的辨证要点：头痛时作，痛连项背，常有拘急收紧感，伴恶风畏寒，受风尤剧，口不渴，舌苔薄白，脉浮紧。

[25～27] CDA　本题考查眩晕的辨证论治。①治疗眩晕肾精不足证，代表方为左归丸加减，可滋养肝肾，益精填髓。②治疗痰湿中阻，肝肾不足所致眩晕，中成药宜用眩晕宁颗粒。③治疗肾阴亏损所致消渴者，中成药宜用六味地黄丸。

[28～30] DBA　本题考查眩晕的辨证论治。①眩晕痰湿中阻证的临床特点是"头重昏蒙，伴视物旋转"。②眩晕气血亏虚证的临床特点是"眩晕动则加剧，劳累即发"。③眩晕肝阳上亢证的临床特点是"头晕胀痛，遇烦劳郁怒而加重"。

[31～33] ADC　本题考查泄泻的辨证论治。①饮食内停或痰食内阻所致泄泻可选的中成药为加味保和丸。②脾胃不和，清气不升，浊气不降，清浊相干所致泄泻可选的中成药为和中理脾丸。③肝气犯脾，脾失运化所致泄泻可选的中成药为痛泻宁颗粒。

[34～36] DBE　本题考查胃痛的辨证论治。①胃痛暴作，畏寒喜暖，脘腹得温则痛减提示为寒症；口淡不渴，喜热饮，舌苔薄白，脉弦紧提示为实寒。辨证为寒邪客胃证，治法为温胃散寒，行气止痛。②胃痛隐隐，喜温喜按，空腹痛甚，得食痛减，泛吐清水，神疲乏力，大便溏薄提示为虚寒，辨证为脾胃虚寒证，治法是温中健脾，和胃止痛。③胃脘疼痛，痛势急迫，脘闷灼热，口干口苦，口渴不欲饮，纳呆恶心，小便色黄，大便不畅。舌红，苔黄腻，脉滑数，辨证为湿热中阻证，治法是清化湿热，理气和胃。

[37～39] CAB　本题考查胃痛的辨证论治。①湿热壅滞，气滞食积所致胃痛的中成药选方为木香槟榔丸。②脾虚气滞，湿热蕴结所致胃痛的中成药选

方为中满分消丸。③湿热互结所致胃痛的中成药选方为胃痛宁片。

[40～42] BCE　本题考查泄泻的辨证论治。①治疗脾胃气虚兼夹湿邪之泄泻，宜健脾益气，化湿止泻，选用参苓白术散加减。②治疗脾胃虚弱兼夹食滞之泄泻，宜消食导滞，和中止泻，选用保和丸加减。③治疗湿热伤中之泄泻，宜清热燥湿，分利止泻，选用葛根黄芩黄连汤加减。

[43～45] BCE　本题考查泄泻的辨证论治。①肝气乘脾型泄泻的特点是"腹中雷鸣，攻窜作痛，矢气频作"。②肾阳虚衰型泄泻的特点是"黎明前脐腹作痛，肠鸣即泻"。③寒湿内盛型泄泻的特点是"泄泻清稀，甚则如水样"。

[46～48] CAE　本题考查便秘和头痛的辨证论治。①治疗冷秘的代表方为温脾汤加减。②治疗虚秘的代表方为黄芪汤加减。③治疗风寒头痛的代表方为川芎茶调散加减。

[49～51] ADB　本题考查积聚的辨证论治。①积聚肝郁气滞证的代表方为逍遥散合木香顺气散加减。②积聚正虚瘀阻证的代表方为八珍汤合化积丸加减。③积聚瘀血内结证的代表方为膈下逐瘀汤合六君子汤加减。

[52～54] CBD　本题考查胁痛的辨证论治。①胁痛瘀血阻络证的疼痛特点是刺痛，痛有定处。②胁痛肝络失养证的疼痛特点是隐痛，绵绵不休。③胁痛肝胆湿热证的疼痛特点是重着或灼热疼痛，触痛明显。

[55～57] EAB　本题考查水肿的辨证论治。①水肿风水相搏证的症状表现是眼睑浮肿，继则四肢及全身皆肿，来势迅速，多有恶寒、发热，肢节酸楚，小便不利等。偏于风热者，伴咽喉红肿疼痛，舌质红，脉浮滑数；偏于风寒者，兼恶寒，咳喘，舌苔薄白，脉浮滑或浮紧。②水肿湿热壅盛证的症状表现是遍体浮肿，皮肤绷急光亮，胸脘痞闷，烦热口渴，小便短赤，或大便干结，舌红，苔黄腻，脉沉数或濡数。③水肿脾阳虚衰证的症状表现是身肿日久，腰以下为甚，按之凹陷不易恢复，脘腹胀闷，纳减便溏，面色不华，神疲乏力，四肢倦怠，小便短少，舌质淡，苔白腻或白滑，脉沉缓或沉弱。

[58～60] CAD　本题考查淋证的辨证论治。①气淋，特点是"少腹满闷胀痛，小便艰涩疼痛，尿后余沥不尽"。②热淋，特点是"小便赤热，尿时灼痛"。③膏淋，特点是"小便浑浊，乳白或如米泔水"。

[61～63] DAC 本题考查淋证的辨证论治。①劳淋的治法是补脾益肾，代表方为无比山药丸加减。②气淋的治法是理气疏导，通淋利尿，代表方为沉香散加减。③膏淋的治法是清热利湿，分清泄浊，代表方为程氏萆薢分清饮加减。

[64～66] CBA 本题考查郁证的辨证论治。①郁证心神失养证主要由营阴暗耗，心神失养所致。代表方为甘麦大枣汤加减，本方甘润缓急，养心安神。②郁证痰气郁结证主要由气滞痰郁，治宜行气开郁，化痰散结，代表方为半夏厚朴汤加减。③郁证肝气郁结证，治宜疏肝解郁，理气畅中，代表方为柴胡疏肝散加减。

[67～69] DAB 本题考查郁证的辨证论治。①情志不遂，肝郁化火，肝失疏泄，肝脾不和所致郁证的中成药选方是丹栀逍遥丸。②情志不遂，肝气郁结，肝脾不和所致郁证的中成药选方是逍遥丸。③肝气郁结所致郁证的中成药选方是越鞠丸。

[70～72] CDA 本题考查消渴的辨证论治。①根据患者的症状表现可诊断为消渴气阴两虚证；治法是益气健脾，生津止渴；代表方为七味白术散加减。②根据患者的症状表现可诊断为消渴肾阴亏虚证；治法是滋养肾阴；代表方为六味地黄丸加减。③根据患者的症状表现可诊断为消渴脾胃气虚证；治法是健脾益气；代表方为参苓白术散加减。

[73～75] CAB 本题考查痹证的辨证论治。①着痹，主症特点是"关节酸痛、重着"。②行痹，主症特点是"疼痛关节游走不定"。③痛痹，主症特点是"痛有定处，遇寒加重"。

[76～78] CAB 本题考查心悸的辨证论治。①心悸兼脾胃虚弱明显者，宜选用复方扶芳藤合剂。②心悸兼气血不足严重者，宜选用益气养血口服液。③心悸兼血瘀之四肢酸痛者，宜选用消疲灵颗粒。

[79～81] ABD 本题考查消渴的概念。①消渴以口渴多饮为主者称为"上消"。②消渴以消谷善饥为主者称为"中消"。③消渴以小溲多而频，或浑浊为主者称为"下消"。

三、综合分析选择题

1. C 本题考查中暑的辨证论治。患者在高温环境中劳作而发病，由"发热汗多，烦躁，胸闷"可诊断为中暑；由"头痛面红，口渴多饮，溲赤，舌红少津，脉洪大"等阳热表现可知证型为**阳暑**。

2. A 本题考查中暑的辨证论治。**阳暑患者的治**法是清热生津。

3. D 本题考查中暑的辨证论治。针对本患者的选方是白虎汤加减，白虎汤具有清气分热，清热生津之功效。

4. E 本题考查中暑的辨证论治。《伤寒论·辨太阳病脉证并治》云："伤寒，脉浮滑，以表有热，里有寒，白虎汤主之。"本书载有白虎汤。

5. B 本题考查内伤发热的辨证论治。患者热势常随情绪波动而起伏，精神抑郁，胁肋胀满，烦躁易怒，口干而苦。此为**肝气郁结，郁而发热**。

6. E 本题考查内伤发热的辨证论治。气郁发热的治疗方法是疏肝理气，解郁泄热。

7. A 本题考查内伤发热的辨证论治。气郁发热可选用丹栀逍遥散加减，本方有疏肝解郁，健脾和营，兼清郁热之功效。

8. C 本题考查内伤发热的辨证论治。丹栀逍遥散的药物组成：丹皮、栀子、当归、白芍、柴胡、茯苓、白术、甘草、薄荷、煨姜；逍遥散的药物组成：柴胡、白术、白芍、当归、茯苓、甘草、薄荷、煨姜。

四、多项选择题

1. AC 本题考查咳嗽的健康指导。外感咳嗽治当祛邪利肺，宜选用宣肃肺气、疏散外邪之品，忌用敛肺、收涩的镇咳药，以免郁遏肺气，不能达邪外出。

2. ABCD 本题考查喘证的概念。喘即气喘、喘息。喘证是以呼吸困难，甚至张口抬肩、鼻翼扇动、不能平卧为特征的疾病。

3. BCE 本题考查肺胀的辨证论治。肺胀的证型包括痰热郁肺证、痰浊阻肺证、肺肾气虚证。

4. AC 本题考查肺胀的辨证论治。由患者"咳逆，喘息气粗，胸满，目胀睛突"的症状可诊断为肺胀；由患者"痰黄，黏稠难咳，烦躁，口渴欲饮，尿赤，大便干，舌边尖红，苔黄腻，脉滑数"可诊断为痰热郁肺型肺胀。治法是清肺化痰，降逆平喘。代表方为越婢加半夏汤或桑白皮汤加减。

5. BCD 本题考查肺胀的辨证论治。三子养亲汤的药物组成包括紫苏子、白芥子、莱菔子。

6. ABCDE 本题考查心悸的治疗方法。心悸的治疗，需在辨证的基础上，给予补气、养血、滋阴、温阳、行瘀等治法。基于心悸心神不宁的病机特点，治疗时应酌情配合安神宁心或镇心之法。

7. ABCDE 本题考查心悸的辨证论治。阴虚火旺型心悸的临床表现包括心悸易惊，心烦失眠，五心烦热，口干，盗汗，思虑劳心则症状加重，伴耳鸣腰酸，头晕目眩，急躁易怒。舌红少津，苔少或无，脉细数。

8. ABCDE 本题考查胸痹的证候。胸痹属本虚标实之证，辨证应先辨虚实，分清标本。临床常见证候包括气虚血瘀证、气滞血瘀证、痰浊闭阻证、寒凝心脉证、气阴两虚证等。

9. ABDE 本题考查胸痹的辨证论治。寒凝心脉型胸痹的中成药包括：①胸痹心痛发作缓解疼痛时，宜选用宽胸气雾剂；②胸痹兼有痰瘀互阻，气机不畅，症见舌淡、苔白腻，脉滑者，宜选用苏合香丸；③胸痹属寒凝、气滞、血瘀，且心痛遇寒则发，形寒肢冷者，宜选用冠心苏合滴丸；④胸痹兼有寒凝心脉，气机不畅所致室性早搏或慢性充血性心力衰竭者，宜选用神香苏合丸。

10. CDE 本题考查泄泻的类型与治则治法。泄泻分暴泻、久泻两类。暴泻者，起病较急，病程较短，泄泻次数多，常见证候有寒湿内盛证、湿热伤中证、食滞肠胃证等。久泻者，起病较缓，病程较长，泄泻呈间歇性发作，常见证候有肝气乘脾证、脾胃虚弱证、肾阳虚衰证等。

11. AB 本题考查泄泻的辨证论治。肾阳虚衰型泄泻的治法：温肾健脾，固涩止泻。

12. ABCDE 本题考查头痛的辨证论治。头痛的常见证候包括风寒头痛、风热头痛、肝阳头痛、血虚头痛、瘀血头痛。

13. ABCDE 本题考查头痛的辨证论治。血虚头痛的症状包括头痛隐隐，时时昏晕，心悸失眠，面色少华，神疲乏力，遇劳加重。舌质淡，苔薄白，脉细弱。

14. AE 本题考查头痛的辨证论治。加味四物汤的药物组成包括白芍、当归、熟地黄、川芎、蔓荆子、菊花。

15. BD 本题考查眩晕的辨证论治。眩晕是以头晕、眼花为主症的疾病。轻者闭目即止，重者如坐车船，旋转不定，不能站立，或伴恶心、呕吐、汗出、面色苍白等症，甚则突然晕倒。

16. BC 本题考查眩晕的证候类型与治则治法。眩晕的治疗原则是调整阴阳，补虚泻实。虚者应滋养肝肾、补益气血、填精生髓；实证当平肝潜阳，化痰祛湿。

17. ABCDE 本题考查胁痛的辨证论治。肝络失养型胁痛的临床表现包括胁肋隐痛，悠悠不休，遇劳加重，口干咽燥，心中烦热，头晕目眩，舌红少苔，脉细弦而数。

18. ABCDE 本题考查消渴的概念。消渴是以多饮、多食、多尿、乏力、消瘦，或尿有甜味为主要临床表现的疾病。

第六章 中医外科常见病的辨证论治

一、最佳选择题

1. C 本题考查疖的辨证论治。疖是发生在肌肤浅表部位，范围较小的急性化脓性疾病。特点：肿势局限，范围多小于3cm，突起根浅，中心有脓头，色红、灼热、疼痛，易脓、易溃、易敛，出脓即愈，好发于夏秋季节，身体各个部位皆可见，以项后发际部、臀部、背部多见。

2. A 本题考查疖的辨证论治。疖热毒蕴结证的代表方为五味消毒饮加减。

3. C 本题考查乳痈的临床特点。乳痈常发生于产后1个月以内的哺乳期妇女，尤以初产妇多见。

4. B 本题考查乳痈的临床特点。乳痈的临床特点是乳房局部结块，红肿热痛，溃后脓出稠厚，伴恶寒发热等全身症状。

5. D 本题考查乳痈的辨证论治。题干中患者产后乳房示肿块疼痛，考虑为乳痈；伴肿块皮薄光亮，中心变软，按之应指，局部皮温高，符合乳痈成脓期热毒炽盛证的表现。

6. E 本题考查乳痈的辨证论治。肝胃蕴热郁滞于乳络所致乳痈的中成药选用活血消炎丸。症见乳房肿胀疼痛，皮色微红，皮温升高，肿块或有或无，乳汁泌分不畅，舌红，苔薄黄或黄腻，脉弦数。

7. A 本题考查乳癖的辨证论治。乳癖肝郁痰凝证需疏肝解郁，化痰散结；冲任失调者则需调摄冲任，和营散结。

8. C 本题考查乳癖的临床特点。乳癖是乳腺组织的既非炎症也非肿瘤的良性增生性疾病。相当于西医的乳腺增生病。其**特点**是单侧或双侧乳房疼痛并出现肿块；乳痛和肿块与月经周期及情志变化密切相关；乳房肿块大小不等，形态不一，边界不清，质地不硬，活动度好。

9. C　本题考查乳癖的辨证论治。根据乳房肿块，月经前加重，经后缓解，伴腰酸乏力、神疲倦怠，月经不调，量少色淡，舌淡苔白，脉沉细，则应辨为乳癖冲任失调证，治法是调摄冲任，和营散结。

10. D　本题考查乳痈的证候类型与治则治法。乳痈的治疗以**清热解毒为基本原则**，肿胀疼痛当以消为贵，以通为主，成脓者以彻底排脓为要。

11. A　本题考查粉刺的证候类型与治则治法。由患者"颜面、胸背见丘疹，顶端如刺状，皮疹红肿疼痛"可诊为粉刺；由"局部皮肤油腻，伴口臭，便秘，溲黄，舌质红，苔黄腻，脉滑数"可诊断为胃肠湿热证，代表方为茵陈蒿汤加减。

12. E　本题考查瘾疹的概念。瘾疹是一种皮肤出现风团，时隐时现的瘙痒性、过敏性皮肤病。其**临床特点**是皮肤出现风团，色红或白，形态各一，发无定处，骤起骤退，退后不留痕迹，自觉瘙痒。

13. B　本题考查瘾疹的辨证论治。根据患者反复发作，迁延日久及舌脉等可辨证为血虚风燥证，治宜养血祛风，润燥止痒。

14. B　本题考查瘾疹的辨证论治。瘾疹胃肠湿热证表现为风团片大、色红、瘙痒剧烈；兼脘腹痛，恶心呕吐，纳呆，便秘或泄泻，舌红苔黄腻，脉弦滑数。题干描述符合瘾疹胃肠湿热证的特点。

15. D　本题考查痔的临床分型。内痔以便血、坠胀、肿块脱出为主要临床表现。患者肛内有肿物脱出，便血而无疼痛，符合内痔表现，首先考虑为内痔。

16. E　本题考查痔的临床分型。外痔以自觉坠胀、疼痛和有异物感为主要临床特点。

17. A　本题考查阳痿的辨证论治。本患有"惊吓后见阳痿不振"可诊为阳痿；由受惊后出现"心悸易惊，胆怯多疑，夜多噩梦，舌苔薄白，脉弦细"可诊为惊恐伤肾证，治法是益肾宁神。

18. D　本题考查阳痿的辨证论治。本患有"行房时阳事不兴，举而不坚"可诊为阳痿；由"患者精神抑郁，胸胁胀满，善太息，舌苔薄白，脉弦"可诊为肝气郁结证，治法是疏肝解郁。

19. D　本题考查阳痿的健康指导。对于阳痿患者的日常调护包括节制性欲，切忌恣情纵欲、房事过频、手淫过度，以防精气虚损，命门火衰，导致阳痿。宜清心寡欲，摒除杂念，怡情养心。

二、配伍选择题

[1~3] AEC　本题考查乳痈与疖的辨证论治。①乳痈肝胃郁热证，表现为乳汁郁积结块，皮色不变或微红，肿胀疼痛。伴有恶寒发热，周身酸楚，口渴，便秘，苔薄，脉数。治法：疏肝清胃，通乳消肿。代表方：瓜蒌牛蒡汤加减。②乳痈热毒炽盛证，表现为乳房肿痛加剧，皮肤焮红灼热，继之肿块变软，有应指感；或溃后脓出不畅，红肿热痛不消；伴壮热不退，口渴喜饮，便秘溲赤，舌质红，苔黄腻，脉洪数。治法：清热解毒，托里透脓。代表方：五味消毒饮合透脓散加减。③疖暑热浸淫证，表现为常发于夏秋季节，以局部皮肤红肿结块，灼热疼痛为主，根脚很浅，范围局限，可伴发热、口干、便秘等，舌苔薄腻，肤滑数。治法：清热化湿解毒。代表方：清暑汤加减。

[4~6] BBA　本题考查疖与乳痈、粉刺的证候类型与治则治法。①疖的治疗以**清热解毒**为基本原则。疖亦有虚实夹杂，须扶正固本与清热解毒并施，如阴虚内热者，当兼以养阴清热；并应坚持治疗以减少复发。②乳痈的治疗以**清热解毒**为基本原则，肿胀疼痛当以消为贵，以通为主，成脓者以彻底排脓为要。③粉刺治疗治疗以**清热祛湿**为主，或配合化痰散结、活血祛瘀等治法，内、外治相结合。

[7~9] DCE　本题考查跌打损伤的辨证论治。①患者腰部俯、仰、转侧困难，局部肿胀、压痛明显，提示气滞血瘀证。②患者常因运动时间长久后伤处附近关节疼痛，乏力，酸软，夜间较重，可伴不规则的发热，提示瘀血阻络证。③患者发病往往与腰部劳累或天气变化有关，则可知外邪侵犯所致，故诊断为风寒湿瘀证。

三、综合分析选择题

1. B　本题考查跌打损伤的辨证论治。由门诊诊断为距腓前韧带断裂，可知辨病为跌打损伤。后常因运动时间长久后伤处附近关节疼痛，乏力，酸软，夜间较重，舌质紫，苔白，脉涩弦。可辨证为瘀血阻络证。

2. A　本题考查跌打损伤的辨证论治。跌打损伤瘀血阻络证的治法为活血止痛，舒筋活络，代表方为**身痛逐瘀汤**或桃红饮加减。

3. E　本题考查跌打损伤的辨证论治。身痛逐瘀汤出自清代《医林改错》。

4. D　本题考查跌打损伤的辨证论治。跌打损伤瘀血阻络证常用中成药包括伸筋丹胶囊、沈阳红药和**愈伤灵胶囊**。

四、多项选择题

1. BCDE　本题考查阳痿的证候类型与治则治法。阳痿是指男性除未发育成熟或已到性欲衰退期外，性交时阴茎不能勃起，或虽勃起但勃不坚，或勃起不能维持，以致不能进行或完成性交过程的疾病。

2. ABCDE　本题考查痔的证候类型与治则治法。痔的治疗有内治法、外治法或其他疗法。内治法多适用于Ⅰ、Ⅱ期内痔，或内痔嵌顿有继发感染，或年老体弱者，或内痔兼有其他严重慢性疾病，不宜手术治疗者，或混合痔。

3. ABCD　本题考查瘾疹的辨证论治。瘾疹一共有四个常见证型。其中风寒束表证的代表方：桂枝麻黄各半汤加减；风热犯表证的代表方：消风散加减；胃肠湿热证的代表方：防风通圣散加减；血虚风燥证的代表方：当归饮子加减。

4. BCD　本题考查乳癖的辨证论治。乳癖肝郁痰凝证常用中成药包括乳核散结片、乳疾灵颗粒、乳康片。

5. ABCE　本题考查乳痈的概念。乳痈是发生在乳房部最常见的急性化脓性疾病，其临床特点是乳房结块，红肿热痛，溃后脓出稠厚，伴恶寒发热等全身症状。本病好发于产后1个月以内的哺乳期妇女，尤以初产妇为多见。

第七章　中医妇科常见病的辨证论治

一、最佳选择题

1. A　本题考查月经先期的概念。月经周期提前7天以上，甚至10余日一行，连续两个周期以上者，称为"月经先期"，亦称"经期超前"或"经早"等。结合题中症状"月经每18天一行"，考虑为月经先期。

2. E　本题考查月经先期的辨证论治。根据题干可辨病为月经先期，辨证为脾气虚证，由于脾气虚统摄无权，冲任不固，导致经血先至；治法为补脾益气，摄血调经。

3. B　本题考查的月经先期的辨证论治。固阴煎功可补益肾气，固冲调经，适用于月经先期肾气虚证。

4. A　本题考查月经先期的辨证论治。根据题干辨病为月经先期，根据患者"量多，经色深红，质稠，经行不畅，有块，时有少腹胀痛，乳房胀痛，口苦咽干，经期烦躁易怒，舌红，苔薄黄，脉弦数"辨证为肝郁血热证，其特点主要以情志异常，胀痛，口苦咽干及脉弦为主，代表方为丹栀逍遥散加减。

5. E　本题考查月经后期的概念。月经周期延后7天以上，连续两个周期以上，甚至3~5个月一行者称为"月经后期"。月经停闭6个月或6个月以上者称闭经。

6. B　本题考查月经后期的辨证论治。结合题中症状考虑为月经后期血虚证。月经后期血虚证的临床表现：月经周期延后，经量少，色淡红，质清稀，或

小腹绵绵作痛，或头晕眼花，心悸少寐，皮肤不润，面色苍白或萎黄，舌淡红，苔薄白，脉细弱。

7. A　本题考查月经后期的辨证论治。月经延后7天以上，并连续两个周期以上者，称为月经后期，结合题中症状"经血量少色淡，头晕眼花，心悸少寐"，考虑为月经后期血虚证，代表方为大补元煎加减。

8. D　本题考查月经先后无定期的概念。月经周期或前或后7天以上，连续3个周期者，称为"月经先后无定期"。

9. A　本题考查月经先后无定期的临床表现。月经先后无定期肾虚证的主要症状：经行或先或后，量少，色淡暗，质清，或腰骶酸痛，或头晕耳鸣；舌淡，苔白，脉细弱。小腹冷痛拒按是实寒证的特点，不属于月经先后无定期肾虚证。

10. E　本题考查月经先后无定期的辨证论治。腰骶酸痛，头晕耳鸣是肾虚症状，所以考虑为月经先后无定期肾虚证，代表方为固阴煎加减。

11. C　本题考查月经过少的概念。结合题中症状，考虑为月经过少。月经周期正常，月经量明显减少，或行经时间不足2天，甚或点滴即净者，称为月经过少。

12. A　本题考查月经过少的辨证论治。头晕眼花，心悸怔忡，面色萎黄为气血亏虚的表现，月经过少血虚证的代表方为滋血汤加减。

13. D　本题考查月经过少的辨证论治。结合题中症状月经量少，腰脊酸软，夜尿多，考虑为月经过少

肾虚型。治法为补肾益精，养血调经。

14. B 本题考查月经过多的辨证论治。患者经血量多，辨病为月经过多，经色深红，质黏稠，心烦口渴，舌苔黄，是血热的典型表现，辨证为月经过多血热证。

15. D 本题考查月经过多的辨证论治。结合题中经量明显增多，色鲜红，质黏稠，伴心烦口渴，舌红，脉细滑数，考虑为月经过多血热证。治法：清热凉血，固冲止血。

16. D 本题考查痛经的辨证分型。痛经肝肾亏虚证的主要表现是经期或经后小腹绵绵作痛，伴腰骶酸痛，经色暗淡，量少，质稀薄，头晕耳鸣，舌淡红，苔薄，脉沉细。

17. A 本题考查痛经的辨证论治。结合题中经期小腹冷痛判断为痛经，考虑为痛经寒凝血瘀证。治法是温经散寒除湿，化瘀止痛。

18. B 本题考查崩漏的临床表现。崩漏的临床表现：月经周期紊乱，行经时间超过半个月以上，甚或数月断续不休，亦有停闭数月又突然暴下不止或淋漓不尽，常有不同程度的贫血。结合题中症状，考虑为崩漏。

19. E 本题考查崩漏的辨证论治。结合题中经血非时而下，辨病为崩漏，治疗崩漏无论证型，都应固冲止血，又因有舌质紫暗，脉涩等瘀血症状，考虑为崩漏血瘀证。治法：活血化瘀，固冲止血。

20. C 本题考查痛经的辨证论治。结合题中经后小腹痛，辨病为痛经，疼痛性质为隐痛，神疲乏力，是气虚的表现，月经量少色淡，面色不华等说明有血虚，因此考虑为痛经气血虚弱证，代表方为圣愈汤。

二、配伍选择题

[1～3] BDC 本题考查崩漏的辨证论治。①结合题中出血量多，日久而止，判断为崩漏；气短神疲，面色白，大便溏，是气虚的表现；可知其出血是由脾气不足，统摄无力所致，故其治法为**健脾补气，养血调经**。②结合题中症状判断为崩漏；舌质紫暗，尖边有瘀点，脉涩，是血瘀的表现；可知其出血是瘀血阻滞以致血不循经，非时而下，故其治法为**活血化瘀，固冲止血**。③结合题中月经非时而下判断为崩漏；咽干颧红，心烦潮热，腰膝酸软，是肝肾阴虚的表现；可知其出血是虚火迫血妄行，以致血不循经，非时而下，故其治法为**滋补肝肾，止血调经**。

三、多项选择题

1. AC 本题考查月经病的辨证论治。应用固阴煎的是月经先期肾气虚证和月经先后不定期肾虚证。

2. ACE 本题考查月经先后无定期的证候类型与治则治法。月经先后无定期的治疗以健脾、补肾、疏肝，调理冲任气血为原则，并根据在肝、在脾、在肾选用适当方药。

3. ABCDE 本题考查经断前后诸证的辨证论治。经断前后诸证一般有 3 个证型。阴虚火旺证：百合地黄汤加减；脾肾阳虚证：右归丸合四君子汤加减；肝郁肾虚证：一贯煎合逍遥散加减。

4. BCE 本题考查带下过多的证候类型与治则治法。带下过多的治疗以除湿为主，治脾宜运、宜升、宜燥；**治肾宜补、宜固、宜涩**；治湿热宜清、宜利。实证治疗也可配合外治法。

第八章　中医儿科及五官科常见病的辨证论治

一、最佳选择题

1. A 本题考查厌食的辨证论治。治疗厌食脾失健运证的代表方为不换金正气散加减，以调和脾胃，运脾开胃。

2. C 本题考查厌食的辨证论治。治疗厌食脾胃阴虚证的代表方为养胃增液汤加减。

3. C 本题考查厌食的辨证论治。由患儿病后一直不思进食，食而不化为主症，辨病为厌食。由大便稀薄，夹有不消化食物，形体较瘦，乏力肢倦，舌质淡，苔薄白，辨证为脾胃气虚证；治法为健脾益气，

佐以助运；代表方为异功散加减。

4. D 本题考查厌食的辨证论治。由患者不思饮食 2 个月，食少饮多，辨病为厌食。由舌红少津，苔花剥，脉细数，辨证为脾胃阴虚证；治法是滋脾养胃，佐以助运。

5. B 本题考查积滞的发病特点。患儿饮食不当，不思饮食，食而不化，脘腹胀满，大便酸臭，辨病为积滞。

6. D 本题考查积滞的辨证论治。治疗脾虚夹积型积滞的代表方为健脾丸加减。

7. E 本题考查积滞的辨证论治。患儿食则饱胀，

呕吐酸馊，辨病为积滞。由面色萎黄，困倦乏力，辨为脾虚夹积证，治法：**健脾助运，消食化滞**。

8. B　本题考查积滞的辨证论治。患儿近日不思乳食，嗳腐酸馊，脘腹胀满疼痛，辨病为积滞。因大便酸臭，烦躁啼哭，夜眠不安，手足心热，舌质红，苔黄厚腻，指纹紫滞，辨为乳积证。治法为消乳化食，和中导滞。代表方为消乳丸加减。

9. A　本题考查鼻渊的辨证论治。由鼻塞，涕黄稠而量多，嗅觉差，鼻黏膜红肿，辨病为鼻渊。由伴头痛，发热，汗出，胸闷，咳嗽，痰多，辨为**风热蕴肺证**。

10. C　本题考查鼻渊的辨证论治。**风热蕴肺型鼻渊的常用中成药**包括利鼻片、鼻渊通窍颗粒、鼻渊片、鼻舒适片。

11. E　本题考查口疮的证候类型与治则治法。口疮实证多见心脾积热证，多由于平素过食辛辣厚味或嗜饮醇酒，复感风、火、燥邪，或五志化火而致，以**口疮色红灼痛为主要特征**。

二、配伍选择题

[1~3] CBD　本题考查厌食的辨证论治。①患者食而乏味，伴胸脘痞闷，嗳气泛恶，偶尔多食则脘腹饱胀，可知其脾胃运化不利，故诊断为**脾失健运证**。②患者神倦多汗，大便溏薄夹不消化食物，面色少华，形体偏瘦，肢倦乏力，可推知为气虚之象，脾胃气虚，无力运化食物，故诊断为**脾胃气虚证**。③患者皮肤失润，大便偏干，小便短黄，烦躁少寐，手足心热，可见阴液不足，虚热内生之象，故诊断为**脾胃阴虚证**。

[4~6] BCD　本题考查口疮的辨证论治。①心胃火盛，熏蒸上焦，上攻于口所致口疮，可选的中成药为**牛黄清胃丸**。②心经热盛，心火循经上炎所致口疮，可选的中成药为**导赤丸**。③脾肾阳虚，阴寒凝聚不散所致口疮久不愈合，可选的中成药为**附子理中丸**或金匮肾气丸。

三、综合分析选择题

1. B　本题考查咽喉肿痛的辨证论治。患者主症见咽喉疼痛，咽部红肿，故可诊断为咽喉肿痛。

2. E　本题考查咽喉肿痛的辨证论治。咽喉肿痛的**基本治法为清利咽喉，消肿止痛**，在表者宜疏风解表；火毒者宜泻火解毒；虚火者宜滋阴降火。

3. A　本题考查咽喉肿痛的辨证论治。由患者伴见发热恶风，头痛，咳嗽痰黄，舌质红，苔黄，脉浮数。可知其有风热邪气由外入体，蕴结咽喉所致，辨为风热外袭证。

4. C　本题考查咽喉肿痛的辨证论治。本证治法为疏风清热，消肿利咽；代表方为疏风清热汤加减。

5. A　本题考查耳鸣耳聋的辨证论治。本患者有耳鸣久发，其鸣如蝉，为渐进性耳鸣耳聋，属虚证。

6. A　本题考查耳鸣耳聋的辨证论治。患者伴有腰膝酸软，头晕目眩，夜尿频多，可知其肾精不足，则耳窍失养，发为耳鸣。故辨证为**肾精亏损证**。

7. D　本题考查耳鸣耳聋的辨证论治。肾精亏损证的治法为滋补肝肾，宣通耳窍，代表方为**耳聋左慈丸加减**。

8. E　本题考查耳鸣耳聋的辨证论治。渐进性耳鸣耳聋多属虚证，此为肾精亏损证，**病位在肾**。

四、多项选择题

1. ABCDE　本题考查积滞的概念。积滞，是指小儿内伤乳食，停聚中焦，积而不化，气滞不行所致的疾病，以脘腹胀满、嗳气酸腐、不思乳食、食而不化、大便溏薄或秘结酸臭为临床特征。

2. BC　本题考查厌食的辨证论治。由脾胃气虚，升降失司所致纳呆者所用的中成药是参苓白术散；由脾胃虚弱，水谷不运，饮食不消所致纳呆者所用的中成药是启脾丸。

3. ACE　本题考查鼻渊的证候类型与治则治法。鼻渊的辨证主要辨新久、分虚实。新病治疗以通窍、清热、祛湿为主，辨别病位所在，重在调和肺、脾胃、肝胆等脏腑。久病慢性改变，又应注意益气或温补。

4. CDE　本题考查口疮的辨证论治。口疮常见证候类型包括：心脾积热证，代表方为凉膈散加减；脾肾阳虚证，代表方为附子理中丸合金匮肾气丸加减；阴虚火旺证，代表方为知柏地黄丸加减。

5. ABD　本题考查咽喉肿痛的辨证论治。外感风邪，脏腑积热所致咽喉肿痛可选清咽利膈丸；风热邪毒内袭，上犯咽部所致咽喉肿痛可选金嗓开音丸；风热外侵，肺经蕴热，邪热攻冲咽喉而致咽喉肿痛可选复方鱼腥草片。

6. AE　本题考查耳鸣耳聋的证候类型与治则治法。突发性耳鸣耳聋多属实证，包括风热侵袭证、肝火上扰证等，外感所致者病位在肺卫，内伤所致者病位在肝胆。

第九章　民族医药基础知识

第一节　藏医药基础知识

一、最佳选择题

1. D　本题考查五源学说的属性。**风源**"轻、动、糙、干、寒、涩"特性，以及固本、生长、输送和祛培赤病功能。

2. C　本题考查三因学说的属性。赤巴，相当于"火"，有提供机体热能，促进消化的功能。培根，具有水和土的性质，有提供人体津液和湿润的功能。

3. B　本题考查三因学说的三因功能及分类。赤巴分消化赤巴、变色赤巴、行动赤巴、明视赤巴、明颜赤巴。其中，**行动赤巴：居于心脏，主情志，控思维。**

4. E　本题考查藏医的具体治则。**狭路逢敌法：**对热性疾病用四水法一齐治疗；对寒性疾病用四火法一齐治疗，犹如狭路遇敌，多助者则胜那样。

5. D　本题考查藏药与五源的内容。土源为药物生长之本源，水源为药物生长的湿能，火源为药物生长的热源，**风源为药物生长的动力**，空源为药物生长提供空间，五源缺一不可。

6. B　本题考查藏药与五源的内容。土性药性沉、稳、钝、柔、润、干；水性药性稀、凉、**沉、钝、**润、柔、**软**等；火性药性热、锐、干、糙、轻、腻、动等；风性药性轻、动、寒、糙、干等；空性药性空、虚。

7. A　本题考查藏药的六味。六味：甘、酸、咸、苦、辛、涩。药物的味由药物中的五源联合决定。土和水源生甘味；**火和土源生酸味**；火和水源生咸味；水和风源生苦味；火和风源生辛味；土和风源生涩味。

8. A　本题考查藏药的六味。酸味功效润、沉、稳、温，能治培根病，多能诱发热病。

9. C　本题考查藏药的六味。咸味药物有光明盐、**硇砂**、大青盐、紫硇砂、角盐、朴硝、玄明粉、食盐、碱花等。

10. B　本题考查藏药的六味。药物或食物进入胃后，被能搅拌培根、消化赤巴、伴火隆等三胃火依次消化，药物和食物的甘味和咸味消化后**成为甘味。**

11. A　本题考查藏药的八性。八性包括沉、腻、凉、钝、轻、糙、热、锐。八性源于五源，其中土源偏盛药物性能则**沉、腻。**

12. E　本题考查藏药的配伍方法。**二味配伍法有15种：**甘酸、甘咸、甘苦、甘辛、甘涩（五甘），酸咸、酸苦、酸辛、酸涩（四酸），咸苦、咸辛、咸涩（三咸），苦辛、苦涩（二苦），辛涩（一辛）。

二、配伍选择题

[1～3] ABE　本题考查藏药的配伍方法。①治疗隆病，将与隆病性质相反如具**柔、重、**润、温、稳等性效的药物配伍在一起。②治疗赤巴病，将与赤巴病性质相反如具寒、钝、**凉、软、**稀、燥等性效的药物配伍在一起。③治疗培根病，将与培根病性质相反如具干、热、轻、锐、**糙、浮**性效的药物配伍在一起。

[4～6] BAE　本题考查藏药的配伍方法。①将酸化味的药物配伍在一起，可治隆病和培根病。②将苦化味的药物配伍在一起，可治培根病和赤巴病。③将甘化味的药物配伍在一起，可治隆病和赤巴病。

[7～9] DEA　本题考查藏药的部分重要常用方剂简介。①七十味珍珠丸由珍珠（制）、檀香、降香、九眼石（制）、西红花、牛黄、麝香等药味加工制成的丸剂。功能与主治：**安神，镇静，通经活络，调和气血，醒脑开窍。**用于"黑白脉病""龙血"不调；中风、瘫痪、半身不遂、癫痫、脑溢血、脑震荡、心脏病、高血压及神经性障碍。②八味沉香散由沉香、肉豆蔻、广枣、石灰华、乳香、木香、诃子（去核）、木棉花8味药加工制成的散剂。功能与主治：**调和气血，宁心安神，开窍。**用于"宁隆"病，"索隆"病，"培隆"病，心肌缺血以及精神刺激引起的心慌、胸闷、气短、失眠、烦躁不安、心前区疼痛等。③仁青常觉由珍珠（制）、朱砂（制）、檀香、降香、沉香、诃子（去核）、牛黄、人工麝香、西红花等药味加工制成的丸剂。功能与主治：**清热解毒，调和滋补。**用于"隆、赤巴、培根"各病，陈旧性胃肠炎、溃疡，"木布"病，萎缩性胃炎，各种中毒症；梅毒、麻风、陈旧热病、炭疽、疔疮、干黄水、化脓等。

三、多项选择题

1. ABCDE 本题考查藏医的外治法。外治法：利用药物、物理作用及外科手术等手段，从体外实施治疗，通过疏通经络、活血化瘀，排除脓血、剔除腐肌等达到内病外治的目的。包括涂擦法、药浴法、金针穿刺法、放血疗法、火灸、罨敷法、手术法共七个治疗方法。

2. BD 本题考查藏药理论中的五源理论。按照所含五源成分的多寡，药物分成土性药、水性药、火性药、风性药、空性药五大类。其中，**空性药性空、虚**。

第二节 蒙医药基础知识

一、最佳选择题

1. C 本题考查蒙医的三根理论。蒙医用三根的动态关系来解释人体的生理、病理现象。其中，"赫依"属五元之气，中性，是**生命活动（包括语言思维）动力的支配者**。

2. E 本题考查蒙药的药味理论。蒙医认为一个独立的药味以两个元素含量为主，其他元素为辅。如**甘味以土、水**，酸味以火、土，咸味以水、火，苦味以水、气，辛味以火、气，涩味以土、气含量为主。

3. A 本题考查蒙药的药能理论。药能也称药效能，是药物去克制三根之20种特性的效能名称。其中，重、腻二效克制**"赫依"病的轻、燥**等主要特性。

4. C 本题考查蒙药的方剂组成。蒙医方剂多为相对固定的成方。其组成与中医方剂近似，由君、臣、佐、使四个成分组成。方中**佐药专治伴随症或起预防作用**。

5. B 本题考查蒙药的方中各组成数量。蒙医药方各组成的数量主要根据病情而定。一般大致规定为：治轻病、病情轻的方中，**君、臣各1味，佐2味，使3味组成**。

6. A 本题考查蒙药的用药方法。蒙医有口服、外敷、外涂、洗、泡、漱、熏、吸、喷、灌肠、腔内滴等用药方法。其中口服最为多用，是蒙医传统用药的主要途径。

7. B 本题考查蒙药的用药方法。蒙医传统用药的"服药十则"中，治疗"巴达干"病或毒剧麻药及催眠药，需要**睡前服**。

8. E 本题考查蒙药的用药方法。不满1周岁的婴儿，**按成人剂量的1/8以下计算用药**。

二、配伍选择题

[1~3] EBC 本题考查蒙药的用药方法。①蒙医传统用药的"服药十则"中，补养或下清"赫依"（通便、通经）药，需要**食前服**。②蒙医传统用药的"服药十则"中，上行"赫依"（理气）药，需要**食间服**。③蒙医传统用药的"服药十则"中，司命"赫依"（镇静）药，需要食药交替服。

[4~6] BDC 本题考查蒙药的传统剂型。①丸剂适合于病程后期的除根和慢性顽症的治疗。②灰剂是药物按处方配齐，闷煅成灰，研细，分装备用。常用量和用法同散剂。**适合于寒证经久不愈者**。③膏剂一般为单味药的干浸膏或稠浸膏，也有多味处方膏。**适用于热性顽症的治疗**。

[7~9] ECB 本题考查蒙药的药能。①药能也称药效能，是药物去克制三根之20种特性的效能名称。其中，**重、腻二效克制"赫依"病的轻、燥**等主要特性。②寒、钝二效克制"希日"病的热、锐等主要特性。③轻、热二效克制"巴达干"病的重、寒等主要特性。

三、多项选择题

1. AC 本题考查蒙医基础知识。蒙医学以**阴阳五行、五元学说**理论为指导，贯穿了人与自然的整体观。内容包括三根理论、七素三秽的物质基础、辨证施治的基本方法等。

2. ACE 本题考查蒙医基础知识。根据三根学说的理论，"赫依""希日""巴达干"为三根，是**人体的本基**。

3. ABCDE 本题考查蒙医基础知识。七素又称七精，分别为精华、血、肉、脂、骨、髓及红或白精，是机体的构成物质。

4. ABCDE 本题考查蒙医辨证施治的主要内容。蒙医通过寒或热药平息，峻或缓攻泻，刚或柔外治，宜或忌食谱，重或轻起居等十种措施，根据病情采用熟、清、解、温、补、和、汗、吐、下、燥、杀等具体疗法，急则治标，缓则治本。

5. ABCD 本题考查蒙医的用药禁忌。蒙医强调，在用药期间尽可能忌食过寒或过热性、酸、辣等刺激性食品和生水、生食物，以及具有与病证不和的饮食。另外，蒙医认为浓茶、猪肉、山羊肉和荞麦等，为用药期间必忌之饮食。

第三节　维吾尔医药基础知识

一、最佳选择题

1. B 本题考查维吾尔药的药味理论。辛味：此味药物使舌感到辛辣、发燥，药味渗透较快。此类药物以本身的特性，具有**发红组织、挥发、稀化、分化、燥化、热化、防腐**等作用。由于它的热性和成分中带有属土的物质因素缘故，其作用比烈味药较弱，但燥化和防腐作用较强。如：阿魏、波斯阿魏、大戟脂等。

2. D 本题考查维吾尔药的药味理论。涩味：此味药物使舌感到涩味、使舌面收敛，但不是苦味药那样发燥。此类药物以本身的涩味性的不同，具有**固化、浓化、敛化、干化、开胃、止泻和寒化器官**的作用。但由于成分中属土的物质较少，干寒性也较弱，故其作用相应的较低。如：诃子、西青果、毛诃子等。

3. A 本题考查维吾尔药的药性级别。维吾尔医根据药物性质的强弱不同分为四级，即1、2、3、4级。1级为药性最弱，4级为药性最强。**无花果的药性为1级湿热**，故它不但作为性质最弱的药，用于治疗较轻的疾病，而且平时可作为食品食用。

4. D 本题考查维吾尔药制剂与剂型。**液状制剂**指将一种或几种药物，通过煎煮、浸泡、发酵等方法取得药汁，再加入一定比例的配料（蒸馏水、蜂蜜、玫瑰露、葡萄醋、药物鲜汁等），制作的液体状制剂。根据配料、制法、使用部位和用法等不同分为20多种。

二、配伍选择题

[1~3] DAC 本题考查维吾尔药的药性理论。

①**寒性药**：凡是寒性的药，具有生寒、清热的功能，适用于非体液型热性病证和非体液型干热性、湿热性的热性偏盛病证；或体液型胆液质（干热）性和血液质（湿热）性的热性偏盛病证。②**热性药**：凡是热性的药，具有生热、祛寒的功能，适用于非体液型寒性病证和非体液型湿寒性、干寒性的寒性偏盛病证；或体液型黏液质（湿寒）性和黑胆质（干寒）性的寒性偏盛病证。③**干性药**：凡是干性的药，具有生干、燥湿的功能，适用于非体液型湿性病证和非体液型湿热性、湿寒性的湿性偏盛病证；或体液型血液质（湿热）性和黏液质（湿寒）性的湿性偏盛病证。

三、多项选择题

1. ACDE 本题考查维吾尔医学的基础知识。爱日康（四大物质）学说包括火、气、水、土四大元素。

2. BCDE 本题考查维吾尔医学的基础知识。维吾尔医认为，药物的药性分为热、湿、寒、干四种，还有相当部分的药物具有混合的药物属性，即干热、湿热、湿寒、干寒。还有一部分药物药性平和，称为"平"。

3. ABCD 本题考查维吾尔药制剂与剂型。根据维吾尔药的性质和治疗的需求，维吾尔药制剂剂型为四大类，即半固体制剂、固体制剂、散状制剂、液状制剂。

第十章　中药质量管理

第一节　中药入库验收

一、最佳选择题

1. B 本题考查中药入库验收要求。购进药品应当逐批验收，并建立真实、完整的药品验收记录。验收记录必须**保存至超过药品有效期1年，但不得少于3年**。毒性中药饮片、按麻醉类药品管理的中药饮片

需双人验收、货到即验，清点验收到最小包装，验收记录双人签字。毒性中药饮片、按麻醉类药品管理的中药饮片入库验收应采用专簿记录。

2. D 本题考查的中药饮片及中成药验收的常规流程。验收存放区域实行分区色标管理，用国际通用的红（不合格区）、黄（待验区、退货区）、**绿（合**

格品区、发货区）颜色进行划分。

3. D　本题考查中药饮片及中成药验收的常规流程。对于有失效期或保质期的中药饮片，应检查有效期或保质期，距失效期和保质期少于 6 个月的一般不应入库。

二、配伍选择题

[1~3] ADE　本题考查中药验收常见问题分类。①大黄、鸡内金等往往会被虫蛀；②白芷、山药等易变色；③柏子仁、牛膝等会有"泛油"现象。

三、多项选择题

1. ABCDE　本题考查中药入库验收要求。中药入库验收要求规定：购进药品应当逐批验收，并建立真实、完整的药品验收记录。验收人员应当在验收记录上填写验收结论，签署姓名和验收日期。验收记录必

须保存至超过药品有效期 1 年，但不得少于 3 年。毒性中药饮片、按麻醉类药品管理的中药饮片需双人验收、货到即验，清点验收到最小包装，验收记录双人签字。毒性中药饮片、按麻醉类药品管理的中药饮片入库验收应采用专簿记录。对进出专库（柜）的麻醉药品、第一类精神药品建立专用账册，进出逐笔记录，专用账册的保存期限应当在有效期满之日起不少于 5 年。

2. ABCDE　本题考查中药饮片及中成药验收的常规流程。中药饮片验收记录应当包括饮片名称、产地、规格、批号、生产日期、等级、生产企业、供货单位、到货数量、价格、购进日期、验收日期、验收结论等内容。用于中药饮片配方并具有药品批准文号的品种如碧玉散、六一散、黛蛤散、阿胶、鹿角胶、鹿角霜、龟甲胶、黄明胶、人工牛黄、珍珠粉、西瓜霜、鲜竹沥、六神曲、沉香曲等还需要核对批准文号，检查有效期，确保药品入库前的质量。

第二节　中药的质量变异

一、最佳选择题

1. B　本题考查中药饮片贮存中常见的质量变异现象。淀粉、糖、脂肪、蛋白质等成分，是有利于蛀虫生长繁殖的营养物质，故含上述成分较多的饮片最易生虫，如白芷、北沙参、薏苡仁、柴胡、大黄、鸡内金等。

2. A　本题考查中药饮片贮存中常见的质量变异现象。含脂肪油的饮片，其泛油是因其中的脂肪酸变为游离脂肪酸后才会溢出表面，随后在外界作用下分解、腐败，发生变质，如柏子仁、桃仁、苦杏仁等。

3. C　本题考查中药饮片贮存中常见的质量变异现象。含挥发油的饮片，其泛油是因挥发油在一定的外界条件下加速外移聚集，随后在外界作用下形成泛油变质，如当归、苍术等。

4. B　本题考查中药饮片贮存中常见的质量变异现象。含糖量多的饮片，常因受潮而造成返软而"走油"，如牛膝、麦冬、天冬、熟地、黄精等。

5. C　本题考查中药饮片贮存中常见的质量变异现象。由于保管不善，某些饮片的颜色由浅变深，如泽泻、白芷、山药、天花粉等。

6. E　本题考查中药饮片贮存中常见的质量变异现象。由于保管不善，有些饮片由深变浅，如黄芪、黄柏等。

7. D　本题考查中药饮片贮存中常见的质量变异

现象。由于保管不善，有些饮片由鲜艳变暗淡，如红花、菊花、金银花、梅花等花类药。

8. A　本题考查中药饮片贮存中常见的质量变异现象。环境温度过高，使含挥发油的药物如肉桂、沉香等，气味逐渐散失，失去油润而干枯，且温度越高挥发油挥发得越快。

9. B　本题考查中药饮片贮存中常见的质量变异现象。豆蔻、砂仁粉碎后气味会逐渐挥发散失。

10. D　本题考查中药饮片贮存中常见的质量变异现象。粘连，是指有些固体饮片，由于熔点较低，遇热则发黏而粘结在一起，或含糖分较高的饮片，吸潮后粘结在一起，使原来形态发生改变的现象。如芦荟、没药、乳香、阿魏、鹿角胶、龟甲胶、天冬、熟地等。

11. C　本题考查中药饮片贮存中常见的质量变异现象。风化，是指某些含结晶水的无机盐类药物，经与干燥空气接触，日久逐渐失去结晶水，变为非结晶状的无水物质，从而变为粉末状，其质量和药性也随之发生了改变。如胆矾、硼砂、芒硝等。

12. E　本题考查中药饮片贮存中常见的质量变异现象。腐烂，是指动植物类饮片，尤其是鲜药，在一定的温湿度下，微生物繁殖生长，从而导致饮片腐烂败坏的现象。如鲜生姜、鲜地黄、鲜芦根、鲜石斛等。饮片一旦出现腐烂现象，即不能再入药。

13. A　本题考查自身因素对中药质量变异的影

响。淀粉是一种适合蛀虫、霉菌生长的营养基质，同时，含淀粉较多的饮片很容易吸收水分，当表面水分增加时，更便于霉菌、虫卵繁殖，因此**淀粉含量高的饮片容易发生虫蛀、霉变**。

14. C 本题考查自身因素对中药质量变异的影响。黏液质是一种近似树胶的多糖类物质，它存在于植物细胞中。**黏液质遇水后会膨胀发热，既易于发酵，又是微生物、虫卵的营养基质。**因此，含黏液质的饮片也易于发霉、生虫。如枸杞子、天冬等。

15. D 本题考查自身因素对中药质量变异的影响。油脂是脂肪油和脂肪的总称，分植物性油脂和动物性油脂两大类。含油脂的饮片，若长时间与空气、日光、湿气等接触，或因微生物的作用，会发生氧化反应，继而**发生异味、酸败**等现象。油脂也易在脂酶影响下水解，形成甘油和脂肪酸而具有异味。如桃仁、苦杏仁、刺猬皮、狗肾等。

16. C 本题考查自身因素对中药质量变异的影响。树脂类中药饮片如乳香、没药、血竭、安息香等，由植物的黏稠汁液采集加工而成。该类饮片**软化点、熔点较低，高温贮存或日晒常部分融化、粘连**；个别品种如阿魏夏季易吸附水汽，由固态变为黏稠液体；秋冬季又会散失水分，变为黏硬的固体。

17. C 本题考查环境因素对中药质量变异的影响。一般炮制品的绝对含水量应控制在 7%～13%，贮存环境的相对湿度应控制在 35%～75%。

18. B 本题考查环境因素对中药质量变异的影响。日光的照射，是使中药变色、气味散失、挥发、风化、泛油的因素之一。日光对某些药物的色素有破坏作用而导致变色，如玫瑰花、月季花、桑叶、益母草等花、叶、草类饮片，在日光照射下颜色变浅，干燥易碎。

19. C 本题考查环境因素对中药质量变异的影响。温度在 18～35℃，**药材含水量达 13%以上**及空气的相对湿度在 70%以上时，最利于常见害虫的繁殖生长。尤其是蕲蛇、泽泻、党参、川贝母、莲子等含蛋白质、淀粉、油脂、糖类较多的饮片，易被虫蛀蚀心。

20. B 本题考查环境因素对中药质量变异的影响。温度在 18～35℃，药材含水量达 13%以上及**空气的相对湿度在 70%以上**时，最利于常见害虫的繁殖生长。

二、配伍选择题

[1～5] BEDAC 本题考查中药饮片贮存中常见

的质量变异现象。①淀粉、糖、脂肪、蛋白质等成分，是有利于蛀虫生长繁殖的营养物质，故above上述成分较多的饮片最易生虫，如白芷、北沙参、**薏苡仁**、柴胡、大黄、鸡内金等。②潮解，习称返潮、回潮，是指固体饮片吸收潮湿空气中的水分，表面逐渐湿润并慢慢溶化成液体状态的现象。潮解使得饮片功效降低，并难以贮藏。如**大青盐**、咸秋石、玄明粉等。③风化，是指某些含结晶水的无机盐类药物，经与干燥空气接触，日久逐渐失去结晶水，变为非结晶状的无水物质，从而变为粉末状，其质量和药性也随之发生了改变。如**胆矾**、硼砂、芒硝等。④当霉菌在潮湿的环境下，遇到适宜的温度（20～35℃），即可萌发菌丝，并分泌酵素，侵蚀饮片组织内部，使其腐烂变质、气味走失，而且有效成分也遭到很大的破坏，以致不能药用。凡含有糖类、黏液质、淀粉、蛋白质及油类的饮片较易霉变，如牛膝、天冬、马齿苋、菊花、**蕲蛇**、五味子、人参、独活、紫菀等。此外中药鲜药因含水量较多，也容易发生霉变。⑤变色，是指饮片的色泽起了变化，如由浅变深或由鲜变暗等。各种饮片都有其固有的色泽，这也是中药饮片检查中的主要质量标志之一。饮片变色，是由于所含色素受到外界影响（如温度和湿度、日光、霉变、化学药剂的使用、硫黄熏蒸等）使饮片失去了其原有的色泽，影响饮片质量。比如硫黄熏后，产生的二氧化硫遇水成亚硫酸，具有还原作用，可使饮片褪色；再如由于保管不善，某些饮片的颜色由浅变深，如**泽泻**、白芷、山药、天花粉等；有些饮片由深变浅，如黄芪、黄柏等；有些饮片由鲜艳变暗淡，如红花、菊花、金银花、梅花等花类药。因此，色泽的变化可以直接反映其内在质量。

[6～10] EBDAC 本题考查自身因素对中药质量变异的影响。①挥发油在植物中药饮片中分布较广，特别是伞形科、唇形科、樟科、姜科等，其含量都极为丰富，如白芷、当归、**荆芥**、薄荷、肉桂、樟脑、姜黄、山奈等。含挥发油的药物，都具有不同的浓郁气味，长期与空气接触，随着油分的挥发，其气味会随之减弱，且在温度较高时，会加速挥发。②油脂是脂肪油和脂肪的总称，分植物性油脂和动物性油脂两大类。含油脂的饮片，若长时间与空气、日光、湿气等接触，或因微生物的作用，会发生氧化反应，继而发生异味、酸败等现象。油脂也易在脂酶影响下水解，形成甘油和脂肪酸而具有异味。如桃仁、苦杏仁、**刺猬皮**、狗肾等。③一般饮片都含有不同的色素，特别是花类饮片。颜色从外观上反映了饮片的质

量，不仅作为鉴别中药品质的重要标志，同时也直接关系到药材加工质量的优劣。但有些色素很不稳定，易受到日光、空气等影响而遭到破坏，受潮后也易发霉变色，如月季花、**玫瑰花**等。④**虎杖**、桂皮、四季青、钩藤等含有缩合鞣质，缩合鞣质不能水解但长期接触空气，在酶的影响下容易氧化，缩合成暗红色或更深颜色的鞣红沉淀。⑤树脂类中药饮片如**乳香**、没药、血竭、安息香等，由植物的黏稠汁液采集加工而成。该类饮片软化点、熔点较低，高温贮存或日晒常部分融化、粘连；个别品种如阿魏夏季易吸附水汽，由固态变为黏稠液体；秋冬季又会散失水分，变为黏硬的固体。

三、多项选择题

1. ABCDE　本题考查中药饮片贮存中常见的质量变异现象。中药饮片在贮存中由于贮存条件不当，使药物的颜色、气味、形态、内部组织等出现各种各样的变异。常见的变异现象大致可分为：虫蛀、霉变、泛油、风化、变色、气味散失、粘连、潮解、腐烂。

2. ABCDE　本题考查中成药贮存中常见的质量变异现象。中成药养护不当也会发生变质，并往往与剂型有关。最常见的变质现象有虫蛀、霉变、酸败、挥发、沉淀等。

3. ABD　本题考查中成药贮存中常见的质量变异现象。易虫蛀的常见剂型有蜜丸、水丸、散剂等。

4. BCE　本题考查中成药贮存中常见的质量变异现象。易霉变的常见剂型有蜜丸、煎膏剂、片剂等。

5. ABCDE　本题考查中成药贮存中常见的质量变异现象。易发生酸败的剂型有合剂、酒剂、煎膏剂、糖浆剂、软膏剂等。

6. AB　本题考查中成药贮存中常见的质量变异现象。挥发，是指在高温下中成药所含挥发油或乙醇的散失。如芳香水剂、酊剂等。

7. ABE　本题考查中成药贮存中常见的质量变异现象。沉淀，是液体制剂的一种常见变质现象。中成药的液体制剂，在温度和 pH 值的影响下易发生沉淀，常见的剂型有药酒、口服液、注射液等。

8. BCDE　本题考查自身因素对中药质量变异的影响。目前，测定饮片含水量的方法很多，主要有烘干法、甲苯法、减压干燥法、气相色谱法等。

第三节　中药贮藏与养护

一、最佳选择题

1. C　本题考查中药饮片的贮藏要求。含挥发油多的药材和饮片，如薄荷、当归、川芎、荆芥等，贮藏时室温不可太高，否则容易走失香气或泛油，应置阴凉、干燥处贮存，阴凉处系指**不超过20℃**的环境。

2. A　本题考查中药饮片的贮藏要求。含淀粉多的药材和饮片，如天麻、山药、粉葛、天花粉等，应**贮于通风、干燥处**，以防虫蛀。

3. A　本题考查中药饮片的贮藏要求。含糖分及黏液质较多的饮片，如肉苁蓉、熟地黄、天冬、党参等，应**贮于通风干燥处**。

4. C　本题考查中药饮片的贮藏要求。种子类药材因炒制后增加了香气，如紫苏子、莱菔子、薏苡仁、白扁豆等，若包装不坚固则易受虫害及鼠咬，故**应密闭贮藏于缸、罐中**。

5. D　本题考查中药饮片的贮藏要求。动物类药材主要有皮、骨、甲、蛇虫躯体，易生虫和泛油，并且有腥臭气味。应**密封保存，四周无鼠洞，并有通风设备，阴凉贮存**。

6. C　本题考查中药饮片的贮藏要求。人参极易受潮、发霉、虫蛀、泛油、变色，在**梅雨季**也应放入**石灰箱内贮存**等。

7. C　本题考查《中国药典》贮藏项下对各名词术语的规定。阴凉处：系指**不超过20℃**的环境。

8. C　本题考查《中国药典》贮藏项下对各名词术语的规定。凉暗处：系指避光并**不超过20℃**的环境。

9. D　本题考查《中国药典》贮藏项下对各名词术语的规定。冷处：系指 2～10℃ 的环境。

10. E　本题考查《中国药典》贮藏项下对各名词术语的规定。常温：系指 10～30℃ 的环境。

11. A　本题考查中药饮片的贮藏要求。盐炙的泽泻、知母、车前子、巴戟天等饮片，很容易吸收空气中的湿气而受潮，若温度过高盐分就会从表面析出，故应贮于密闭容器内，置通风干燥处贮存。

12. D　本题考查中成药剂型与贮藏要求。软膏剂（油膏）：熔点较低，受热后极易熔化，质地变稀薄，会出现外溢现象。软膏种类多，组成复杂，性质各异，其稳定性主要决定于所用基质（脂肪油和植物油）和所含药物的理化属性。除另有规定外，软膏剂应避光，密封贮存。

13. B 本题考查中药饮片的剂型与贮藏要求。淀粉、糖、脂肪、蛋白质等成分，是有利于蛀虫生长繁殖的营养物质，故含上述成分较多的饮片最易生虫，北沙参即属此类。

14. A 本题考查中成药剂型与贮藏要求。**栓剂**的基质是可可豆酯或甘油明胶等低熔点的物质，遇热容易软化变形。当空气中湿度过低时，它又会析出水分而干化。故在贮藏中，应以蜡纸、锡纸包裹，放于纸盒内或装于塑料或玻璃瓶中，注意不要挤压，以免互相接触发生粘连或变形。

15. C 本题考查传统养护技术。清洁养护法：搞好中药与仓库的清洁卫生是一切防治工作的基础。由于搞好清洁卫生可以恶化蛀虫的生活条件，杜绝蛀虫滋生，因此清洁卫生是防止仓虫入侵的最基本和最有效的方法。

16. B 本题考查传统养护技术。生石灰块，又名氧化钙，具有取材和使用方便、成本低、吸湿率高等特点，其吸潮率可达20%～25%，是传统养护方法中一种主要的吸潮剂。

17. D 本题考查传统养护技术。无水氯化钙，是一种白色无定形的固体，呈粒状、块状或粉状。吸潮率可达100%～120%。氯化钙吸潮后即溶化成液体，将其溶化物放在搪瓷盆内加热，待水分蒸发，仍能恢复固体块状，可重复使用。

18. A 本题考查传统养护技术。一般蛀虫在环境温度8～10℃停止活动，在−8～−4℃进入冬眠状态，温度低于−4℃经过一定时间，可以使害虫致死。

19. E 本题考查传统养护技术。一般情况下温度高于40℃，蛀虫就停止发育、繁殖，当温度高于50℃时，蛀虫将在短时间内死亡。

20. B 本题考查传统养护技术。对抗贮存法也称异性对抗驱虫养护，是采用两种或两种以上药物同贮，相互克制，起到防止虫蛀、霉变作用的养护方法，如蛤蚧可与花椒、吴茱萸或荜澄茄同贮。

21. A 本题考查传统养护技术。对抗贮存法也称异性对抗驱虫养护，是采用两种或两种以上药物同贮，相互克制，起到防止虫蛀、霉变作用的养护方法，如牡丹皮可与泽泻、山药同贮。

22. D 本题考查现代养护技术。聚乙烯不宜用蒸汽灭菌，最适宜用环氧乙烷混合气体灭菌。

23. C 本题考查现代养护技术。超高温瞬间灭菌是将灭菌物迅速加热到150℃，经2～4秒钟的瞬间完成灭菌。

24. B 本题考查现代养护技术。微波加热器温度不宜过高，时间不宜过长，在温度60℃以上时，经1～2分钟即可。

二、配伍选择题

[1～4] BADE 本题考查中药饮片的贮藏要求。①加酒炮制的当归、常山、大黄等饮片，加醋炮制的芫花、大戟、香附、甘遂等饮片，均应贮于密闭容器中，置阴凉处贮存。②盐炙的泽泻、知母、车前子、巴戟天等饮片，很容易吸收空气中的湿气而受潮，若温度过高盐分就会从表面析出，故应贮于密闭容器内，置通风干燥处贮存。③细贵药品中的麝香，应用瓶装密闭，以防香气走失。④牛黄宜瓶装，在梅雨季时放入石灰缸中，以防受潮霉变。

[5～8] DCAB 本题考查中成药剂型与贮藏要求。①蜡皮包装的蜜丸，因其性脆易破裂，易软化塌陷，甚至熔化流失，故应防止重压与受热。②对含糖、贵重及急救的散剂如紫雪散、安宫牛黄散，宜密封在瓷质、玻璃、金属等容器内，必要时还需置吸潮剂，贮藏较大量散剂时，可酌加防腐剂，以防久贮变质发霉。③片剂常用无色、棕色玻璃瓶或塑料瓶封口加盖密封，亦可用塑料袋包装密封。④胶囊剂容易吸收水分，轻者可膨胀，胶囊表面浑浊，严重时可发霉、粘连，甚至软化、破裂。胶囊遇热也易软化、粘连，因此贮存温度不宜超过30℃；且过于干燥又易脆裂。贮存湿度应适宜，防止受潮、发霉、变质。除另有规定外，胶囊剂应密封贮存。

[9～12] CABE 本题考查中成药剂型与贮藏要求。①由于糖浆剂中含有蔗糖，其水溶液易被霉菌、酵母菌等污染，使糖浆被分解而酸败、浑浊。应使用深色盛装容器避光保存，灌装后密封，防潮热，防污染。除另有规定外，糖浆剂应密封，避光置干燥处贮存。②片剂因含药材粉末或浸膏量较多，因此当气温高时，片剂极易吸潮、松片、裂片以致粘连、霉变等，发现上述现象则不能使用。温度过低，则药片干裂，影响质量。片剂常用无色、棕色玻璃瓶或塑料瓶封口加盖密封，亦可用塑料袋包装密封。片剂应注意贮存环境中温度、湿度及光照的影响。除另有规定外，片剂应密封贮存。③注射用无菌粉末是用冷冻干燥法或喷雾干燥法制得，易吸潮，发生水解、氧化等反应。因此应密封于西林瓶中，并应按说明书规定的条件贮藏。④露剂若包装不严或受热，水溶液内的挥发性物质易于散发，使香味走失，降低疗效，同时也容易生霉和发生大量的絮状沉淀而变质。除另有规定外，露剂应密封，置阴凉处贮存。

[13～16] **BCEA** 本题考查中成药剂型与贮藏要求。①酊剂：除另有规定外，应置遮光容器内密封，置阴凉处贮存。②凝胶剂：除另有规定外，应避光，密闭贮存，并应防冻。③滴丸剂：除另有规定外，应密封贮存。④除另有规定外，气雾剂应置凉暗处贮存，并避免曝晒、受热、撞击。

[17～18] **CA** 本题考查传统养护技术。①对于当归、熟地、龙眼肉、党参以及蜜炙品等含糖量较多的药材，可采用薄膜材料密封贮存。②梅雨季节来临时，可将饮片贮藏于冷藏库中，不仅能防霉、防虫、防变色、走油，而且不影响药材品质。如哈蟆油、银耳、人参、菊花、山药、枸杞子、陈皮等常用此法。

[19～22] **CAEB** 本题考查传统养护技术。①按照对抗贮存法，硼砂与绿豆同贮。②按照对抗贮存法，人参与细辛同贮。③按照对抗贮存法，土鳖虫与大蒜同贮。④按照对抗贮存法，灯心草与冰片同贮。

三、多项选择题

1. ABCDE 本题考查中药贮藏对环境的基本要求。贮存药品应当按照要求采取避光、遮光、通风、防潮、防虫、防鼠等措施。

2. BD 本题考查中药饮片的贮藏要求。易燃的硫黄、火硝等，必须按照消防管理要求，贮存在安全地点。在夏天，应防止自燃。

3. ABCDE 本题考查中成药剂型与贮藏要求。丸剂可分为蜜丸、水蜜丸、水丸、糊丸、浓缩丸、蜡丸等。

4. ABDE 本题考查中药饮片分类保管养护品种。易生虫饮片包括党参、人参、南沙参、冬虫夏草、当归、独活、白芷、防风、板蓝根、甘遂、生地、泽泻、全瓜蒌、枸杞子、大皂角、桑椹、龙眼肉、核桃仁、莲子、薏苡仁、苦杏仁、青风藤、桑白皮、鹿茸、蕲蛇、鸡内金、菊花、金银花、凌霄花、北沙参、防己、莪术、川贝母、金果榄、佛手、陈皮、砂仁、酸枣仁、红花、闹羊花、蒲黄、芫花、蝉蜕、黄柏、狗肾、地龙、甘草、黄芪、山药、天花粉、桔梗、灵芝、猪苓、茯苓、水蛭、僵蚕、蜈蚣、乌药、葛根、丹参、何首乌、赤芍、苦参、延胡索、升麻、萆薢、大黄、肉豆蔻、淡豆豉、柴胡、地榆、川芎、半夏、玉竹、天麻、粉葛等。

5. ABCD 本题考查中药饮片分类保管养护品种。易发霉饮片包括天冬、牛膝、独活、玉竹、黄精、白果、橘络、全瓜蒌、山茱萸、莲子心、枸杞子、大枣、马齿苋、大蓟、小蓟、大青叶、桑叶、哈蟆油、鹿筋、狗肾、水獭肝、蛤蚧、黄柏、白鲜皮、川楝皮、人参、党参、当归、知母、紫菀、菊花、红花、金银花、白及、木香、五味子、洋金花、蟛蚸、地龙、蕲蛇、蜈蚣、甘草、葛根、山柰、青皮、天南星、五加皮、胖大海、陈皮、川乌、乌梢蛇、巴戟天、栀子、羌活、黄芩、远志。

6. ABCDE 本题考查中药饮片分类保管养护品种。易泛油饮片包括独活、火麻仁、核桃仁、榧子、千金子、当归、牛膝、巴豆、狗肾、木香、龙眼肉、橘核、苦杏仁、蟛蚸、前胡、川芎、白术、苍术。

7. ACE 本题考查中药饮片分类保管养护品种。易变色饮片包括月季花、白梅花、玫瑰花、款冬花、红花、西红花、山茶花、金银花、扁豆花、橘络、佛手、通草、麻黄。

8. ABCDE 本题考查中药饮片分类保管养护品种。易失去气味饮片包括广藿香、香薷、紫苏、薄荷、佩兰、荆芥、细辛、肉桂、花椒、月季花、玫瑰花、吴茱萸、八角茴香、丁香、檀香、沉香、厚朴、独活、当归、川芎。

9. ABC 本题考查中药饮片分类保管养护品种。易升华饮片包括樟脑、薄荷脑、冰片。

10. BCDE 本题考查中药饮片分类保管养护品种。易软化融化类饮片包括松香、芦荟、阿魏、猪胆膏、白胶香、安息香、柿霜、乳香、没药、苏合香。

11. ABCDE 本题考查中药饮片分类保管养护品种。易风化饮片包括硼砂、白矾、绿矾、芒硝、胆矾。

12. ABCDE 本题考查中药饮片分类保管养护品种。易潮解饮片包括玄明粉、大青盐、绿矾、胆矾、硼砂、咸秋石、盐附子、全蝎、海藻、昆布。

13. ACDE 本题考查中成药剂型与贮藏要求。除另有规定外，各种丸剂均应密封贮存，防止受潮、发霉、虫蛀、变质。

14. ABCDE 本题考查中成药剂型与贮藏要求。煎膏剂（膏滋）：如枇杷膏、益母草膏等，若保管不当，可出现结皮、霉变、发酵、变酸、糖晶析出等现象，而不宜药用。除另有规定外，煎膏剂应密封，置阴凉处贮存。

15. BCE 本题考查中成药剂型与贮藏要求。颗粒剂含有浸膏及一定量的蔗糖，易吸潮，在潮热条件下极易受潮结块、潮解、发霉。无糖型颗粒剂较含糖型颗粒剂潮解情况为轻。除另有规定外，颗粒剂应密封，置干燥处贮存，防止受潮。

16. BC 本题考查中成药剂型与贮藏要求。由于糖浆剂中含有蔗糖，其水溶液易被霉菌、酵母菌等污染，使糖浆被分解而酸败、浑浊。应使用深色盛装容器避光保存，灌装后密封，防潮热，防污染。除另有规定外，糖浆剂应密封，避光置干燥处贮存。

17. AB 本题考查传统养护技术。除湿养护法是指通过养护技术来改变库房的小环境，或利用自然吸湿物，如生石灰等在密封不严条件下吸湿，可起到抑制蛀虫和霉菌生长的作用。常用的方法有通风法和吸湿防潮法。

18. ACD 本题考查传统养护技术。容器密封贮藏法：适用于量少、细贵、易变质的中药品种。一般采用缸、罐、坛、瓶、箱、柜、铁桶等容器，密封或密闭贮存。容器要有良好的密封性能，无漏孔，清洁干燥，放入药材后要立即封口，并用适当的方法密封。传统方法还有用干沙、稻糠、花椒等对遇热敏感的饮片进行密封。

19. ABCDE 本题考查传统养护技术。库房密封贮藏法：在密封材料的选择上，可选用油纸、涂裱草纸、油毡纸、塑料薄膜、氯丁胶乳沥青等处理库房，使其具有较强的密封、隔湿、避光等性能。

20. ABCD 本题考查传统养护技术。对于当归、熟地、龙眼肉、党参以及蜜炙品等含糖量较多的药材，可采用薄膜材料密封贮存。

21. ABCDE 本题考查传统养护技术。梅雨季节来临时，可将饮片贮藏于冷藏库中，温度以 2 ~ 10℃ 为宜，不仅能防霉、防虫、防变色、走油，而且不影响药材品质。例如哈蟆油、银耳、人参、菊花、山药、枸杞子、陈皮等可用此法。

22. ABCDE 本题考查传统养护技术。动物、昆虫类饮片，如乌梢蛇、地龙、蛤蚧等；油脂类中药及炮制品，如柏子仁、桃仁、枣仁等；含糖类饮片，如枸杞子、龙眼肉、黄芪、大枣等；贵重饮片，如冬虫夏草、鹿茸等；含挥发油类饮片，如当归、川芎、瓜

蒌等；均可喷洒少量 95% 药用乙醇或 50 度左右的白酒密封养护，也可达到良好防蛀、防霉效果。

23. BC 本题考查现代养护技术。干燥养护技术又可分为远红外加热干燥养护法、微波干燥养护法等数种。

24. ABCDE 本题考查现代养护技术。微波干燥养护法的优点包括：①干燥迅速；②产品质量好；③加热均匀；④反应灵敏；⑤热效率高。

25. ABCDE 本题考查现代养护技术。$^{60}CO - \gamma$ 射线辐射杀虫灭菌养护技术的特点包括：①穿透力强，常温灭菌，效率高，效果显著；②不破坏药材外形；③不会有残留放射性和感生放射性物质，在不超过 1000Rad 的剂量下，不会产生毒性物质和致癌物质；④有些药物辐射后会引起成分变化。

26. CDE 本题考查现代养护技术。蒸汽加热养护技术是利用蒸汽杀灭中药材及饮片中所含的霉菌、杂菌及蛀虫的一种方法。可分为低温长时灭菌、亚高温短时灭菌及超高温瞬时灭菌三种。

27. ABCDE 本题考查现代养护技术。植物源天然防腐剂具有广谱高效、抗菌性强、安全无毒、性能稳定的特点。植物产生的次级代谢产物中，尤其是中药材资源中包含很多抑菌防霉的活性成分。目前，来源于柑橘、杜仲、大蒜汁、甘草及竹叶等属的防霉剂已在生产上应用。

28. BDE 本题考查现代养护技术。生物防控养护技术是指采用某些拮抗微生物或其代谢产物防止或避免中药材霉菌侵染的生物防控技术。该技术既能有效防止中药材在贮藏过程中霉变变质，且不会影响中药材的质量，具有安全、无残毒、无公害、对环境友好的特点。已有研究表明，微生物如乳酸菌、酵母菌、芽孢杆菌等都可抑制霉菌的繁殖和真菌毒素的产生。

第十一章　中药调剂

第一节　中药处方

一、最佳选择题

1. E 本题考查处方的概念。中药处方是医师辨证论治的书面记录和凭证，反映了医师的辨证立法和用药要求，既是给中药调剂人员的书面通知，又是中药调剂工作的依据，也是计价、统计的凭证，具有法律意义。

2. A 本题考查与药名有关的术语。药材的品质优劣直接影响到疗效，历代医家都非常重视药材的质量优劣，医师处方对药品质量提出了要求。子黄芩就

属此类。

3. B　本题考查与药名有关的术语。药材的质量与采收季节密切相关，有的以新鲜者为佳，有的以陈久者为佳。绵茵陈就属此类。

4. E　本题考查与药名有关的术语。采用不同的方法炮制中药，可获得不同的作用和疗效。酒大黄就属此类。

5. D　本题考查与药名有关的术语。修治是除去杂质和非药用部分，以洁净药材，保证其符合医疗需要。远志去心就属此类。

6. D　本题考查与药名有关的术语。药材的颜色和气味也与质量密切相关。紫丹参就属此类。

二、配伍选择题

[1~3] BCD　本题考查与药名有关的术语。①修治类包括：远志去心，山茱萸去核，乌梢蛇去头、鳞片等。②产地类包括：怀山药、田三七、东阿胶、杭白芍、广藿香、江枳壳、建泽泻等。杭白菊也属于此类。③品质类包括：明天麻、子黄芩、左牡蛎、左秦艽、金毛狗脊、鹅枳实、马蹄决明、九孔石决明、净山楂等。

[4~6] EDB　本题考查特殊煎服法。①煎汤代水是指某些药物可以先行煎煮、去渣，再以此液煎其他药，玉米须入汤剂一般煎汤代水。②烊化是指将胶类药物放入水中或已煎好的药液中溶化，再倒入已煎好的药液中和匀内服。阿胶入汤剂一般烊化。③先煎是指入汤剂的一些药物需在未入其他药时，先行煎煮。石决明属于矿物，要入汤剂一般先煎。

[7~8] BE　本题考查煎药量。①煎药量应当根据儿童和成人分别确定。儿童每剂一般煎至100~300ml。②成人每剂一般煎至400~600ml。

三、多项选择题

1. BCE　本题考查处方的概念。从处方的类别划分，处方包含**法定处方、协议处方和医师处方**三大类。

2. ACE　本题考查中药处方格式。从中药处方由三部分组成，包括**前记、正文、后记**。

3. ABD　本题考查与药名有关的术语。中药讲究道地药材，医师在药名前常标明产地。怀菊花为四大怀药之一，产地在河南省；广藿香为粤十味之一，产地在广东；田三七原产广西田州而得名。

4. ABCDE　本题考查中药处方格式。处方正文以 RP 或 R（拉丁文 Recipe "请取"的缩写）标示，分列药品名称、数量、用量、用法，中成药还应当标明剂型、规格。

5. BCDE　本题考查中药处方格式。处方后记以医师签名或者加盖专用签章，药品金额以及审核、调配、核对、发药药师签名或者加盖专用签章。

6. ABCD　本题考查中药处方格式。中药处方前记包括医疗机构名称、费别，患者姓名、性别、年龄，门诊或住院病历号，科别或病区和床位号，中医临床诊断及开具日期等，并可添列特殊要求的项目。

7. ABCD　本题考查与调剂有关的术语。脚注的内容包含特殊调剂方法、保存方法、煎法、服法等。

第二节　中药饮片调剂

一、最佳选择题

1. A　本题考查饮片处方用药适宜性。药师要审核处方用药适宜性，当归功用活血养血，桃红四物汤活血行瘀，方中宜用酒当归；当归补血汤补气生血，方中宜用生当归。

2. C　本题考查饮片处方用药适宜性。八法为汗吐下和，清消温补。其中，逍遥散针对邪在半表半里的少阳证，属于和法。

3. C　本题考查饮片处方用药适宜性。八法为汗吐下和，清消温补。其中，理中丸针对中焦虚寒证，属于温法。

4. B　本题考查饮片处方用药适宜性。八法为汗

吐下和，清消温补。其中，白虎汤针对阳明气分热盛证，属于清法。

5. C　本题考查饮片的用药禁忌。患者在服药或用药期间，对某些食物不宜同时进服，称为服药禁忌，即通常所说的"忌口"。其中，鳖甲忌苋菜。

6. E　本题考查饮片的用药禁忌。患者在服药或用药期间，对某些食物不宜同时进服，称为服药禁忌，即通常所说的"忌口"。其中，茯苓忌醋。

7. D　本题考查饮片的用药禁忌。患者在服药或用药期间，对某些食物不宜同时进服，称为服药禁忌，即通常所说的"忌口"。其中，薄荷忌鳖肉。

8. C　本题考查中成药处方的书写要求。每张中成药处方不得超过5种药品，每一种药品应当分行顶

格书写，药性峻烈的或含毒性成分的药物应当避免重复使用，功能相同或基本相同的中成药不宜叠加使用。

9. E　本题考查中成药处方的书写要求。按照书写要求，中药注射剂应单独开具处方。

10. A　本题考查饮片处方药味的规范用名。大血藤别名**红藤**、血藤、活血藤。

11. C　本题考查饮片处方药味的规范用名。佩兰别名佩兰叶、省头草、**醒头草**。

12. E　本题考查饮片处方药味的规范用名。金银花别名**忍冬花**、双花、二花、银花。

13. B　本题考查饮片处方药味的规范用名。马钱子别名**番木鳖**、马前、马前子。

14. D　本题考查饮片处方药味的规范用名。牛蒡子别名大力子、**鼠黏子**、牛子、恶实。

15. A　本题考查饮片处方药味的规范用名。丹参别名紫丹参、**赤参**。

16. D　本题考查饮片处方药味的规范用名。肉豆蔻别名**肉果**、玉果。

17. C　本题考查饮片处方药味的规范用名。龙眼肉别名桂圆肉、**益智**。

18. E　本题考查饮片处方药味的规范用名。首乌藤别名夜交藤。

19. B　本题考查饮片处方药味的规范用名。莱菔子别名萝卜子。

20. A　本题考查饮片处方药味的规范用名。海螵蛸别名乌贼骨。

21. C　本题考查饮片处方药味的规范用名。麦冬别名麦门冬、**杭寸冬**、杭麦冬、寸冬。

22. C　本题考查饮片处方药味的规范用名。杜仲别名**木棉**、川杜仲。

23. E　本题考查饮片处方药味的规范用名。补骨脂别名破故纸。

24. B　本题考查饮片处方药味的规范用名。续断别名**接骨草**、川续断、川断、六汗。

25. D　本题考查饮片处方药味的规范用名。淫羊藿别名仙灵脾。

26. E　本题考查处方审核的原则与要求。处方一般当日有效，特殊情况下需延长有效期的，由开具处方的医师注明有效期，但最长不得超过**3**天。

27. A　本题考查饮片处方用药适宜性。中医临床辨证治疗讲究理法方药，**治法是指导遣方组药的原则**。

28. D　本题考查27种毒性中药品种的用法用量。

洋金花属于毒性中药，使用时要注意孕妇、外感及痰热咳喘、**青光眼**、高血压及心动过速患者禁用。

29. B　本题考查处方审核的原则与要求。药师在审方中必须注意以下几点：①认真审查处方各项内容，包括处方前记、正文、后记是否清晰完整，并确认处方的合法性，对不规范处方或不能判定其合法性的处方不得调剂。对老年人、妊娠期妇女、儿童、肝肾功能异常等特殊人群的用药适宜性进行重点审核，如发现问题，应向处方医生或患者核对。②药师经处方审核后，认为存在用药不适宜时，如有用药不对证、妊娠禁忌、配伍禁忌、超剂量用药、超时间用药、服用方法有误、毒麻药使用违反规定等，应当告知处方医师，请其确认或者重新开具处方。③药师发现严重不合理用药或者用药错误，应当拒绝调剂，及时告知处方医师，并应当记录，按照有关规定报告。④处方一般当日有效，特殊情况下需延长有效期的，由开具处方的医师注明有效期，但最长不得超过3天。⑤药师不应擅自涂改医师处方所列的药味、剂量、处方旁注等。

30. E　本题考查传统斗谱编排基本原则。按饮片的质地轻重排序，用量较少的药物，应放在斗架的高层。如月季花、白梅花与佛手花等。

31. D　本题考查传统斗谱编排基本原则。质地松泡且用量较大的药物，多放在斗架最低层的大药斗内，如芦根与白茅根等。

32. A　本题考查传统斗谱编排基本原则。质地沉重的矿石、化石、贝壳类药物和易于造成污染的药物（如炭药），多放在斗架的较下层，如藕节炭、茅根炭与地榆炭等。

33. B　本题考查传统斗谱编排基本原则。将同一处方中经常一起配伍应用的，如"相须""相使"配伍的饮片、处方常用的"药对"药物可同放于一个斗中，如山药、薏苡仁等。

34. C　本题考查传统斗谱编排基本原则。外观性状相似的饮片，尤其是外观性状相似但功效不同的饮片，不宜排列在一起。如蒲黄与海金沙、紫苏子与菟丝子、大蓟与小蓟、知母与玉竹等。

35. A　本题考查传统斗谱编排基本原则。同一植物来源但不同部位入药的并且功效不相同的饮片不能排列在一起，如麻黄与麻黄根。

36. D　本题考查传统斗谱编排基本原则。药名相近，但性味功效不同的饮片不应排列在一起，如**附子与白附子**，藜芦与漏芦，天葵子与冬葵子等。

37. A　本题考查传统斗谱编排基本原则。为防止灰尘污染，有些中药不宜放在一般的药斗内，而宜存放在加盖的瓷罐中，以保持清洁卫生。如熟地黄、龙眼肉、**青黛**、玄明粉、松花粉、生蒲黄、乳香面、没药面、儿茶面、血竭面等。

38. C 本题考查毒性中药品种的用法用量。毒性较大的中药一般是孕妇禁用，包括红粉、斑蝥、生巴豆、生甘遂等，蟾酥属于孕妇慎用的药品。

39. A 本题考查毒性中药品种的用法用量。雄黄 0.05～0.1g，入丸散用。外用适量，熏涂患处。

40. E 本题考查毒性中药品种的用法用量。生马钱子：不宜多服久服；运动员慎用；有毒成分能经皮肤吸收，外用不宜大面积涂敷。

41. D 本题考查毒性中药品种的用法用量。生天南星：生品内服宜慎。

42. C 本题考查毒性中药品种的用法用量。生半夏：不宜与乌头类药材同用；生品内服宜慎。

43. D 本题考查毒性中药品种的用法用量。罂粟壳必须凭有麻醉药处方权的执业医师签名的淡红色麻醉药处方方可调配，应于群药中，且与群药一起调配，不得单方发药，每张处方不得超过三日用量。

44. C 本题考查毒性中药品种的用法用量。麻醉处方不得单方发药，每张处方不得超过三日用量，连续使用不得超过 7 日，成人一次的常用量为每天 3～6g。处方保存 3 年备查。

二、配伍选择题

[1～4] DEAC 本题考查饮片处方药味的规范用名。①山茱萸别名山黄肉、杭山黄、**枣皮**。②忍冬藤别名金银藤、**银花藤**。③青果别名干青果、**橄榄**。④三七别名田三七、参三七、旱三七、田七、滇七、**金不换**。

[5～8] DCBE 本题考查饮片处方药味的规范用名。①茜草别名红茜草、茜草根、茜根、活血丹、**血见愁**、地血。②茺蔚子别名益母草子、**坤草子**。③山药别名怀山药、淮山药、**淮山**。④天花粉别名栝楼根、**瓜蒌根**、花粉。

[9～12] BADC 本题考查饮片处方药味的规范用名。①南沙参别名泡沙参、空沙参、白沙参、**白参**。②木蝴蝶别名玉蝴蝶、千张纸、云故纸、**白故纸**。③银杏别名白果。④百部别名百部草、肥百部、**野天门冬**。

[13～16] EADB 本题考查饮片处方药味的规范用名。①瓜蒌别名全瓜蒌、栝楼、**药瓜**。②艾叶别名祁艾、蕲艾、灸草、**冰台**。③前胡别名信前胡、**岩**

风。④甘草别名粉甘草、皮草、**国老**。

[17～20] EADC 本题考查饮片处方药味的规范用名。①罂粟别名**米壳**、御米壳。②延胡索别名**元胡**、玄胡索。③沙苑子别名沙苑蒺藜、**潼蒺藜**。④槟榔别名花槟榔、大腹子、**海南子**。

[21～24] DDAB 本题考查常见的并开药名。①苍白术调配应付苍术、白术。②二术调配应付苍术、白术。③二门冬调配应付天冬、麦冬。④赤白芍调配应付赤芍、白芍。

[25～28] EACB 本题考查常见的并开药名。①二风藤调配应海风藤、清风藤。②二乌调配应付制草乌、制川乌。③忍冬花藤调配应付忍冬藤、金银花。④全藿香调配应付藿香叶、藿香梗。

[29～32] ADCB 本题考查常见的并开药名。①二母调配应付浙贝母、知母。②二蒺藜调配应付制蒺藜、沙苑子。③二地调配应付熟地、生地。④二地丁调配应付蒲公英、紫花地丁。

[33～36] EBCD 本题考查常见的并开药名。①青陈皮调配应付青皮、陈皮。②二芍调配应付白芍、赤芍。③二活调配应付独活、羌活。④苏子叶调配应付紫苏子、紫苏叶。

[37～40] ACEB 本题考查常见的并开药名。①知柏调配应付知母、黄柏。②龙牡调配应付煅龙骨、煅牡蛎。③炒知柏调配应付盐知母、盐黄柏。④乳没调配应付乳香、没药。

[41～44] DFAB 本题考查常见的并开药名。①棱术调配应付三棱、莪术。②全荆芥调配应付荆芥、荆芥穗。③荆防调配应付荆芥、防风。④砂蔻调配应付砂仁、蔻仁。

[45～48] BCAD 本题考查常见的并开药名。①生熟谷芽调配应付生谷芽、炒谷芽。②生熟稻谷调配应付生稻芽、炒稻芽。③生熟麦芽调配应付生麦芽、熟麦芽。④生熟薏米调配应付生薏苡仁、炒薏苡仁。

[49～52] DAEB 本题考查常见的并开药名。①猪茯苓调配应付猪苓、茯苓。②潼白蒺藜调配应付沙苑子、蒺藜。③腹皮子调配应付大腹皮、生槟榔。④二决明调配应付生石决明、决明子。

[53～55] DBE 本题考查饮片的用药禁忌。①甘草反甘遂、京大戟、海藻、**芫花**。②乌头（川乌、附子、草乌）反半夏、瓜蒌（全瓜蒌、瓜蒌皮、瓜蒌仁、天花粉）、贝母（川贝、浙贝）、白蔹、**白及**。③藜芦反人参、党参、西洋参、北沙参、南沙参、丹参、玄参、**苦参**、细辛、芍药（赤芍、白芍）。

[56~60] DAEBC 本题考查饮片的用药禁忌。①十九畏中言"狼毒最怕密陀僧"。②十九畏中言"水银莫与砒霜见"。③十九畏中言"丁香莫与郁金见"。④十九畏中言"硫黄原是火中精，朴硝（芒硝、玄明粉）一见便相争"。⑤十九畏中言"巴豆性烈最为上，偏与牵牛（黑丑、白丑）不顺情"。

[61~64] ADBE 本题考查饮片的用药禁忌。①十九畏中言"牙硝难合京三棱"。②十九畏中言"川乌草乌不顺犀"。③十九畏中言"人参最怕五灵脂"。④十九畏中言"官桂善能调冷气，若逢石脂便相欺"。

[65~68] EBAC 本题考查饮片的用药禁忌。①寒性病服温热药时要忌生冷食物。②热性病服寒凉药时要忌食辛辣食物。③服人参等滋补药时要忌饮茶。④高热患者忌食油。

[69~73] ABDEC 本题考查饮片的用药禁忌。①火热内炽和阴虚火旺者忌用温热药，以免助热伤阴。②阳虚里寒者忌用寒凉药，以免再伤阳生寒。③体虚多汗者忌用发汗药，以免加重出汗而伤阴津。④脾胃虚寒、大便稀溏者忌用苦寒或泻下药，以免再伤脾胃。⑤阴虚津亏者忌用淡渗利湿药，以免加重津液的耗伤。

[74~78] EBDCA 本题考查饮片的用药禁忌。①哺乳期妇女不宜大量使用麦芽。②肾病患者忌用马兜铃。③麻疹已透及阴虚火旺者忌用升麻。④虚喘、高血压及失眠患者慎用麻黄。⑤湿盛胀满、水肿患者忌用甘草。

[79~83] ECBAD 本题考查饮片的用药禁忌。①表邪未解者忌用固表止汗药，以免表邪入里化热。②湿热泻痢者忌用涩肠止泻药，以免闭门留邪。③邪实而正不虚者忌用补虚药。④脱证神昏者忌用香窜的开窍药，以免耗气伤正。⑤妇女月经过多及崩漏者忌用破血逐瘀之品，以免加重出血。

[84~87] CDBE 本题考查饮片处方的服用。①驱虫和泻下药宜空腹服。②疟疾发病一般有固定时间，抗疟药宜在发作前1~2小时服用。③滋补药宜饭前服，既防药性滋腻妨碍脾胃功能，又可通过食物与药液混合的形式延长药液的停留时间。④一般药物宜于饭后服。

[88~92] CAEDB 本题考查饮片处方药味的生品与制品。①桃红四物汤活血行瘀，方中宜用酒当归。②玉屏风散固表止汗，方中用生黄芪。③香连丸清热化湿、行气止痛，宜用萸黄连。④大黄功用泻下攻积、清热泻火、凉血解毒、逐瘀通经，大承气汤泻下用生大黄。⑤补中益气汤常用炙黄芪，用以补气升阳。

[93~95] ADE 本题考查传统斗谱编排基本原则。①质地较轻且用量较少的药物，应放在斗架的高层，千年健与五加皮即属此类。②质地沉重的矿石、化石、贝壳类药物和易于造成污染的药物（如炭药），多放在斗架的较下层，赭石与紫石英即属此类。③质地松泡且用量较大的药物，多放在斗架最低层的大药斗内，荷叶与荷梗即属此类。

[96~100] EBCDA 本题考查传统斗谱编排基本原则。①属于配伍禁忌的药物，不能装于一斗或上下药斗中，甘草与京大戟即属此类。②外观性状相似的饮片，尤其是外观性状相似但功效不同的饮片，不宜排列在一起，厚朴与海桐皮即属此类。③药名相近，但性味功效不同的饮片不应排列在一起，冬葵子与天葵子即属此类。④外观性状相似的饮片，尤其是外观性状相似但功效不同的饮片，不宜排列在一起，苦杏仁与桃仁即属此类。⑤属于配伍禁忌的药物，不能装于一斗或上下药斗中，藜芦与白芍即属此类。

[101~104] DBCE 本题考查传统斗谱编排基本原则。①有恶劣气味的药物，不能与其他药物装于一个药斗中。如阿魏、鸡矢藤等。②贵细药品（价格昂贵或稀少的中药）不能存放在一般的药斗内，应设专柜存放，由专人管理，每天清点账物。如牛黄、麝香、西红花、人参、西洋参、羚羊角、鹿茸、珍珠、冬虫夏草、海龙、海马等。③为防止灰尘污染，有些中药不宜放在一般的药斗内，而宜存放在加盖的瓷罐中，以保持清洁卫生。如熟地黄、龙眼肉、青黛、玄明粉、松花粉、生蒲黄、乳香面、没药面、儿茶面、血竭面等。④毒性中药和麻醉中药应按照有关规定存放，绝不能放于一般药斗内，必须专柜、专锁、专账、专人管理，严防意外事故的发生，洋金花便属此类。

[105~108] ABDE 本题考查毒性药材和饮片的用法用量。①制川乌的用量1.5~3g，先煎，久煎。②制天南星的用量3~9g。③白果的用量是5~10g。④苦楝皮的用量是3~6g。外用适量，研末，用猪脂调敷患处。

[109~112] EABD 本题考查毒性药材和饮片的用法用量。①牵牛子的用量是3~6g，入丸散服，每次1.5~3g。②水蛭的用量是1~3g。③吴茱萸的用量是2~5g，外用适量。④苦杏仁的用量是5~10g，生品入煎剂后下。

[113~117] ACDEB 本题考查毒性药材和饮片

的用法用量。①轻粉的用量是每次 0.1～0.2g，每日1～2次，多入丸剂或装胶囊服，服后漱口。外用适量，研末掺敷患处。②绵马贯众的用量是 4.5～9g。③蛇床子的用量是 3～10g。外用适量，多煎汤熏洗，或研末调敷。④蒺藜的用量是 6～10g。⑤鸦胆子的用量是 0.5～2g，用龙眼肉包裹或入胶囊吞服。外用适量。

[118～121] **BEDA** 本题考查毒性药材和饮片的用法用量。①山豆根的用量是 3～6g。②仙茅的用量是 3～10g。③半夏的用量是 3～9g，内服一般炮制后使用。外用适量，磨汁涂或研末以酒调敷患处。④雄黄的用量是 0.05～0.1g，入丸散用。外用适量，熏涂患处。

[122～125] **BDAE** 本题考查毒性药材和饮片的用法用量。①芫花的用量是 1.5～3g；醋芫花研末吞服，每日每次 0.6～0.9g。外用适量。②苍耳子的用量是 3～10g。③朱砂的用量是 0.1～0.5g，多入丸散，不宜入煎剂。外用适量。④附子的用量是 3～15g，先煎，久煎。

三、多项选择题

1. **ABDE** 本题考查饮片的饮食禁忌。古人认为常山忌葱；地黄、首乌忌葱、蒜、萝卜；蜜忌生葱。

2. **ABCDE** 本题考查饮片的用药禁忌。妊娠禁用药多为剧毒或性能峻猛的中药，妊娠慎用药一般包括**活血祛瘀、破气行滞、攻下通便、辛热及滑利类**的中药。

3. **ABCDE** 本题考查饮片处方用药适宜性。丁香外用研末外敷；大叶紫珠外用研末敷于患处；大青盐外用适量，研末擦牙；川楝子外用研末调涂；降香外用适量，研细末敷患处。

4. **ABDE** 本题考查饮片处方用药适宜性。用时捣碎有利于有效成分的析出，需要捣碎的药物包括**草豆蔻、草果、砂仁、牵牛子**、桃仁、甜瓜子等。

5. **ABCDE** 本题考查饮片处方用药适宜性。包煎的药物大致有三种情况：一是有些含淀粉、黏液质较多的药物；二是有些带绒毛的药物；三是花粉、细小种子及细粉类药物，例如**海金沙、滑石粉、旋覆花、蒲黄、葶苈子**等。

6. **ABCDE** 本题考查饮片处方用药适宜性。常入丸散的药物包括天然冰片、艾片、红大戟、珍珠、牵牛子等。

7. **AC** 本题考查饮片处方用药适宜性。知母功用清热，白虎汤用于外感热病，方中用生知母；**大补**

阴丸、知柏地黄丸等用于阴虚火旺，则宜用盐炙知母。

8. **ACDE** 本题考查饮片的正名和别名。大黄别名：川军、生军、锦纹、将军。

9. **ABCD** 本题考查饮片的正名和别名。金银花别名：忍冬花、双花、二花、银花。

10. **ABCDE** 本题考查饮片的正名和别名。茜草别名：红茜草、茜草根、茜根、活血丹、血见愁、地血。

11. **BCD** 本题考查饮片的正名和别名。细辛别名：北细辛、辽细辛、小辛。

12. **BCD** 本题考查饮片的正名和别名。五味子别名：辽五味子、北五味子、五梅子。

13. **ABCDE** 本题考查饮片的正名和别名。厚朴别名：川厚朴、紫油厚朴、川朴、赤朴、烈朴。

14. **ABC** 本题考查饮片的正名和别名。砂仁别名：缩砂仁、春砂仁、缩砂密。

15. **ABCD** 本题考查饮片的正名和别名。牵牛子别名：黑丑、白丑、二丑、黑白丑。

16. **CDE** 本题考查饮片的正名和别名。重楼别名：七叶一枝花、蚤休、草河车。

17. **ABD** 本题考查饮片的正名和别名。穿山甲别名：山甲珠、炮山甲、鲮鲤。

18. **ABCD** 本题考查饮片的正名和别名。芒硝别名：马牙硝、英硝、金硝、牙硝。

19. **ADE** 本题考查饮片的正名和别名。党参别名：潞党参、台党参、防参。

20. **CDE** 本题考查饮片的正名和别名。益母草别名：坤草、茺蔚、益明。

21. **ACDE** 本题考查饮片的正名和别名。朱砂别名：丹砂、辰砂、镜面砂、朱宝砂。

22. **ABCD** 本题考查饮片的正名和别名。竹茹别名：淡竹茹、细竹茹、青竹茹、竹二青。

23. **ABCDE** 本题考查饮片的正名和别名。黄连别名：川连、雅连、云连、味连、鸡爪连。

24. **ABDE** 本题考查饮片的正名和别名。佛手别名：川佛手、广佛手、佛手柑、佛手片。

25. **ABCD** 本题考查饮片的正名和别名。磁石别名：灵磁石、活磁石、生磁石、慈石。

26. **ADE** 本题考查饮片的正名和别名。辛夷别名：木笔花、辛夷花、毛辛夷。

27. **BC** 本题考查饮片的正名和别名。红花别名：草红花、红蓝花。

28. **ADE** 本题考查传统斗谱编排基本原则。质地沉重的矿石、化石、贝壳类药物和易于造成污染的药物（如炭药），多放在斗架的较下层。

29. AB 本题考查药味调配操作要求。对体积松泡而量大的饮片如通草、灯心草等应先称，以免覆盖前药。对黏度大的饮片如瓜蒌、熟地黄等应后称，放于其他饮片之上，以免沾染包装用纸。

30. BCD 本题考查传统斗谱编排基本原则。按饮片使用频率排序。常用药物应放在斗架的中上层，便于调剂操作。如黄芪、党参与甘草；当归、白芍与川芎；麦冬、天冬与北沙参；肉苁蓉、巴戟天与补骨脂；金银花、连翘与板蓝根；防风、荆芥与白芷；柴胡、葛根与升麻；砂仁、豆蔻与木香；黄芩、黄连与黄柏；厚朴、香附与延胡索；焦麦芽、焦山楂与焦神曲；酸枣仁、远志与柏子仁；苦杏仁、桔梗与桑白皮；天麻、钩藤与蒺藜；陈皮、枳壳与枳实；附子、干姜与肉桂；山药、泽泻与牡丹皮等。

31. ABCD 本题考查传统斗谱编排基本原则。贵细药品（价格昂贵或稀少的中药）不能存放在一般的药斗内，应设专柜存放，由专人管理，每天清点账物。如牛黄、麝香、西红花、人参、西洋参、羚羊角、鹿茸、珍珠、冬虫夏草、海龙、海马等。

32. ABC 本题考查饮片的处方应付。处方直接写药名（或炒），需调配清炒品，如紫苏子、莱菔子、

谷芽、麦芽、王不留行、酸枣仁、蔓荆子、苍耳子、牛蒡子、白芥子等。

33. CDE 本题考查饮片的处方应付。处方直接写药名（或炒），需调配麸炒品，如僵蚕、白术、枳壳等。

34. ABCDE 本题考查中药饮片调配复核内容。中药饮片调配后，必须经复核后方可发出。核对调配好的药品是否与处方所开药味及剂数相符，有无错味、漏味、多味和掺杂异物，每剂药的剂量误差应小于±5%，必要时要复称。还需审查有无配伍禁忌（十八反、十九畏）、妊娠禁忌药物，毒麻药有无超量。毒性中药、贵细药品的调配是否得当。对于需特殊煎煮或处理的药味如先煎、后下、包煎、烊化、另煎、冲服等是否单包并注明用法。审查药品质量，保证无伪劣饮片，审查有无虫蛀、发霉变质，有无生炙不分或以生代炙，整药、籽药应捣未捣，调配处方有无乱代乱用等现象。如发现问题及时调换。

35. ABDE 本题考查处方调剂的流程。药师调剂处方时必须做到"四查十对"。四查包括：**查处方；查药品；查配伍禁忌；查用药合理性。**

36. BCDE 本题考查处方调剂的流程。药师调剂处方时必须做到"四查十对"。十对包括：对科别、姓名、年龄；对药名、剂型、规格、数量；对药品性状、用法用量；对临床诊断。

第三节 中成药调剂

一、最佳选择题

1. E 本题考查中成药特殊剂型的正确使用。滴眼剂：使用滴眼剂时，宜注意用手指轻轻按压眼内眦，以防药液分流降低眼内局部用药浓度及药液经鼻泪管流入口腔而引起不适；清洁双手，将**头部后仰，眼往上望**，用食指轻轻将下眼睑拉开成一袋状；将药液从眼角侧滴入眼袋内，1次滴1~2滴；滴药时应距眼睑2~3cm，勿使滴管口碰及眼睑或睫毛，以免污染；滴后轻轻闭眼1~2分钟，同时用手指轻轻压住鼻梁，用药棉或纸巾擦拭流溢在眼外的药液；若同时使用2种药液，宜间隔10分钟；一般先滴右眼后左眼，以免用错药，如左眼病较轻，应先左后右，以免交叉感染。

2. C 本题考查外用固体制剂。**锭剂**是将药物研成细粉，或加适当的黏合剂制成规定形状的固体剂型，有纺锤形、圆柱形、条形等。可供外用与内服，内服通常研末调服或磨汁服，外用则磨汁涂患处。

3. B 本题考查妊娠禁用、忌用与慎用的中成药。

妊娠禁用、忌用的品种有：跌打丸、舒筋丸、痛经丸、益母丸等；**万应锭属于妊娠慎用药**。

4. B 本题考查含毒性饮片、按麻醉药管理饮片以及含朱砂的中成药调配。正天丸含有的毒性中药是黑顺片；**平消片含有的毒性中药是马钱子粉**；九一散含有的毒性中药是红粉；癣湿药水含有的毒性中药是斑蝥；正骨水含有的毒性中药是草乌。

二、配伍选择题

[1~3] CEA 本题考查中成药处方用药适宜性。①凉开三宝包括安宫牛黄丸、至宝丹、紫雪，其中安宫牛黄丸偏于清热安神。②紫雪偏于镇痉息风。③至宝丹偏于芳香开窍。

三、多项选择题

1. BCD 本题考查中成药特殊剂型的正确使用。栓剂因施用腔道的不同，分为**直肠栓、阴道栓和尿道栓**。

2. ABCDE 本题考查中成药特殊剂型的正确使

用。中成药的外用方法根据剂型剂用途的不同包括：**调敷患处、涂患处、撒布患处、贴患处、吹布患处**。

3. ABD　本题考查中成药的内服用法。**麝香保心丸、速效救心滴丸、复方丹参滴丸**在心绞痛症状发作时含于舌下。

4. BCDE　本题考查中成药的内服用法。**玄麦甘桔含片、金果含片、六神丸、西瓜霜片**含化，用于咽喉肿痛患者。

5. ACE　本题考查中成药的内服用法。临床治疗温热病的"三宝"**安宫牛黄丸、至宝丹、紫雪**，同治温热病热入心包证。

6. AC　本题考查含 27 种毒性饮片、按麻醉药管理饮片以及含朱砂的中成药。运动员慎用的中成药包括麝香通心滴丸和甜梦口服液等。

7. ABDE　本题考查含 27 种毒性饮片、按麻醉药管理饮片以及含朱砂的中成药。孕妇禁用的中成药包括熊胆救心丸、痰饮丸、麝香保心丸、益心丸等；桂附理中丸孕妇慎用。

8. ABCDE　本题考查含 27 种毒性饮片、按麻醉药管理饮片以及含朱砂的中成药。孕妇慎用的中成药包括天麻丸、少林风湿跌打膏、活血止痛膏、京万红软膏、复方羊角片等。

9. AC　本题考查含 27 种毒性饮片、按麻醉药管理饮片以及含朱砂的中成药。肾病患者慎用的中成药包括骨刺丸和骨刺消痛片。

10. ABC　本题考查含 27 种毒性饮片、按麻醉药

管理饮片以及含朱砂的中成药。毒性成分为生半夏的中成药包括复方鲜竹沥液、暑湿感冒颗粒、藿香正气口服液、藿香正气水、藿香正气软胶囊和藿香正气滴丸等。

11. ABCDE　本题考查含 27 种毒性饮片、按麻醉药管理饮片以及含朱砂的中成药。毒性成分为罂粟壳的中成药包括二母安嗽丸、克咳片、肠胃宁片、京万红软膏、咳喘宁口服液、复方满山红糖浆、洋参保肺丸、消炎止咳片、强力枇杷膏（蜜炼）、橘红化痰丸、止嗽化痰丸等。

12. ABCDE　本题考查中成药用药指导内容与要点。中成药用药指导内容与要点包括：①与患者核对药品种类和数量，根据处方向患者明确药品的用法用量，如用药时间、用药间隔等。对特殊剂型，如栓剂、滴眼剂、贴膏剂等，需特别说明使用方法。②向患者说明中成药的使用禁忌和注意事项。特别是对含罂粟壳、含毒性药味、含朱砂和雄黄、含易引发肝肾损害药味等的中成药，应重点向患者说明药物的功效、使用方法和注意事项。③如有联合用药情况，向患者交代联合用药需注意的问题，如中成药和西药，应相隔半小时左右服用。④如有需特殊贮存的药品，提醒患者按要求贮存。⑤对特殊人群，如过敏体质、妊娠妇女等，应详细询问用药史、过敏史等相关信息，避免发生药害事件。⑥如有关于药品疗效、药品质量、不良反应等方面的咨询，应尽可能作答，如不确定，应在事后详查并予以回复。

第四节　中药煎煮

一、最佳选择题

1. C　本题考查煎药程序。为了便于煎出有效成分，在煎煮前先加常温水浸泡饮片，**浸泡时间一般不少于 30 分钟**，使药材充分吸收水分。

2. D　本题考查煎药程序。**不宜使用 60℃ 以上的热水浸泡饮片**，以免使药材组织细胞内的蛋白质遇热凝固、淀粉糊化，不利于药效成分的溶出。

3. D　本题考查煎药程序。浸泡饮片加水量的多少受饮片的重量、质地等影响，一般用水量以**高出药面 2～5cm 为宜**，第二煎则应酌减。

4. B　本题考查煎药程序。解表、清热、芳香类药不宜久煎，**一煎沸后煎 15～20 分钟**，二煎沸后煎 10～15 分钟。

5. C　本题考查煎药程序。滋补药一煎沸后文火

煎 40～60 分钟，**二煎沸后煎 30～40 分钟为宜**。

6. E　本题考查煎药程序。每剂药的总煎出量为成人 400～600ml。

7. B　本题考查煎药程序。每剂药的总煎出量为儿童 100～300ml。

8. B　本题考查中药特殊煎煮法。**后下**的目的是为了缩短药物的煎煮时间，减少药物因煎煮时间过久所造成的成分散失。

9. E　本题考查中药特殊煎煮法。对于质地松泡、用量较大，或泥土类不易滤净药渣的药物，可先煎 15～25分钟，去渣取汁，再与其他药物同煎，此为**煎汤代水法**。如葫芦壳、灶心土等。

10. D　本题考查中药特殊煎煮法。对于液体中药，放置其他药中煎煮，往往会影响其成分，故应待其他药物煎煮去渣取汁后，再行**兑入服用**。如黄酒、

竹沥水、鲜藕汁、姜汁、梨汁、蜂蜜等。

二、配伍选择题

[1～4] BEAC 本题考查中药特殊煎煮法。①气味芳香类饮片，因其含挥发性成分故不宜煎煮时间过久，以免其有效成分散失，一般在其他群药煎好前5～10分钟入煎即可，属于**后下**，薄荷即是此类。②一些贵重中药饮片，为使其成分充分煎出，减少其成分被其他药渣吸附引起的损失，需先用另器单独煎煮取汁后，再将渣并入其他群药合煎，然后将前后煎煮的不同药液混匀后分服，属于**另煎**，人参即是此类。③川乌有毒，先煎是为了降低毒性。④含黏液质较多的饮片，包煎后可避免在煎煮过程中黏糊锅底。如**车前子**、葶苈子等。

[5～8] DBAC 本题考查中药特殊煎煮法。①胶类中药不宜与群药同煎，以免因煎液黏稠而影响其他药物成分的煎出或结底糊化。可将此类药置于已煎好的药液中加热溶化后一起服用，阿胶即是此类。②对于液体中药，放置其他药中煎煮，往往会影响其成分，故应待其他药物煎煮去渣取汁后，再行兑入服用。如黄酒、竹沥水、鲜藕汁、姜汁、梨汁、**蜂蜜**等。③贵细中药用量少，宜先研成粉末再用群药的煎液冲服，避免因与他药同煎而导致其成分被药渣吸附而影响药效。如雷丸、蕲蛇、羚羊角、三七、川贝、**琥珀**、鹿茸、紫河车、沉香、金钱白花蛇等。④对于质地松泡、用量较大，或泥土类不易滤净药渣的药物，可先煎15～25分钟，去渣取汁，再与其他药物同煎。如**葫芦壳**、灶心土等。

[9～12] EDCB 本题考查中药特殊煎煮法。①羚羊角等质地坚硬者，则应单独煎煮2小时以上。②久煎后有效成分易被破坏的饮片，一般在其他群药煎好前10～15分钟入煎即可。如钩藤、**生苦杏仁**、徐长卿、生大黄、番泻叶等。③气味芳香类饮片，因其含挥发性成分故不宜煎煮时间过久，以免其有效成分散失，一般在其他群药煎好前5～10分钟入煎即可。如降香、**沉香**、薄荷、砂仁、豆蔻、鱼腥草等。④一般应先煎1～2小时达到降低毒性或消除毒性的目的。如含有毒成分乌头碱的川乌、草乌或**制附子**，经1～2小时的煎煮后，可使乌头碱分解为乌头次碱，进而分解为乌头原碱，使毒性大为降低。

三、综合分析选择题

1. A 本题考查中药特殊煎煮法。气味芳香类饮片，因其含挥发性成分故不宜煎煮时间过久，以免其有效成分散失，一般在其他群药煎好前5～10分钟入煎即可。如降香、沉香、薄荷、**砂仁**、豆蔻、鱼腥草等。

2. B 本题考查煎药程序。本方为补益剂，人参为滋补药可另煎，其他药物可按照一般药物煎煮流程，二煎沸后煎15～20分钟。

3. C 本题考查煎药程序。为了便于煎出有效成分，在煎煮前先加常温水浸泡饮片，浸泡时间**一般不少于30分钟**，使药材充分吸收水分。

4. C 本题考查中药特殊煎煮法。一些贵重中药饮片，为使其成分充分煎出，减少其成分被其他药渣吸附引起的损失，需先用另器单独煎煮取汁后，再将渣并入其他群药合煎，然后将前后煎煮的不同药液混匀后分服。如**人参**、西洋参等质地较疏松者，通常视片型、体积等另煎0.5～1小时。

四、多项选择题

1. ABCDE 本题考查中药特殊煎煮法。汤剂多为复方，通过不同药物间的配伍，从而达到增强疗效，扩大治疗范围，适应复杂的病情，减少不良反应，预防药物中毒的目的。

2. ABCE 本题考查煎药程序。群药按一般煎药法煎煮，需特殊煎煮的饮片则按特殊方法处理。在煎煮过程中要经常搅动，并随时观察煎液量，使饮片充分煎煮，避免出现煎干或煎煳现象。若已煎干则宜加新水重煎，若已煎煳则应另取饮片重新煎煮。煎煮用火应遵循"先武后文"的原则。即在沸前宜用武火，使水很快沸腾；沸后用文火，保持微沸状态，使之减少水分蒸发，以利于药效成分的煎出。解表药多用武火，补虚药多用文火。

3. BCE 本题考查煎药的注意事项。煎药的用具一定是以化学性质稳定，不易与所煎之药起化学变化为前提。煎药可选用砂锅，砂锅有受热均匀、保温性能好、化学性质稳定、价廉等优点，也可选择耐高温及化学性质比较稳定的陶瓷器皿、玻璃器皿、不锈钢器皿等。在使用时要随时洗刷干净，保持清洁。切忌使用铁、铝制等器皿，煎好的药液也应避免与这类器皿直接接触，以免发生化学反应，损害人体健康。

4. ABCD 本题考查中药特殊煎煮法。矿物、动物骨甲类饮片。因其质地坚硬，有效成分不易煎出，故应打碎先煎约15分钟，方可与其他药物同煎。如蛤壳、紫石英、石决明、珍珠母、瓦楞子、鳖甲、龟甲、鹿角霜、磁石、牡蛎、生石膏、赭石、自然铜等。水牛角宜先煎 3 小时以上。

5. ABCD　本题考查中药特殊煎煮法。气味芳香类饮片，因其含挥发性成分故不宜煎煮时间过久，以免其有效成分散失，一般在其他群药煎好前 5～10 分钟入煎即可。如降香、沉香、薄荷、砂仁、豆蔻、鱼腥草等。久煎后有效成分易被破坏的饮片，一般在其他群药煎好前 10～15 分钟入煎即可。如钩藤、生苦

杏仁、徐长卿、生大黄、番泻叶等。

6. BCD　本题考查中药特殊煎煮法。①含黏液质较多的饮片，包煎后可避免在煎煮过程中黏糊锅底。如车前子、葶苈子等。②富含绒毛的饮片，包煎后可避免脱落的绒毛混入煎液后刺激咽喉引起咳嗽。如旋覆花、枇杷叶等。③花粉等微小饮片，因总表面积大，疏水性强，故也宜包煎，以免因其漂浮而影响有效成分的煎出。如蒲黄、海金沙、蛤粉、六一散等。

第五节　中药的临方炮制和临方制剂

一、最佳选择题

1. A　本题考查中药的临方炮制和临方制剂。对市场上没有供应的中药饮片，医疗机构可以根据本医疗机构医师处方的需要，在本医疗机构内炮制、使用。医疗机构炮制中药饮片，应当**向所在地设区的市级人民政府药品监督管理部门备案**。

2. A　本题考查中药的临方炮制和临方制剂。散剂治疗范围广，服用后分散快，奏效迅速，且具有制作简单、携带方便、节省药材等优点。**有效成分不溶或难溶于水、不耐高温、剧毒不易掌握用量、贵重细料药物均适宜于制成散剂。**

3. C　本题考查中药的临方炮制和临方制剂。颗粒剂一般加温水或热水，溶解或分散后服用，基本上适宜于各种人群使用。**颗粒剂药物在一定程度上可以保证中药的有效服用剂量**，又因携带和服用方便，现在临床应用较多。

二、配伍选择题

[1～3] BDE　本题考查中药的临方炮制和临方制剂。①蜜丸：系指药材细粉以蜂蜜为黏合剂制成的丸剂。蜂蜜有益气补中、缓急止痛、润肺止咳、滑肠通便、解毒防腐等作用，且富含营养，味道甜润，故蜜丸能增加药物的滋补作用，矫正某些药物的不良味道，延缓药物的溶解吸收，使药效缓和持久。蜜丸主要用于制作滋养补虚类品种或用于治疗慢性疾病，但糖尿病患者不宜服用。②水丸：系指药材细粉以水（或根据制法用黄酒、醋、稀药汁、糖液等）为黏合剂制成的丸剂。水丸体积小，表面致密光滑，便于吞服，不易吸潮；一般较蜜丸崩解快，便于吸收。一般适用于解表剂、清热剂、消导剂等制成丸剂。③浓缩丸：系指药材或部分药材提取浓缩后与适宜的辅料或

其他药材细粉，一般以水为黏合剂制成丸剂。

三、多项选择题

1. ABCE　本题考查中药临方炮制。中药临方炮制通常是指医师在开具中药处方时，根据药物性能和治疗需要，要求中药师遵医嘱临时将生品中药饮片进行炮制的操作过程。中药临方炮制是适应中医辨证施治用药需求发展而来的一项传统制药技术，是中药炮制的组成部分，是确保中药临床应用有效性和安全性的重要环节。现行法律规定，中药饮片应当按照国家药品标准炮制；国家药品标准没有规定的，应当按照省、自治区、直辖市人民政府药品监督管理部门制定的炮制规范炮制。对市场上没有供应的中药饮片，医疗机构可以根据本医疗机构医师处方的需要，在本医疗机构内炮制、使用。医疗机构炮制中药饮片，应当向所在地设区的市级人民政府药品监督管理部门备案。另外，根据临床用药需要，医疗机构可以凭本医疗机构医师的处方对中药饮片进行再加工。

2. ABCDE　本题考查中药的临方炮制和临方制剂。临方制剂加工，又称个体化制剂加工。即药师根据医生开具的中药处方（一人一方），受患者委托，为患者制作丸剂、散剂、颗粒剂、胶囊剂、膏方、酒剂等中药个体化制剂的加工服务。

3. ABCDE　本题考查中药的临方炮制和临方制剂。开展中药临方制剂加工服务的单位，应有符合相应规定的制剂场所和与加工剂型相匹配的制剂设备；应制定加工服务的质量管理制度，有相应的管理制度和岗位操作规程、设备操作规程等；制剂加工人员应熟练掌握传统中药制剂制作技能，每年接受系统培训；对临方制剂加工从审方、调配、剂型加工乃至包装检查、发放等全过程，应建立追溯机制和质量监管体系，并对其加工的药物质量负责，确保安全。

4. ABCDE 　本题考查中药的临方炮制和临方制剂。临方制剂的实施流程包括：①医师提出加工水丸申请；②药师审核处方；③处方调配；④制剂制备；⑤质量检验；⑥发药。

第十二章　中药的合理应用和健康促进

第一节　中药的合理应用

一、最佳选择题

1. B 　本题考查中药合理应用的基本原则。所谓安全，即保证用药安全。药物因本身固有的药理学特性在发挥治疗作用的同时，也会对机体产生不同程度的损害或改变病原体对药物的敏感性，甚至产生药源性疾病。因此**保证患者用药安全是药物治疗的前提**。

2. C 　本题考查保证合理用药的主要措施。中医治疗疾病的特点，是将辨证论治与辨病施治相结合。而**正确的辨析病证，是合理应用中药的根本保证**。

3. C 　本题考查选择适宜的给药途径及剂型。中医的给药途径多种多样，为使药物能够迅速达到病变部位并发挥所用，需要根据病情缓急、用药目的以及药物性质选择适宜的给药途径和用药方案。一般病情，口服有效则多采用口服给药方法；危重患者、急症患者宜用静注或静滴；皮肤及阴道疾病常用外治法，也可口服给药；气管炎、哮喘患者等可用口服给药方法，也可采用气雾剂吸入疗法等。

二、配伍选择题

[1~2] BD 　本题考查合理配伍。①所谓**基本配伍，习称"七情配伍"**，是指单行、相须、相使、相畏、相杀、相恶、相反七种用药关系。②所谓君臣佐使配伍，习称"君臣佐使"，其从多元角度论述了药物在方中的地位及配用后性效变化规律。

[3~6] BEDC 　本题考查正确掌握中药的剂量及用法。①恰当的服药方法是充分发挥药效的关键，治疗热性病，要求患者在服药期间**慎食辛辣、油炸等热性食物**。②恰当的服药方法是充分发挥药效的关键，有些中成药在**服用时需加药引以助药效**，如藿香正气胶囊在治疗呕吐时，宜用生姜煎汤送下，以增强止呕作用。③恰当的服药方法是充分发挥药效的关键，失眠患者**睡前忌饮浓茶**。④恰当的服药方法是充分发挥药效的关键，对胃肠有刺激或欲使药力停留上焦较久的药宜在**饭后服**。

[7~10] EBCD 　本题考查合理使用中药的基本原则。①一名合格的执业药师在建议临床医师或指导患者使用中药或中成药时，必须把保证患者用药安全放在首位。无论所使用的药物是有毒者，还是无毒者，均应首先考虑所用药物是否安全，是否会对患者造成不良反应。②一名合格的执业药师在建议临床医师或指导患者用药时，必须在用药安全的前提下，选择所用药物对所防治的疾病有效。力争做到在药学服务中，所推选的中药或中成药对患者既尽可能不会造成伤害，又有较好的疗效，使患者用药后能迅速达到预期目的，解除患者的病痛，或提高使用者的健康水平。③一名合格的执业药师在建议临床医师或指导患者用药时，必须在用药安全、有效的前提下，力争做到所推选药物的使用方法简便易行，使临床医师及使用者易于掌握，应用方便。④一名合格的执业药师在建议临床医师或指导患者用药时，必须在用药安全、有效的前提下，除力争做到所推选的药物用法简便外，还必须做到用药不滥、经济实用，最大限度地减轻患者的经济负担、降低中药材等卫生资源的消耗，并有利于环境保护。

三、多项选择题

1. ABCD 　本题考查合理配伍组方的作用。用药配伍组方合理可以起到协调药物偏性，增强药物疗效，降低药物毒性，减少不良反应发生的作用。反之，配伍不当可造成药效降低，甚至毒性增大，产生不良后果。

2. BCD 　本题考查保证合理用药的主要措施。中医的给药途径多种多样，为使药物能够迅速达到病变部位发挥所用，需要根据病情缓急、用药目的以及药物性质选择适宜的给药途径和用药方案。

3. BCDE 　本题考查保证合理用药的主要措施。中药用药禁忌是中医保证临床安全用药的经验总结，它包括配伍禁忌、妊娠禁忌、证候禁忌及服药饮食禁忌四大部分，每一个执业药师应当熟练掌握，严格遵守。

4. ABCD　本题考查保证合理用药的主要措施。执业药师在建议临床用药时，应详细辨析患者的体质、年龄、性别和生活习惯等，将其作为选用药物及制定用药方案时的重要依据，投以针对病情及患者具体情况的最佳药物，确定合理给药剂量，万不能疏忽大意。

5. ABC　本题考查不合理用药的后果。导致药物不良反应的因素很多。有药物的因素，如品种混淆、炮制不当；有患者的因素，如过敏性体质、个体差异、特殊人群；也有辨证是否准确，立法是否确当等。但更不能忽视不合理用药，如选用药物不准确、用药时间过长、剂量过大、用法不适当，均会引起不良反应，甚至药源性疾病。

6. ABCE　本题考查不合理用药的后果。不合理用药的后果包括：造成医疗事故和医疗纠纷；引发药物不良反应及药源性疾病的发生；延误疾病的治疗；浪费医药资源。

7. ABCDE　本题考查保证合理用药的主要措施。保证合理用药的主要措施：努力研习中医药学；确认有无药物过敏史；参辨患者的身体状况；准确辨析患者的病证；选择质优的饮片；合理配伍；选择适宜的给药途径及剂型；正确掌握剂量及用法；制定合理的用药时间和疗程；严格遵守用药禁忌；认真审方堵漏；详细嘱告用药宜忌；按患者的经济条件斟酌选药。

8. ABCDE　本题考查不合理用药的主要表现。

临床上经常出现不合理用药的案例，概括起来主要有以下几种：①辨析病证不准确，用药指征不明确。②给药剂量失准，用量过大或过小。③疗程长短失宜，用药时间过长或过短。④给药途径不适，未选择最佳给药途径。⑤服用时间不当，不利于药物的药效发挥。⑥违反用药禁忌，有悖于明令规定的配伍禁忌、妊娠禁忌、证候禁忌及服药时的饮食禁忌。⑦不合理联用中药或中西药，造成药效降低甚至毒性增加。⑧乱用贵重药品，因盲目自行购用，或追求经济效益，导致滥用贵重药品。⑨炮制品遴选不适，不利于药效充分发挥。

9. ABDE　本题考查执业药师的作用。合理用药不仅是执业药师和执业医师的责任，而且还与患者及其家属关系密切。如患者是否能按医嘱用药（即依从性），就直接关系到能否达到治疗效果。因此，如何正确合理使用药物，还需要患者及其家属与医药人员密切配合。

10. ABCD　本题考查中药合理应用的基本原则。合理用药的基本原则就是安全、有效、简便、经济，四者缺一不可。

11. ABCDE　本题考查中药合理应用的目的与意义。合理用药的目的，首先就是要最大限度地发挥药物治疗效能，将中药和中成药的不良反应降低到最低限度，甚至于零。其次是使患者用最少的支出，冒最小的风险，得到最好的治疗效果。其三是最有效地利用卫生资源，减少浪费，减轻患者的经济负担。其四是方便患者使用所选药物。

第二节　中药饮片的合理应用

一、最佳选择题

1. C　本题考查中药的七情配伍。相恶：有些药物可能互相拮抗而抵消、削弱原有功效，用药时应加以注意，如生姜可温胃止呕，黄芩药性寒凉可削弱生姜的温胃作用，即生姜恶黄芩，两药应避免同用。

2. A　本题考查中药的七情配伍。相反：另一些本来单用无害的药物，却因相互作用而产生毒性反应或强烈的副作用，则属于配伍禁忌，原则上应避免配用。

3. B　本题考查中药的气味配伍。左金丸中，重用黄连，配伍少量吴茱萸，以黄连苦寒泻火为主，少佐辛热之吴茱萸，反佐以制黄连苦寒，且吴茱萸可入肝降逆，两药共奏清肝降火、降逆止呕之功。

4. E　本题考查中药的气味配伍。桂枝甘草汤中，桂枝配伍甘草，桂枝辛、甘、温，入心助阳，具有温经通阳之效；甘草甘、平，补中益气。二者配伍，共奏辛甘化阳，益心气、通心阳、止心悸之功。

5. D　本题考查中药的气味配伍。药有四气五味，辛散、酸收、甘缓、苦坚、咸软，寒、热、温、凉。若合而用之，七情相制，四气相和，则变化无穷。具体运用有辛甘发散、寒凉清热（辛凉清热、辛寒清气、清热解暑）、苦寒清热（苦寒泄热、苦寒泻火、清热解毒）、苦辛通降、辛热温中回阳、辛热除痹止痛、甘淡利湿、清热利湿、芳香化湿、苦温燥湿（升阳除湿）、通阳化湿（温阳化湿、温阳利湿、通阳泄浊）、咸以软坚（软坚散结、软坚化痰等）、酸以收敛（敛肺止咳、敛津止汗、涩肠止泻止痢、涩涩脱肛、固崩止带、固精缩尿）酸味开胃生津、清利咽喉、香药走窜（开窍通关、通经止痛、去腐消肿）等。

6. B 本题考查中药的气味配伍。药有四气五味，辛散、酸收、甘缓、苦坚、咸软，寒、热、温、凉。若合而用之，七情相制，四气相和，则变化无穷。酸以收敛包括敛肺止咳、敛津止汗、涩肠止泻止痢、敛涩脱肛、固崩止带、固精缩尿。

7. A 本题考查中药归经配伍。川芎气味辛温，无毒，**少阳本经引经药**，入手、足厥阴气分等。

8. C 本题考查中药归经配伍。细辛气味辛温，无毒，入足少阴、厥阴经血分，**又为手少阴引经之药**，并能治督脉为病。

9. A 本题考查复方中药物用量依君臣佐使而递减。一般君药用量最大，臣药次之，佐使药用量为小，故金元时期的名医李东垣指出："君药分量最多，臣药次之，佐使又次之。"

二、配伍选择题

[1~3] BDE 本题考查中药饮片不同炮制品的正确应用。①温脾汤主治冷积便秘，功用为温阳补脾，泻下寒积，药物组成为大黄、附子、人参、**干姜**、甘草。②生化汤主治血虚寒凝，瘀血阻滞证，功

用为养血祛瘀，温经止痛，药物组成为全当归、川芎、桃仁（去皮尖）、**炮黑干姜**、炙甘草。③槐花散主治风热湿毒，壅遏肠道，损伤血络，功用为清肠止血，疏风行气，药物组成为炒槐花、柏叶（杵，焙）、荆芥穗、**麸炒枳壳**。

[4~6] ABD 本题考查中药饮片不同炮制品的正确应用。①当归四逆汤主治血虚寒厥证，功用为温经散寒，养血通脉，药物组成为**生当归**、桂枝（去皮）、芍药、细辛、炙甘草、通草、大枣（擘）。②痛泻要方主治脾虚肝旺之痛泻，功用为补脾柔肝，祛湿止泻，药物组成为炒白术、**炒白芍**、炒陈皮、防风。③柴胡舒肝丸主治肝气不疏，胸胁痞闷，功用为疏肝理气，消胀止痛，药物组成为柴胡、炒青皮、陈皮、防风、醋制香附、炒枳壳、木香、乌药、姜半夏、茯苓、桔梗、姜厚朴、紫苏梗、豆蔻、甘草、炒山楂、炒槟榔、炒六神曲、酒大黄、**酒白芍**、当归、醋三棱、制莪术、黄芩、薄荷。

[7~9] ECD 本题考查中药归经配伍。①升麻气味甘苦平微寒，无毒，为**足阳明、足太阴引经药**，亦入手阳明、手太阴经，并治带脉为病。②黄柏气味苦寒，无毒，入足少阴经，**为足太阳引经药**。③独活气味辛苦微温，无毒，入足少阴经气分。

第三节 中成药的合理应用

一、最佳选择题

1. B 本题考查中药注射剂不合理使用列举。扁桃体炎往往是革兰阳性菌感染，炎琥宁注射液主要用于病毒性肺炎、病毒性上呼吸道感染的治疗。这属于超功能主治用药。

2. C 本题考查中药注射剂不合理使用列举。野木瓜注射液说明书注明给药途径和方式为"肌内注射"，该例用于腰椎束旁痛点封闭注射，从而造成不良反应。这属于给药途径和（或）给药方式不当。

3. B 本题考查中药注射剂不合理使用列举。黄芪注射液说明书注明："本品不宜在同一容器中与其他药物混用。""宜用5%~10%葡萄糖注射液稀释后使用。"该病例未按照说明书［注意事项］用药；还存在配制溶媒选用不当的问题。

4. C 本题考查中成药之间的配伍应用。以二陈丸燥湿化痰为主方治疗湿痰咳嗽，而脾为生痰之源，**辅以平胃散**同用，燥湿健脾，可明显增强二陈丸燥湿化痰之功。

5. D 本题考查中成药之间的配伍应用。用金匮肾气丸治疗肾虚作喘，但若久治不愈，阳损及阴，兼见咽干烦躁者，又当配**麦味地黄丸**、生脉散或参蛤散同用，以平调阴阳、纳气平喘，且防止金匮肾气丸燥烈伤阴，降低副作用。

6. A 本题考查中成药之间的配伍应用。二便不通、阳实水肿，可用峻下通水的舟车丸，但为使峻下而不伤正气，常配合**四君子丸**同用。

7. D 本题考查中成药联用的配伍禁忌。利胆排石片含有郁金，六应丸含丁香，二者属于用药禁忌"十九畏"中相畏的中药，不应同时使用。

8. B 本题考查中成药联用的配伍禁忌。复方丹参滴丸和速效救心丸同属气滞血瘀型用药，而且这一类的药物多数含有冰片，由于冰片药性寒凉，服用剂量过大易伤人脾胃，导致胃痛胃寒，故不可过量使用，在临床应用中使用其中一种即可。因此中成药之间的联合用药，尤其是几种含有有毒成分或相同成分的中成药联合应用时，应注意有毒成分或相同成分的"叠加"，以免引起不

良反应。

9. A　本题考查中成药联用的配伍禁忌。十八反中，甘草与海藻不可同用。

10. C　本题考查中成药联用的配伍禁忌。附子理中丸与牛黄解毒片联用，附子理中丸系温中散寒之剂，适用于脾胃虚寒所致的胃脘痛、呕吐、腹泻等；而牛黄解毒片性质寒凉，为清热解毒泻火之剂，适用于火热毒邪炽盛于内而上扰清窍者，可见不加分析地盲目将两者合用是不适宜。

11. D　本题考查中成药联用的配伍禁忌。含朱砂较多的中成药，如磁朱丸、更衣丸、安宫牛黄丸等与含较多还原性溴离子或碘离子的中成药如消瘿五海丸、内消瘰疬丸等长期同服，在肠内会形成有刺激性的溴化汞或碘化汞，导致药源性肠炎、赤痢样大便。

12. B　本题考查中西药联用的目的。许多中西药联用后，常能使疗效提高，呈现药物之间的协同作用，如黄连、黄柏与四环素、呋喃唑酮（痢特灵）、磺胺甲基异唑，治疗痢疾、细菌性腹泻有协同作用，常使疗效成倍提高。

13. C　本题考查中西药联用的目的。肿瘤患者接受化疗后常出现燥热伤津的阴虚内热或气阴两虚，治疗应用滋阴润燥清热或益气养阴中药而取效。顺铂对于治疗恶性肿瘤有很好的临床疗效，但其易造成肝肾损伤，临床常将艾迪注射液和顺铂联用，艾迪注射液可能通过抗氧化作用，对肝肾均起保护作用。

14. E　本题考查中西药联用的目的。地西泮有嗜睡等不良反应，若与苓桂术甘汤合用，地西泮用量只需常规用量的1/3，嗜睡等不良反应也因为并用中药而消除。

15. E　本题考查中西药联用的目的。他克莫司胶囊临床用于预防肾脏移植术后的移植物排斥反应，一般用药初始剂量为3mg/d，分两次服用，若五酯胶囊与他克莫司联合应用，既能提高后者的血药浓度，又能保肝降酶，用量为每日口服2mg他克莫司+6粒五酯胶囊，他克莫司使用剂量降低，其血药浓度仍在治疗窗范围内，且费用可降一半。

16. C　本题考查中西药联用的目的。康艾注射液联合XELOX方案（奥沙利铂+卡培他滨方案）治疗老年结直肠癌，患者胃肠道反应、手足综合征、周围神经病变、血液系统反应等化疗不良反应均比单用XELOX方案化疗明显减少。

17. D　本题考查中西药联用在药效学上的相互作用。强心苷有较强的生理效应，如过量会引起中毒。故六神丸、救心丹等含有蟾酥、罗布麻、夹竹桃等强

心苷成分的中成药，不宜与洋地黄、地高辛、毒毛花苷K等强心苷类同用。

18. D　本题考查中西药联用在药效学上的相互作用。发汗解表药荆芥、麻黄、生姜等及其制剂（如防风通圣丸），与解热镇痛药阿司匹林、安乃近等合用，可致发汗太过，发生虚脱。

19. A　本题考查中西药联用在药效学上的相互作用。中药麻黄及含麻黄碱的中成药如止咳喘膏、通宣理肺丸、防风通圣丸、小青龙合剂、大活络丸、人参再造丸等有拟肾上腺素作用，具有兴奋受体和收缩周围血管的作用，与复方降压片、帕吉林等降压药同时服用，会产生明显的拮抗作用，使其作用减弱，疗效降低，甚至使血压失去控制，严重者可加重高血压患者的病情。

20. A　本题考查中西药联用在药效学上的相互作用。中药麻黄及含麻黄碱的中成药如止咳喘膏、通宣理肺丸、防风通圣丸、小青龙合剂、大活络丸、人参再造丸等有拟肾上腺素作用，具有兴奋受体和收缩周围血管的作用，与拟胆碱药甲硫酸新斯的明联用，二者药理机制拮抗，可致疗效降低或失效。

21. B　本题考查中西药联用的目的。枳实能松弛胆括约肌，有利于庆大霉素进入胆道，提高后者的抗感染作用。

22. A　本题考查中西药联用的协同增效。甘草与氢化可的松在抗炎、抗变态反应方面有协同作用，因甘草甜素有糖皮质激素样作用，并可抑制氢化可的松在体内的代谢灭活，使其在血液中浓度升高。

23. B　本题考查中西药联用的协同增效。具有保护肝脏和利胆作用的茵陈蒿汤、大柴胡汤等与西药利胆药联用，能相互增强消炎利胆的作用。

24. D　本题考查中西药联用的协同增效。针对幽门螺杆菌的根除治疗，参苓白术散和补中益气方与西药三联或四联疗法同时使用，具有协同增效作用。

25. A　本题考查中西药联用的协同增效。小青龙汤联合激素治疗小儿轻中度急性哮喘有良好的协同作用，用药无明显不良反应，对中医证候及肺功能的改善优于单一西药治疗，其机制考虑与增强患儿免疫力有关。

26. C　本题考查中西药联用的协同增效。复方丹参注射液联合门冬氨酸钾注射液治疗慢性重度肝炎，患者症状体征明显改善，肝功能恢复速率提高，治愈时间缩短，提高了临床治愈率。

27. C　本题考查中西药联用的降低毒副作用。以甘草与呋喃唑酮合用治疗肾盂肾炎，既可防止呋喃唑

酮的胃肠道反应，又可保留其杀菌作用。

28. D 本题考查中西药联用的降低毒副作用。氯氮平治疗精神分裂症有明显疗效，但最常见的不良反应之一是流涎。应用石麦汤（生石膏、炒麦芽）30～60剂为1疗程，流涎消失率为82.7%，总有效率达93.6%。

29. A 本题考查中西药联用影响吸收。含鞣质较多的中药有大黄、虎杖、五倍子、石榴皮等，因此中成药牛黄解毒片（丸）、麻仁丸、七厘散等不宜与口服的红霉素、士的宁、利福平等同用，因为鞣质具有吸附作用，使这些西药透过生物膜的吸收量减少。

30. E 本题考查中西药联用影响吸收。蒲黄炭、荷叶炭、煅瓦楞子等不宜与生物碱、酶制剂同服，因为药物炭吸附生物碱及酶制剂，抑制其生物活性，影响药物的吸收。

31. C 本题考查中西药联用影响吸收。含有果胶类药物，如六味地黄丸、人参归脾丸、山茱萸等不宜与林可霉素（洁霉素）同服，同服后可使林可霉素的透膜吸收减少90%。

32. D 本题考查中西药联用影响吸收。硼砂、煅牡蛎与阿司匹林能发生中和反应等。

33. A 本题考查中西药联用影响吸收。含朱砂中药与溴化物西药能生成溴化汞，影响药物吸收。

34. D 本题考查中西药联用影响吸收。含雄黄中药与亚硝酸盐类西药能形成硫代砷酸盐，影响药物吸收。

35. E 本题考查中西药联用影响吸收。磺胺类抗生素与含炭类的中成药槐角丸等联用，可以减少这些药在胃肠道的吸收，降低疗效。

36. C 本题考查中西药联用影响吸收。四环素类抗生素是多羟基氢化并苯衍生物，在与含金属离子如 Ca^{2+}、Fe^{2+} 等的中药如石膏、海螵蛸、自然铜、赤石脂、滑石、明矾等以及含有以上成分的中成药，如牛黄解毒片等同服时，酰胺基和多个酚羟基能与上述金属离子发生螯合反应，形成溶解度小、不易被胃肠道吸收的金属螯合物，从而降低四环素在胃肠道的吸收。

37. E 本题考查中西药联用影响分布。碱性中药如硼砂、红灵散、女金丹、疹气散等，能使氨基糖苷类抗生素如链霉素、庆大霉素、卡那霉素、阿米卡星等排泄减少，吸收增加，血药浓度上升，药效增加20～80倍，同时增加脑组织中的药物浓度，使耳毒性增加，造成暂时性或永久性耳聋，故长时间联用应进行血药浓度监测。

38. D 本题考查中西药联用影响分布。含有鞣质

类化合物的中药在与磺胺类药物合用时，导致血液及肝脏内磺胺类药物浓度增加，严重者可发生中毒性肝炎。

39. A 本题考查中西药联用影响分布。银杏叶与地高辛合用可促进主动脉内皮细胞内 Ca^{2+} 水平升高，使地高辛的游离血药浓度明显升高，易造成中毒，因此，临床上两者联合使用时应适当降低地高辛剂量，并进行血药浓度的监测。

40. C 本题考查中西药联用影响代谢。丹参制剂（丹参片、丹参酮ⅡA注射液、丹参多酚酸盐）能够通过诱导 CYP3A4 和 CYP2C9，加快氯沙坦原形药在体内的代谢，降低氯沙坦的降压作用。

41. A 本题考查中西药联用影响代谢。银杏叶提取物能上调 CYP3A4 酶的活性，在体内，与经过该酶代谢的氯沙坦联用时，使后者转化成更多活性代谢物，联合用药时应注意监测血压及肝肾功能。

42. C 本题考查中西药联用影响代谢。丹参药物与华法林联用因被相同的肝药酶代谢产生竞争性抑制现象，药动学参数发生变化，凝血时间延长，从而增强了华法林的药效。

43. B 本题考查中西药联用影响排泄。冰硼散可使尿液碱化，增加青霉素与磺胺类药物的排泄速度，降低药物有效浓度，抗菌作用明显降低。

44. D 本题考查中西药联用影响排泄。红霉素在碱性环境下抗菌作用强，当与含山楂制剂合用时，可使血液中 pH 值降低，导致红霉素分解，失去抗菌作用。

45. D 本题考查中西药联用影响排泄。山楂等与磺胺类药物、利福平、阿司匹林等酸性药物合用时，因尿液酸化，可使磺胺类药物的溶解性降低，导致尿中析出结晶，引起结晶尿或血尿，增加磺胺类药物的肾毒性。

46. C 本题考查中西药联用影响排泄。灯盏花素能够减少阿托伐他汀的胆汁排泄，产生增效作用，但增强疗效的同时，也会伴随着更严重的毒副作用，使阿托伐他汀在组织尤其是肌肉组织内的浓度过高，从而产生肌肉毒性。

47. D 本题考查中西药联用影响排泄。每日用生山楂 150g 水煎服与呋喃妥因联合治疗急性肾盂肾炎，疗效优于单用，而这与山楂使尿液中 pH 值降低，增加呋喃妥因在肾小管的重吸收有关。

48. D 本题考查中西药联用在药效学上的协同作用。香连丸与广谱抗菌增效剂甲氧苄啶联用后，其抗菌活性增强 16 倍。

49. A 本题考查中西药联用在药效学上的拮抗作用。甘草、鹿茸具有糖皮质激素样作用，有水钠潴留和排钾效应，还能促进糖原异生，加速蛋白质和脂肪的分解，使甘油、乳酸等各种糖、氨基酸转化成葡萄糖，使血糖升高，从而减弱胰岛素、甲苯磺丁脲、格列本脲等降糖药的药效。

50. C 本题考查中西药联用协同增效列举。逍遥散或三黄泻心汤等与西药催眠镇静药联用，既可提高对失眠症的疗效，又可逐渐摆脱对西药的依赖性。艾司唑仑属于中效催眠镇静药。

51. A 本题考查中西药联用协同增效列举。芍药甘草汤等与西药解痉药联用，可提高疗效。

52. E 本题考查中西药联用协同增效列举。补中益气汤、葛根汤等具有免疫调节作用的中成药与抗胆碱酯酶药联用，治肌无力疗效较好。

53. B 本题考查中西药联用协同增效列举。钩藤散、柴胡加龙骨牡蛎汤等与抗高血压药甲基多巴、卡托普利等联用，有利于提高对老年高血压的治疗效果。

54. E 本题考查中西药联用协同增效列举。具有保护肝脏和利胆作用的茵陈蒿汤、茵陈五苓散、大柴胡汤等与西药利胆药联用，能相互增强作用。

55. C 本题考查中西药联用协同增效列举。茵陈蒿及含茵陈蒿的复方与灰黄霉素联用，可增强疗效，这是因为茵陈蒿所含的羟基苯丁酮能促进胆汁的分泌，而胆汁能增加灰黄霉素的溶解度，促进其吸收，从而增强灰黄霉素的抗菌作用。

56. B 本题考查中西药联用协同增效列举。四逆汤与左甲状腺素联用，可使甲状腺功能减退症的临床症状迅速减轻。

57. A 本题考查中西药联用协同增效列举。延胡索与阿托品制成注射液，止痛效果明显增加。

58. E 本题考查中西药联用协同增效列举。洋金花与氯丙嗪、哌替啶等制成麻醉注射液，用于手术麻醉不但安全可靠，而且术后镇痛时间长。

59. B 本题考查中西药联用协同增效列举。麻黄与青霉素联用，治疗细菌性肺炎，有协同增效作用。

60. A 本题考查中西药联用协同增效列举。丹参注射液加泼尼松，治结节性多动脉炎，有协同作用。

61. A 本题考查中西药联用协同增效列举。丹参注射液与维生素C联用治疗小儿急性病毒性心肌炎时，在拮抗自由基方面与维生素C有协同作用。

62. B 本题考查中西药联用协同增效列举。丹参片与阿德福韦酯片联合使用治疗乙型肝炎纤维化，也可提高疗效。

63. D 本题考查中西药联用降低西药不良反应列举。排钾性利尿药不宜与含甘草类的中药复方联用，以避免乙型醛固酮增多症。

64. A 本题考查中西药联用降低西药不良反应列举。桂枝汤、含人参的方剂与皮质激素类药联用，可减少激素的用量和副作用。

65. D 本题考查中西药联用降低西药不良反应列举。逍遥散有保肝作用，与西药抗结核药联用，能减轻西药抗结核药对肝脏的损害。

66. B 本题考查中西药联用降低西药不良反应列举。半夏泻心汤含漱，可以显著改善使用靶向药舒尼替尼治疗晚期肾癌导致口腔溃疡的患者因疼痛影响进食的状况。

67. A 本题考查中西药联用降低西药不良反应列举。丹参注射液与庆大霉素联用，可以使肾皮质 Na^+,K^+-ATP 酶活性保持在较高水平，降低因酶活性降低引起的肾损害作用。

68. B 本题考查中西药不合理联用降低药物疗效列举。碱性较强的中药及中成药，不能与四环素族抗生素、奎宁等同服，因其可减少四环素族抗生素及奎宁等在肠道的吸收，使其血药浓度降低。朱砂属于碱性较强的中药。

69. D 本题考查中西药不合理联用降低药物疗效列举。含碱性成分的中药及中成药，不能与维生素 B_1 同服，因其能中和胃酸而促使维生素 B_1 的分解，从而降低维生素 B_1 的药效。海螵蛸属于碱性较强的中药。

70. A 本题考查中西药不合理联用降低药物疗效列举。碱性较强的中药及中成药，如瓦楞子、海螵蛸、朱砂等，不宜与酸性药物如胃蛋白酶合剂、阿司匹林等联用，以免因联用而使疗效降低。

71. B 本题考查中西药不合理联用降低药物疗效列举。酸性较强的中药，如山楂、五味子、山茱萸、乌梅及中成药五味子糖浆、山楂冲剂等，不可与磺胺类药物联用。因磺胺类药物在酸性条件下不会加速乙酰化的形成，从而失去抗菌作用。

72. D 本题考查中西药不合理联用降低药物疗效列举。含鞣质较多的中药及其制剂，不可与含金属离子的西药如钙剂、铁剂、氯化钴等合用，因同服后可在回盲部结合，生成沉淀，致使机体难于吸收而降低药效。

73. A 本题考查中西药不合理联用降低药物疗效列举。含鞣质较多的中药及其制剂，不可与麻黄碱、小檗碱、士的宁、奎宁、利血平及阿托品类药物合用，因鞣质是生物碱沉淀剂，同用后会结合生成难溶性鞣酸盐沉淀，不易被机体吸收而降低疗效。含鞣质较多的中药有大黄、虎杖、地榆、石榴皮等。

二、配伍选择题

[1~4] CABD 本题考查中西药不合理联用降低药物疗效列举。①含钙、镁、铁等金属离子的中药及中成药，不能与异烟肼联用，因异烟肼分子中含有肼类官能团，与上述中药同服后，既会产生螯合效应，生成异烟肼与钙、铝、镁、铁、铋的螯合物，妨碍机体吸收；又能影响酶系统发挥干扰结核杆菌代谢的作用，从而降低疗效。②含钙、镁、铁等金属离子的中药及中成药，不能与左旋多巴联用，因左旋多巴中有游离酚羟基，与上述中药合用后，遇金属离子则会产生络合反应，生成左旋多巴与钙、铝、镁、铁、铋的络合物，影响其吸收，从而降低左旋多巴的生物效应。③含钙、镁、铁等金属离子的中药及中成药，不能与四环素类抗生素联用，因金属离子可与此类西药形成络合物，而不易被胃肠道吸收，降低疗效。④含雄黄类的中成药，不能与硫酸盐、硝酸盐、亚硝酸盐及亚铁盐类西药合服，因雄黄所含硫化砷具有氧化还原性，遇上述无机盐类后即生成硫化砷酸盐沉淀物，既阻止西药的吸收，又使含雄黄类的中成药失去原有的疗效，并有导致砷中毒的可能。

[5~7] AEB 本题考查中西药不合理联用降低药物疗效列举。①含生物碱类中药的制剂如陈香露白露片、健胃片、安胃片、红灵散等，不宜与苯巴比妥联用，前者能使苯巴比妥离子化程度增强，减少肾小管的重吸收，降低血药浓度，致疗效降低。②含鞣质较多的中药及其制剂，如五倍子、地榆、诃子、石榴皮、大黄等，不可与胃蛋白酶合剂、淀粉酶、多酶片等消化酶类药物联用。因这些酶类药物的化学成分主要为蛋白质，含有肽键或酰胺键，极易与鞣质结合发生化学反应，形成氢键络合物而改变其性质，不易被胃肠道吸收，从而引起消化不良、纳呆等症状。③酸性较强的中药，如山楂、五味子、山茱萸、乌梅及中成药五味子糖浆、山楂冲剂等，不可与磺胺类药物联用。因磺胺类药物在酸性条件下不会加速乙酰化的形成，从而失去抗菌作用。

[8~10] BED 本题考查中西药不合理联用降低药物疗效列举。①含生物碱类中药的制剂，不宜与左旋多巴联用，可使左旋多巴分子迅速降解，生成无生物活性的黑色素，致疗效降低。麻黄便含生物碱。

②含有机酸的中药及其制剂与苯丙胺、罂粟碱联用，能减少肾小管对苯丙胺、罂粟碱的吸收，致疗效降低。金银花含有绿原酸和奎宁酸。③含鞣质较多的中药及其制剂，不可与维生素 B_1 或维生素 K 合用，因合用后会在体内生成难以吸收的结合物，使药效降低。诃子便属此类。

[11~14] CBDA 本题考查中西药不合理联用降低药物疗效列举。①酸性较强的中药及其制剂，不可与碱性较强的西药如氨茶碱、复方氢氧化铝、乳酸钠、碳酸氢钠等联用，因与碱性药物发生中和反应后，会降解或失去疗效。五味子便属此类。②含生物碱的中药如黄连、黄柏、川乌、附子、麻黄、延胡索和贝母类，不宜与苯丙胺联用，可产生拮抗作用，致疗效降低。③含鞣质较多的中药及其制剂，不可与索米痛（去痛片）、酚氨咖敏片（克感敏）、酚氨咖敏颗粒等同服，因同服后可产生沉淀而不易被机体吸收。地榆便属此类。④含蒽醌类的中药，如大黄、虎杖、何首乌等，不宜与碱性西药联用，因蒽醌类的化学成分在碱性溶液中易氧化失效。

[15~17] DCA 本题考查中西药合理联用降低西药不良反应列举。①柴胡桂枝汤等具有抗癫痫作用的中药复方与西药抗癫痫药联用，可减少抗癫痫药的用量及肝损害、嗜睡等副作用。②六君子汤等与抗震颤麻痹药联用，可减轻其胃肠道副作用，但也可能影响其吸收、代谢和排泄。③芍药甘草汤等与解痉药联用，在提高疗效的同时，还能消除腹胀、便秘等副作用。

[18~20] CAE 本题考查中西药不合理联用产生或增加不良反应列举。①含钙较多的中药及其制剂，如石膏、龙骨、牡蛎、珍珠、蛤壳及瓦楞子等，不可与洋地黄类药物合用，因钙离子为应激性离子，能增强心肌收缩力，抑制 Na^+，K^+ – ATP 酶活性（也可以说与强心苷有协同作用），从而增强洋地黄类药物的作用和毒性。②含汞类中药及其制剂，如朱砂、轻粉、朱砂安神丸、仁丹、紫雪散、补心丹、磁朱丸等，不能与溴化钾、三溴合剂、碘化钾、碘喉片等同服，因汞离子与溴离子或碘离子在肠中相遇后，会生成有剧毒的溴化汞或碘化汞，从而导致药源性肠炎或赤痢样大便。③含大量有机酸的中药及其制剂，不可与呋喃妥因、利福平、阿司匹林、吲哚美辛等同服，因前者能增加后者在肾脏中的重吸收，从而加重对肾脏的毒性。当归含有有机酸。

[21~24] ECAB 本题考查中西药不合理联用产生或增加不良反应列举。①含汞的中药及其制剂，

不能长期与含苯甲酸钠的咖溴合剂，或以苯甲酸钠作为防腐剂的制剂同服，因同服后可产生可溶性苯汞盐，引起药源性汞中毒。朱砂安神丸为含汞制剂。②含汞的中药及其制剂，不能与具有还原性的西药如硫酸亚铁、亚硝酸异戊酯同服，同服后能使 Hg^{2+} 还原成 Hg^+，毒性增强。③含水合型鞣质而对肝脏有一定毒性的诃子、五倍子、地榆、四季青等，以及含有这些药物的中成药，不能与对肝脏有一定毒性的西药四环素、利福平、氯丙嗪、异烟肼、依托红霉素等联用，因联用后会加重对肝脏的毒性，导致药源性肝病的发生。④含鞣质类中药如虎杖、大黄、诃子、五倍子等，不能与磺胺类西药同服，因鞣质能与磺胺类药物结合，影响磺胺的排泄，导致血及肝内磺胺药浓度增高，严重者可发生中毒性肝炎。复方新诺明为磺胺类抗菌药。

[25～28] DAEC 本题考查中西药不合理联用产生或增加不良反应列举。①含碱性成分的中药及其制剂，不能与奎尼丁同用，因其能使尿液碱化，增加肾小管对奎尼丁的重吸收，从而使排泄减少。②含碱性成分的中药及其制剂，不能与氨基糖苷类西药合用，因这些中药及其制剂能使机体对氨基糖苷类抗生素吸收增加，排泄减少，虽能提高抗生素的抗菌药力，但却增加了其在脑组织中的药物浓度，使耳毒性作用增强，从而影响前庭功能，导致暂时或永久性耳聋及行动蹒跚。硼砂属于含碱性成分中药。③含颠茄类生物碱的中药及其制剂，如曼陀罗、洋金花、天仙子、颠茄合剂等；含有钙离子的中药，如石膏、牡蛎、龙骨等，均不可与强心苷类药物联用，因颠茄类生物碱可松弛平滑肌，降低胃肠道的蠕动，与此同时也就增加了强心苷类药物的吸收和蓄积，故增加毒性。④含麻黄碱的中药及其制剂，如复方川贝精片、莱阳梨止咳糖浆、复方枇杷糖浆等，不可与强心药、降压药联用。因麻黄碱会兴奋心肌β受体、加强心肌收缩力，与洋地黄、地高辛等联用时，可使强心药的作用增强，毒性增加，易致心律失常及心衰等毒性反应，同时麻黄碱也有兴奋α受体和收缩周围血管的作用，使降压药作用减弱，疗效降低，甚至使血压失去控制，可加重高血压患者的病情。

[29～32] CBED 本题考查中西药不合理联用产生或增加不良反应列举。①含钾高的中药及制剂如萹蓄、泽泻、白茅根、金钱草、丝瓜络等，不宜与依拉普利以及保钾利尿剂螺内酯、氨苯蝶啶等合用，有引起高血钾的风险。②海藻、昆布等含碘类中药及其制剂，不宜与治疗甲状腺功能亢进症的西药联用。因

其所含的碘能促进酪氨酸的碘化，使体内甲状腺素的合成增加，不利于治疗。③含氰苷的中药，不可与巴比妥类药物如硫喷妥钠联用，可加重后者的呼吸中枢抑制作用。枇杷叶属于含氰苷的中药。④含强心苷的中药如罗布麻叶、夹竹桃等，及其制剂如复方罗布麻片等，不宜与噻嗪类利尿药合用，利尿药可使机体失钾，增加心脏对强心苷的敏感性，导致不良反应增强。

[33～36] DACB 本题考查中西药不合理联用产生或增加不良反应列举。①含乙醇的中成药如各种药酒等，不可与对乙酰氨基酚同服，因同用后二者的代谢产物对肝脏损害严重，有些患者对此类药极为敏感，从而可引起肝坏死及急性肾衰竭。②含乙醇的中成药如各种药酒等，不可与抗组胺类药如氯苯那敏等联用，因同用后能增强对中枢神经系统的抑制，导致熟练技能障碍、困倦等不良反应等。③含乙醇的中成药如各种药酒等，不可与胰岛素及磺脲类降糖西药同用或同服。因联用后会导致严重的低血糖，或头晕、呕吐，严重者可出现昏睡等酪酊反应，甚至出现不可逆性神经系统症状等。④含乙醇的中成药如各种药酒等，不可与硝酸甘油等扩张血管类西药同用，因所含乙醇对交感神经和血管运动中枢有抑制作用，致使心肌收缩力减弱，血管扩张，从而与硝酸甘油的扩张血管作用产生协同作用，导致血压明显降低。

[37～40] CCAE 本题考查含西药组分的中成药。①金羚感冒片含有的西药组分是**阿司匹林**、马来酸氯苯那敏、**维生素C**。②强力感冒片含有的西药组分是对乙酰氨基酚。③重感灵片含有的西药组分是马来酸氯苯那敏、**安乃近**。

[41～44] BDAE 本题考查含西药组分的中成药。①复方感冒灵片含有的西药组分是对乙酰氨基酚、马来酸氯苯那敏、咖啡因。②重感灵片含有的西药组分是安乃近、马来酸氯苯那敏。③新复方大青叶片含有的西药组分是对乙酰氨基酚、异戊巴比妥、咖啡因、维生素C。④感冒清片含有的西药组分是对乙酰氨基酚、马来酸氯苯那敏、盐酸吗啉胍。

[45～48] EADC 本题考查含西药组分的中成药。①清开灵注射液的功效为清热解毒，化痰通络，醒神开窍。用于热病，神昏，中风偏瘫，神志不清；急性肝炎、上呼吸道感染、肺炎、脑血栓形成、脑出血见上述证候者。②牛黄消炎灵胶囊的功效为清热解毒，镇静安神。用于气分热盛，高热，烦躁；上呼吸道感染、肺炎、气管炎见上述证候者。③清开灵口服液的功效为清热解毒，镇静安神。用于外感风热时

毒、火毒内盛所致高热不退、烦躁不安、咽喉肿痛、舌质红绛、苔黄、脉数者；上呼吸道感染、病毒性感冒、急性化脓性扁桃体炎、急性咽炎、急性气管炎、高热等病证属上述证候者。④贯黄感冒颗粒的功效为辛凉解表，宣肺止咳。用于风热感冒，发热恶风，头痛鼻塞，咳嗽痰多。

[49~52] DAEB　本题考查含西药组分的中成药。①清开灵口服液含有的西药组分为猪去氧胆酸、黄芩苷。②止咳宝片含有的西药组分为氯化铵。③良园枇杷叶膏仅含有的西药组分为盐酸麻黄碱。④牛黄消炎灵胶囊含有的西药组分为盐酸小檗碱。

[53~56] EACD　本题考查含西药组分的中成药。①良园枇杷叶膏的功效为清热化痰，宣肺止咳。用于外感风热、肺气失宣所致的风热咳嗽，症见发热、咳嗽、痰黄、气促。②止咳宝片的功效为宣肺祛痰，止咳平喘。用于外感风寒所致的咳嗽、痰多清稀、咳甚而喘；慢性支气管炎、上呼吸道感染见上述证候者。③痰咳清片的功效为清肺化痰，止咳平喘。用于痰热阻肺所致的胸闷咳嗽、痰多黄稠；急、慢性气管炎，支气管哮喘见上述证候者。④海珠喘息定片的功效为宣肺平喘，止咳化痰。用于痰浊阻肺，肺气不降所致的咳嗽、咳痰、气喘；慢性支气管炎、支气管哮喘见上述证候者。

[57~60] DAEC　本题考查含西药组分的中成药。①痰咳净片的西药组分为咖啡因。②海珠喘息定片的西药组分是盐酸氯丙那林、盐酸去氯羟嗪。③咳特灵片的西药组分是马来酸氯苯那敏。④镇咳宁糖浆的西药组分是盐酸麻黄碱。

[61~64] AECD　本题考查含西药组分的中成药。①安嗽糖浆的功效为润肺化痰，止咳平喘。用于痰热阻肺，喘息气短、咳嗽痰黏、口渴咽干。②舒咳枇杷糖浆的功效为止咳祛痰。用于伤风引起的支气管炎。③清咳散的功效为清热解毒，化痰镇咳。用于痰热阻肺所致的急慢性咽喉炎、上呼吸道炎症引起的痰多咳嗽。④舒肺糖浆的功效为祛痰镇咳。用于急慢性支气管炎。

[65~68] DBBB　本题考查含西药组分的中成药。①消咳宁片的西药组分为碳酸钙。②消痰咳片的西药组分为**盐酸依普拉酮**、甲氧苄啶、磺胺林。

[69~72] CAEB　本题考查含西药组分的中成药。①咳喘膏的西药组分为盐酸异丙嗪。②清咳散的西药组分是盐酸溴己新。③镇咳宁糖浆的西药组分是盐酸麻黄碱。④野苏颗粒的西药组分是碳酸氢钠。

[73~76] BDCE　本题考查含西药组分的中成药。①复方陈香胃片的功效为行气和胃，制酸止痛。用于脾胃气滞所致的胃脘疼痛、脘腹痞满、嗳气吞酸；胃及十二指肠溃疡、慢性胃炎见上述证候者。②野苏颗粒的功效为理气调中，和胃止痛。用于气滞寒凝所致的胃脘疼痛、腹胀、嗳气。③神曲胃痛片的功效为止痛生肌，理气，健脾消食。用于胃酸过多、胃痛、消化不良、食欲不振。④复方田七胃痛片的功效为制酸止痛，理气化瘀，温中健脾，收敛止血。用于胃酸过多、胃脘痛、胃溃疡、十二指肠球部溃疡及慢性胃炎。

[77~80] DAEB　本题考查含西药组分的中成药。①溃疡宁片的西药组分为维生素U、**硫酸阿托品**、氢氯噻嗪、盐酸普鲁卡因。②珍黄胃片的西药组分为碳酸钙。③谷海生片的西药组分为呋喃唑酮、**甘珀酸钠**、盐酸小檗碱。④胃宁散的西药组分为**碳酸氢钠**、三硅酸镁。

[81~84] DCAE　本题考查含西药组分的中成药。①溃疡宁片的功效为制酸，解痉，止痛，止血，调整胃肠功能，促进溃疡面的愈合。用于胃及十二指肠溃疡。②陈香露白露片的功效为健胃和中，理气止痛。用于胃溃疡、糜烂性胃炎、胃酸过多、急慢性胃炎、肠胃神经症和十二指肠炎等。③珍黄胃片的功效为芳香健胃，行气止痛，止血生肌。用于气滞血瘀、湿浊中阻所致的胃脘胀痛、纳差、吞酸等症，以及消化性溃疡、慢性胃炎见上述证候者。④谷海生片的功效为补气健脾，行气止痛，活血和肌。用于脾虚、气滞血虚所致的胃脘胀痛、食少体倦、嗳气吞酸以及消化性溃疡等。

[85~88] CCCE　本题考查含西药组分的中成药。①陈香露白露片西药组分为**碱式硝酸铋**、碳酸氢钠、氧化镁、碳酸镁。②痢特敏片的西药组分为甲氧苄啶。

[89~92] EADB　本题考查含西药组分的中成药。①痢特敏片的功效为清热解毒，抗菌止痢。用于急性痢疾、肠炎与腹泻属湿热证者。②连蒲双清片的功效为清热解毒，燥湿止痢。用于湿热蕴结所致的肠炎、痢疾；亦用于乳腺炎、疖肿、外伤发炎、胆囊炎。③复方黄连素片的功效为清热燥湿，行气止痛，止痢止泻。用于大肠湿热，赤白下痢，里急后重或暴注下泻，肛门灼热；肠炎、痢疾见上述证候者。④消炎止痢灵片的功效为清热燥湿，抗菌消炎。用于菌痢、胃肠炎等。

[93~96] BADC　本题考查含西药组分的中成药。①消渴丸的西药组分为格列本脲。②参乌健脑胶

囊的西药组分是卵磷脂、维生素 E。③安神补脑液的西药组分是维生素 B_1。④脑力静糖浆的西药组分是甘油磷酸酯钠（50%）、维生素 B_1、维生素 B_2、维生素 B_6。

[97～100] CBED 本题考查含西药组分的中成药。①新血宝胶囊的功效是补血益气，健脾和胃。用于缺铁性贫血所致的气血两虚证。②复方酸枣仁胶囊的功效是养血安神。用于心神不安、失眠、多梦、惊悸。③力加寿片的功效是补脾益肾，滋阴养血，益智安神。用于因年老体衰出现的疲乏、心悸、失眠、健忘、尿频等症，并可用于慢性病恢复期的体质增强。④维尔康胶囊的功效是健脾固本，益气扶正，安神益智，延缓衰老。用于年老体虚、健忘、妇人脏躁、老人面色黑斑，亦可作胁痛、虚劳、久喘气短诸症的辅助治疗。

[101～104] EABD 本题考查含西药组分的中成药。①健脾生血片的西药组分是硫酸亚铁。②复方酸枣仁胶囊的西药组分是左旋延胡索乙素。③益康胶囊的西药组分是维生素 E、维生素 A。④腰肾膏的西药组分是水杨酸甲酯、盐酸苯海拉明。

[105～108] CDAB 本题考查中药注射剂不合理使用列举。①根据注射用丹参多酚酸盐的药品说明书，其单次用量为200mg，医嘱用量过大。②清开灵注射液说明书的[注意事项]注明"已确认清开灵注射液不能与硫酸庆大霉素、青霉素 G 钾、肾上腺素、间羟胺、乳糖酸红霉素、多巴胺、山梗菜碱、硫酸美芬丁胺等药物配伍使用"。③参麦注射液说明书对溶媒的使用有明确规定："静脉滴注，一次20～100ml（用5%葡萄糖注射液250～500ml稀释后应用）"。该例使用了氯化钠注射液作为溶媒稀释药物。④艾迪注射液说明书[用法用量]注明"成人一次50～100ml，加入0.9%氯化钠注射液或5%～10%葡萄糖注射液400～450ml中静脉滴注。"该例以5%葡萄糖注射液250ml配制溶剂稀释100ml艾迪注射液，溶媒用量明显不足，造成药物浓度过高。

三、综合分析选择题

1. B 本题考查西药组分的中成药。重感灵片的西药组分是马来酸氯苯那敏和安乃近。

2. A 本题考查西药组分的中成药。重感灵片的功效为解表清热，疏风止痛。用于感冒表邪未解、入里化热所致的恶寒高热、头痛、四肢酸痛、咽痛、鼻塞咳嗽。

3. E 本题考查中西药不合理联用产生不良反应

列举。含乙醇的中成药如各种药酒等，不可与镇静剂如苯巴比妥、苯妥英钠、安乃近等联用，因联用后既可产生具有毒性的醇合三氯乙醛，又能抑制中枢神经系统。

4. C 本题考查中西药不合理联用产生不良反应列举。含乙醇的中成药与安乃近等联用后既可产生具有毒性的醇合三氯乙醛，又能抑制中枢神经系统，引起呼吸困难、心悸、焦虑、面红等不良反应，严重者可致死亡。

四、多项选择题

1. ABCDE 本题考查中西药联用影响吸收。含槲皮素中药与碳酸钙、氢氧化铝、四环素、大环内酯类抗菌药等西药能形成螯合物。

2. ABCE 本题考查中西药联用影响分布。碱性中药如硼砂、红灵散、女金丹、痧气散等，能使氨基糖苷类抗生素如链霉素、庆大霉素、卡那霉素、阿米卡星等排泄减少，吸收增加，血药浓度上升，药效增加20～80倍，同时增加脑组织中的药物浓度，使耳毒性增加，造成暂时性或永久性耳聋，故长时间联用应进行血药浓度监测。

3. BCD 本题考查中西药联用协同增效列举。大山楂丸、灵芝片、癫痫宁（含马蹄香、石菖蒲、甘松、牵牛子、千金子等）与苯巴比妥联用，治疗癫痫有协同增效作用。

4. ABCDE 本题考查中西药不合理联用降低药物疗效列举。含生物碱的中药如黄连、黄柏、川乌、附子、麻黄、延胡索和贝母类。

5. ACDE 本题考查中西药不合理联用降低药物疗效列举。含有皂苷成分的中药，如人参、三七、远志、桔梗等。

6. BCDE 本题考查中西药不合理联用降低药物疗效列举。金银花、连翘、黄芩、鱼腥草等及其中成药具有较强抗菌作用，服用后在抗菌的同时，还能抑制或降低西药菌类制剂的活性。

7. ABCDE 本题考查中西药不合理联用降低药物疗效列举。含有槲皮苷和芸香苷的中药，如柴胡、桑叶、槐米、侧柏叶和山楂等，不宜与抗惊厥药硫酸镁联用，前者能水解生成槲皮素，联用后容易形成螯合物，致药物的生物利用度和疗效降低。

8. DE 本题考查中西药不合理联用降低药物疗效列举。蜂蜜、饴糖等含糖较多的中药及其制剂，不可与胰岛素、格列本脲等治疗糖尿病的西药同用，以免影响药效。

9. ABCE　本题考查中西药联用影响吸收。含鞣质较多的中药有大黄、虎杖、五倍子、石榴皮等，因此中成药牛黄解毒片（丸）、麻仁丸、七厘散等不宜与口服的红霉素、士的宁、利福平等同用，因为鞣质具有吸附作用，使这些西药透过生物膜的吸收量减少。

10. ACE　本题考查中西药联用的协同增效。黄连、黄柏与四环素、呋喃唑酮（痢特灵）、磺胺甲基异噁唑，治疗痢疾、细菌性腹泻有协同作用，常使疗效成倍提高。

11. BCD　本题考查中西药联用的协同增效。丙谷胺与甘草、白芍、冰片联合治疗消化性溃疡，有协同作用，现已制成复方丙谷胺（胃丙胺）。

12. ABC　本题考查中西药联用的协同增效。丹参注射液、黄芪注射液、川芎嗪注射液等与低分子右旋糖酐、能量合剂等同用，可提高心肌梗死的抢救成功率。

13. ABCDE　本题考查中西药联用影响吸收。中药中的某些成分如鞣质、药用炭、生物碱、果胶及金属离子等易与西药结合或吸附，特别是以固体形式口服的西药，可导致某些药物作用下降。

14. BC　本题考查含西药组分的中成药。格列本脲属于磺酰脲类降糖药，含有该成分的常见中成药包括消渴丸、消糖灵胶囊。

15. CD　本题考查中西药联用影响吸收。硼砂、煅牡蛎与阿司匹林能发生中和反应等。

16. ABC　本题考查中西药联用影响吸收。胃宁散（麦芽、龙胆、碳酸氢钠、三硅酸镁等）、复方陈香胃片（陈皮、木香、石菖蒲、大黄、碳酸氢钠、氢氧化铝等）、活胃胶囊（砂仁、小茴香、肉桂、红曲、大黄、滑石粉、碳酸氢钠、碳酸镁等）能够改变胃液酸碱度，减少弱酸性药物阿司匹林、头孢霉素的吸收，降低疗效。

17. ABCDE　本题考查中西药联用影响吸收。与含金属离子的中药如石膏、海螵蛸、自然铜、赤石脂、滑石、明矾等以及含有以上成分的中成药，如牛黄解毒片等同服时，酰胺基和多个酚羟基能与上述金属离子发生螯合反应，形成溶解度小、不易被胃肠道吸收的金属螯合物，从而降低四环素在胃肠道的吸收。

18. BCE　本题考查中西药联用影响分布。麝香、苏合香、冰片等开窍药都具有提高药物血－脑屏障通透率的作用，尤其与作用于中枢神经系统药物联用时，必要时需要监测西药血药浓度。

19. ABCDE　本题考查中西药联用影响排泄。含有机酸成分的中药如乌梅、山茱萸、陈皮、木瓜、川芎、青皮、山楂、女贞子等，与一些碱性药物如氢氧化铝、氢氧化钙、碳酸钙、枸橼酸镁、碳酸氢钠、氨茶碱、氨基糖苷类抗生素等合用时，会发生酸碱中和，加快排泄而降低或失去药效。

20. BCDE　本题考查中西药联用在药效学上的协同作用。妇科千金片、云南白药、六味地黄丸、桂枝茯苓丸等与甲硝唑联合使用治疗妇科、口腔科、皮肤科炎症性疾病，既能提高甲硝唑对疾病的治愈率，又能降低复发率及不良反应发生率，也能在一定程度上减小对甲硝唑的耐药。

21. ABCDE　本题考查中西药联用产生毒副作用。丹参注射液、刺五加注射液、注射用血栓通、丹红注射液、疏血通注射液、红花注射液可使华法林的抗凝作用增强。

22. AB　本题考查中西药联用的协同增效作用。木防己汤、茯苓杏仁甘草汤、四逆汤等与强心药地高辛等联用，可以提高疗效和改善心功能不全患者的自觉症状；木防己汤、真武汤、越婢加术汤、分消汤等与西药利尿药联用，可以增强利尿效果。

23. ABCD　本题考查中西药联用降低西药的不良反应。小青龙汤、干姜汤、柴朴汤、柴胡桂枝汤等与抗组胺药联用，可减少西药的用量和嗜睡、口渴等副作用。

24. ACD　本题考查中西药联用降低西药的不良反应。八味地黄丸、济生肾气丸、人参汤等中药与降血糖药联用，可使糖尿病患者的性神经障碍和肾功能障碍减轻。

25. ABDE　本题考查中西药联用产生不良反应列举。黄药子对肝脏有一定毒性，不可与利福平、四环素、红霉素、氯丙嗪等本身也具有肝毒性的西药联用，以免引发药源性肝病。

26. ABCD　本题考查含西药组分的中成药。精制银翘解毒片含有的西药组分是对乙酰氨基酚；强力感冒片含有的西药组分是对乙酰氨基酚；维C银翘片含有的西药组分是乙酰氨基酚、马来酸氯苯那敏、维生素C；治感佳胶囊含有的西药组分是对乙酰氨基酚、盐酸吗啉双胍、马来酸氯苯那敏。

27. CDE　本题考查含西药组分的中成药。新血宝胶囊含有的西药组分是硫酸亚铁；维血康糖浆含有的西药组分是硫酸亚铁；健脾生血片含有的西药组分是硫酸亚铁。

28. ABDE　本题考查含西药组分的中成药。脉平片含有的西药组分是维生素C、芦丁；脉络通胶囊含有的西药组分是维生素 C、碳酸氢钠；脂降宁片含有的西药组分是维生素 C、氯贝酸铝；冠通片含有的西药组分是维生素 C、异去氧胆酸。

29. ACD 本题考查含西药组分的中成药。复方五仁醇胶囊的功效为清热利胆，平肝养血，降低血清丙氨酸氨基转移酶；复方益肝灵胶囊的功效为益肝滋肾，解毒祛湿；胆益宁的功效为疏肝止痛，清热利胆。

30. BCD 本题考查含西药组分的中成药的使用注意。格列本脲可促进胰岛 B 细胞分泌胰岛素，抑制肝糖原分解和糖原异生，增加胰外组织对胰岛素的敏感性和糖的利用，可降低空腹血糖与餐后血糖。其常用量一般为每次 2.5mg，3 次/日。磺胺过敏、白细胞减少者禁用，孕妇及哺乳期妇女不宜使用，肝肾功能不全、体虚高热、甲状腺功能亢进者慎用。服用过量易致低血糖。

31. ABCD 本题考查含西药组分的中成药的使用注意。麻黄碱虽然是中药麻黄中的一个主要成分，但是两者之间功效并非等同。盐酸麻黄碱有舒张支气管、加强心肌收缩力、增强心输出量的作用，并有较强的兴奋中枢神经作用，能收缩局部血管。对于前列腺肥大者可引起排尿困难，大剂量或长期应用可引起震颤、焦虑、失眠、头痛、心悸、心动过速等不良反应。故甲状腺功能亢进症、高血压、动脉硬化、心绞痛患者应禁用含盐酸麻黄碱的中成药。

32. ACD 本题考查中成药之间的配伍应用。两种功效相似的中成药同用治疗一种病证，以起到增强疗效的协同作用。如附子理中丸与四神丸合用，可以增强温肾运脾、涩肠止泻的功效，治疗脾肾阳虚所致五更泄泻。归脾丸与人参养荣丸同用，可明显增强补益心脾、益气养血、安神止痉的功效，治疗心悸失眠、眩晕健忘。脑立清胶囊（片）与六味地黄丸合用，用于高血压证属肝肾阴虚、风阳上扰者。

33. BE 本题考查中成药之间的配伍应用。功效不同的中成药配伍同用，一药为主一药为辅，辅药提

高主药功效。例如以二陈丸燥湿化痰为主方治疗湿痰咳嗽，而脾为生痰之源，辅以平胃散同用，燥湿健脾，可明显增强二陈丸燥湿化痰之功。又如以乌鸡白凤丸为主药治疗妇女气血不足、月经失调，辅以香砂六君丸，以开气血生化之源，增强主药的养血调经之功。

34. BC 本题考查中成药之间的配伍应用。中成药配伍应用，其中一种药物能够明显抑制或消除另一种中成药的偏性或副作用。如二便不通、阳实水肿，可用峻下通水的舟车丸，但为使峻下而不伤正气，常配合四君子丸同用。又如用金匮肾气丸治疗肾虚作喘，但若久治不愈，阳损及阴，兼见咽干烦躁者，又当配麦味地黄丸、生脉散或参蛤散同用，以平调阴阳、纳气平喘，且防止金匮肾气丸燥烈伤阴，降低副作用。

35. AE 本题考查中成药之间的配伍应用。有些中成药之间的配伍应用是因为部分疾病的治疗必须采用不同治疗方法。如妇女宫冷不孕，需内服艾附暖宫丸，外贴十香暖脐膏，共奏养血调经、暖宫散寒之效；咽喉肿痛，可内服六神丸，外用冰硼散吹喉，共奏清热解毒、消肿利咽之效。

36. AB 本题考查中药注射剂的合理应用。中药注射剂具有起效迅速、生物利用度高的特点。

37. ABDE 本题考查中药注射剂的合理应用。中药注射剂可用于肌内注射、穴位注射、静脉注射或静脉滴注。

38. ABCDE 本题考查中药注射剂合理应用的基本原则。中药注射剂合理应用的基本原则包括：①选用中药注射剂应严格掌握适应证，合理选择给药途径。②辨证施药，严格掌握功能主治。③严格掌握用法用量及疗程。④严禁混合配伍，谨慎联合用药。⑤用药前应仔细询问过敏史，对过敏体质者应慎用。⑥对老人、儿童、肝肾功能异常者等特殊人群和初次使用中药注射剂的患者应慎重使用，加强监测。⑦加强用药监护。

第四节 特殊人群的中药应用

一、最佳选择题

1. C 本题考查老年人合理应用中药的原则。老年人因各脏器的组织结构和生理功能都有不同程度的退行性改变，肝肾功能、免疫功能均较成年人减低 1/3～1/2，致使血液内药物浓度较一般成年人为高，

药物半衰期亦较一般人明显延长。

2. A 本题考查老年人合理应用中药的原则。疮疡日久、大失血患者即使有表证也应慎用解表药，表虚自汗、阴虚盗汗禁用发汗力较强的解表药，实热证、津血亏虚者忌用温里药。再如羚羊解毒片有疏风、清热解毒功效，治疗外感风热效果好，用于外感

风寒者则会加重病情；而川贝止咳糖浆治疗风寒感冒咳嗽有效，若用于肺热咳嗽则会加重病情。

3. D 本题考查老年人合理服用滋补药的注意事项。如老年慢性支气管炎日久会出现肺阴虚之象宜用**西洋参**、沙参等益气养阴清热，若用红参，偏于甘温，反而使余邪复燃，病情加重。所以老年人选用补药应弄清自己的体质情况，属于哪一种证型，再根据补药的药性，合理选用，达到补而不滞，滋而不腻。

4. E 本题考查老年人合理服用滋补药的注意事项。中医讲究按季节时令使用滋补药，即"春暖平补""夏暑清补""秋燥润补""冬寒大补"。四季比较，以秋冬为佳，**尤以冬季最佳**，此季人体的阴精阳气也趋于潜藏，补益阴精阳气易于吸收而藏于体内，使体质得到增强，起到扶正固本的作用。

5. B 本题考查老年人合理应用中药的原则。由于老年人的靶器官或细胞的敏感性增强，麝香保心丸与地高辛等强心类药物联合用药时，由于麝香保心丸中所含蟾酥的基本化学结构与强心苷相似，在化学结构上有相似之处，故具有与强心苷类药物如地高辛相似的强心作用，联合应用势必会造成相同或相似功效的累加，产生拟似效应，诱发强心苷中毒，出现频发性早搏等心律失常等不良反应。

6. A 本题考查老年人合理应用中药的原则。法莫替丁片为抗溃疡抗酸药，与含有多量黄酮类成分的银杏叶制剂同时服用可产生络合效应，形成螯合物，影响疗效。

7. D 本题考查老年人合理应用中药的原则。甘草、人参、鹿茸具有糖皮质激素样作用，可以促进糖原异生，升高血糖，与降糖药二甲双胍、消渴丸、阿卡波糖和胰岛素产生拮抗作用，导致降糖效果降低。

8. A 本题考查老年人合理应用中药的原则。含有糖皮质激素样物质的中药甘草、鹿茸应避免与阿司匹林合用，防止加重对胃黏膜的损伤。

9. A 本题考查老年人合理应用中药的原则。老年人肝肾功能多有不同程度的减退或合并多器官严重疾病。因此，用药要因人而异，一般应从"最小剂量"开始。

10. D 本题考查妊娠期患者的中药应用原则和注意事项。若孕妇出现发热（因感染性疾病等原因），**体温上升** $1.5 \, ^\circ\text{C}$ **就可以导致胎儿畸形**，致畸的部位和程度与母体发热时间的长短、热度和胎龄有关，故及时用药治疗十分必要但实际使用时要尽量平衡用药对胎儿的危害和孕妇得到的潜在收益。

11. A 本题考查妊娠期患者的中药应用原则和注

意事项。《中国药典》具有法律效力，是最权威的临床用药参考文献，对妊娠禁忌用药分为禁用、忌用和慎用。

12. B 本题考查哺乳期患者的中药应用原则和注意事项。哺乳期患者应**慎用中药**。乳母服用某些中药后，药物会通过乳汁进入新生儿体内，所以应该注意哪些药物能通过母乳影响新生儿。

13. C 本题考查哺乳期患者的中药应用原则和注意事项。复方甘草口服液含阿片酊，这些药虽在乳汁中量小，但因哺乳量大，新生儿对这类药物特别敏感，故哺乳期患者应禁用。

14. B 本题考查婴幼儿患者合理应用中药的原则。小儿得病急，变化快，因此用药要及时。小儿脏腑娇嫩，对药敏感，处方要精，**用量要轻**。

15. A 本题考查婴幼儿患者合理应用中药的原则。小儿脏气清灵，对大苦、大辛、大寒、大热、攻伐和药性猛烈的药物要慎用，**宜用轻清之品**。若为风热表证，当以辛凉解散表邪，以银翘散、桑菊饮为主。对外有表邪，内有火热之发热，仍以辛凉解表。顺其大热之势清而扬之，不宜苦寒退热之品，以免闭遏邪气于里，攻伐正气；如属必用，则宜少量，中病即止。

16. D 本题考查婴幼儿患者合理应用中药的原则。小儿生机旺盛，宜饮食调理，**不宜滥用滋补之品**，否则会使机体阴阳失衡，伤及脏腑气机。过用或滥用滋补药，常常引起相关不良反应，如过服人参会引起人参滥用综合征，过服阿胶会引起火气亢盛的症状等。

17. C 本题考查婴幼儿患者合理应用中药的原则。小儿脾气不足，消化能力差，因此**应佐以健脾和胃**，消食导滞之山药、山楂、陈皮、六神曲、麦芽、鸡内金、白术等。

18. E 本题考查婴幼儿患者合理应用中药的原则。小儿体属"纯阳"，热病偏多，且肝常有余，易出现肝热抽搐、惊风之症，**宜佐凉肝定惊之品**。救治小儿疾病特别是外感病邪，出现壮热、烦躁、惊惕等症，则应在清热透解之时，佐以平肝息风之蝉蜕、钩藤、僵蚕、地龙等。

19. E 本题考查肾功能不全者用药的基本原则和注意事项。药物排泄的主要途径是**肾脏**。

20. C 本题考查肾功能不全者用药的基本原则和注意事项。内生肌酐清除率是**测定肾功能的可靠指标**，它与药物半衰期（$t_{1/2}$）呈反比关系。

21. B 本题考查易引起肾损伤的中药及其主要化

学物质。含雷公藤类中成药一般在服药数日后可出现少尿型急性肾衰。

22. A　本题考查肝功能不全者用药的基本原则和注意事项。肝脏是人体内进行解毒及药物转化和代谢的最重要器官之一，最容易遭受药物或毒物的侵袭而损及肝脏的结构和功能。

23. A　本题考查引起肝损伤的中药及其主要化学物质。苍耳子的主要毒性靶器官为肝脏，苍术苷是苍耳子的毒性成分之一。

24. E　本题考查引起肝损伤的中药及其主要化学物质。毒蛋白主要存在于一些中药的种子中，如苍耳子、蓖麻子、望江南子、相思豆等，其中蓖麻毒蛋白的作用机制是**阻断蛋白质的合成**，和相思豆毒蛋白机制相似，相思豆蛋白的毒性反应是使肝脏坏死，淋巴充血。

25. B　本题考查引起肝损伤的中药及其主要化学物质。**鞣质广泛存在于各种植物中**，一般分为缩合鞣质和可水解鞣质。研究表明，缩合鞣质的毒性较低，对肝脏无毒或只有轻度损害，而可水解鞣质的毒性较高，是直接肝脏毒，长期大量应用可引起肝小叶中央坏死、脂肪肝、肝硬化。

26. E　本题考查引起肝损伤的中药及其主要化学物质。含皂苷的中药有三七、商陆、黄药子等，**黄药子是目前公认的肝脏毒性中药**。何首乌含有蒽醌类成分如大黄素、大黄酚以及大黄素甲醚等，对肝脏细胞也能产生一定的损伤。苍耳子的主要毒性靶器官为肝脏，苍术苷是苍耳子的毒性成分之一。

27. A　本题考查引起肝损伤的中药及其主要化学物质。萜类在自然界分布广泛，种类繁多，不少萜类化合物对肝脏有明显毒副作用，但肝损伤机制还不甚明了。包括有川楝子、黄药子、艾叶等，其中**川楝子是含萜类肝脏毒性中药中最典型的一类药物**，能引起急性中毒性肝炎，出现氨基转移酶升高、黄疸、肝肿大。

二、配伍选择题

[1~3] EAB　本题考查中药引起肝损伤的防治原则。①细辛中的黄樟醚作用于人的呼吸中枢，阻止氧代谢，严重的会破坏肝细胞，引起肝中毒，但黄樟醚是一种极易挥发的物质，通过**水煎煮20~30分钟**，95%的黄樟醚会挥发掉，因此适当的煎煮方法非常重要。②本题考查中药引起肝损伤的防治原则。何首乌"九蒸九晒"后肝毒性降低。③朱砂用传统的水飞法炮制即可除去可溶性汞和游离汞，从而降低其

毒性。

[4~7] CBEA　本题考查引起肝细胞损伤的中药及其主要化学物质。①斑蝥主要含有斑蝥素、脂肪、树脂、蚁酸及色素等。其中斑蝥素具有一定的肝脏毒性，致肝细胞混浊肿胀，脂肪变性、坏死。②鱼胆对肝脏损伤的作用机制可能是胆汁毒素直接作用于肝，造成器官的损害，引起功能障碍，肝脏病理表现为肝细胞普遍水肿，部分细胞水样变性或胞浆嗜酸性增强，可见点状或灶状乃至较广泛坏死。③含铅矿物药包括铅丹、密陀僧等。铅是多亲和性毒物，作用于全身各个系统，主要损害神经、造血、消化和心血管系统，致使肝损伤。④蜈蚣含有类似蜂毒的毒性成分，即组胺样物质及溶血蛋白质，可引起溶血作用及过敏反应，对肾脏及肝脏造成损伤。

[8~10] BCD　本题考查常见对肾功能有影响的中药。①马兜铃、天仙藤、寻骨风等均含马兜铃酸，中毒可致肾小管坏死，出现面部浮肿，渐至全身水肿、尿频尿急，甚至出现急、慢性肾功能衰竭及尿毒症而死亡。②毒理实验表明，大黄素等游离蒽醌能诱导肾小管上皮细胞凋亡，具有明显的细胞毒性作用。③苍耳子含苍术苷或羧基苍术苷，可导致近端肾小管坏死、肝中心小叶坏死。

三、多项选择题

1. ABCDE　本题考查可致肝损伤的常用中成药。近年报道发生肝损伤的中成药包括复方青黛丸、壮骨关节丸、克银丸、雷公藤制剂、追风透骨丸、天麻丸、昆明山海棠片、腰痛宁胶囊、尪痹冲剂（片）、通络开痹片、复方雪莲胶囊、鼻炎康片、千柏鼻炎片、荷丹片、华佗再造丸、大活络丹等。

2. ABCDE　本题考查肝功能不全者禁用的中成药。肝功能不全者禁用的中成药包括仙灵骨葆胶囊、鼻渊片、活血壮筋丸、白蚀丸、伸筋活络丸、雷公藤片等。

3. ABDE　本题考查肝功能不全者慎用的中成药。肝功能不全者慎用的中成药包括麝香通心滴丸、通痹胶囊、小儿肺热平胶囊、心脑静片等。

4. BDE　本题考查引起肝损伤的中药及其主要化学物质。含砷矿物药包括砒石、雄黄、代赭石等，其毒性成分主要是三氧化二砷，即砒霜，其原浆毒作用可抑制含巯基酶活性，使肝脂肪变性，肝小叶中心坏死，心、肠充血，上皮细胞坏死。

5. ABCDE　本题考查引起肝损伤的中药及其主要化学物质。引起肝损伤的动物类中药包括蜈蚣、猪

胆、鱼胆、蟾酥、斑蝥等。

6. ABC 本题考查引起肝损伤的中药及其主要化学物质。萜类在自然界分布广泛，种类繁多，不少萜类化合物对肝脏有明显毒副作用，但肝损伤机制还不甚明了。包括川楝子、黄药子、艾叶等，其中川楝子是含萜类肝脏毒性中药中最典型的一类药物，能引起急性中毒性肝炎，出现氨基转移酶升高、黄疸、肝肿大。

7. ABDE 本题考查引起肝损伤的中药及其主要化学物质。毒蛋白主要存在于一些中药的种子中，如苍耳子、蓖麻子、望江南子、相思豆等，其中蓖麻毒蛋白的作用机制是阻断蛋白质的合成，和相思豆毒蛋白机制相似，相思豆蛋白的毒性反应是使肝脏坏死，淋巴充血。

8. ABCDE 本题考查引起肝损伤的中药及其主要化学物质。皂苷有局部刺激作用，有的还有溶血作用。含皂苷的中药有三七、商陆、黄药子等，黄药子是目前公认的肝脏毒性中药。人参中含有人参皂苷，桔梗中含有桔梗皂苷。

9. ABCDE 本题考查引起肝损伤的中药及其主要化学物质。有一些生物碱具有典型的肝脏毒性，如含有吡咯双烷生物碱的中草药，包括菊科的千里光属（如千里光、菊三七等）、款冬属、蜂斗菜属、泽兰属，紫草科的紫草属、天芥菜属，可引起肝细胞坏死、肝纤维化，继而发展为肝硬化。

10. BCD 本题考查肝功能不全者用药的基本原则和注意事项。肝病患者或肝功能不全者在用药治疗期间，必须动态监测肝脏功能，密切观察药物的疗效及不良反应。同时注意避免加重肝损害的诱因，如空腹状态下服药；患者在长期营养不良状态下服药；嗜酒者或饮酒后服药。

11. ABCDE 本题考查肾功能不全者慎用的中成药。肾功能不全者慎用的中成药包括麝香通心滴丸、通痹胶囊、小儿肺热平胶囊、心脑静片等。急、慢性肾脏病患者慎用牛黄解毒片。

12. ABE 本题考查肾功能不全者禁用的中成药。肾功能不全者禁用的中成药包括活血壮筋丸、白蚀丸、伸筋活络丸等。

13. BCDE 本题考查可致肾损伤的常用中成药。可致肾损伤的常用中成药包括八正散、甘露消毒丹、导赤散、口炎宁、冠心苏合丸、妇科分清丸、朱砂安神丸等。

14. ABCDE 本题考查常见对肾功能有影响的中药。含汞类：朱砂、升汞、轻粉、红粉，以及中成药

安宫牛黄丸、牛黄清心丸、朱砂安神丸、天王补心丸、安脑丸、苏合香丸、人参再造丸、大活络丸、七厘散、梅花点舌丸、一捻金（胶囊）等，均含汞元素。服用后可被水解生成2价汞离子，2价汞离子被机体吸收后迅速弥散到各个器官和组织，并可通过血–脑屏障进入脑组织，过量服用可产生各种中毒症状。泌尿系统表现为少尿、蛋白尿，严重者可致急性肾功能衰竭。

15. ABCDE 本题考查常见对肾功能有影响的中药。含砷类中药及制剂，服用后可被水解生成3价砷离子，3价砷离子对机体的毒性是多方面的，首先危害神经细胞，使中枢神经中毒，产生一系列中毒症状，临床表现有剧烈恶心、呕吐、腹痛、腹泻等消化系统症状和氨基转移酶升高、黄疸、血尿、蛋白尿等肝肾功能损害。

16. ABCE 本题考查常见对肾功能有影响的中药。引起急性肾功能衰竭的含动物类中成药有牛黄解毒片、安宫牛黄丸、蚂蚁丸、蛔虫散。

17. BCE 本题考查常见对肾功能有影响的中药。海马别名水马、马头鱼。性温、入肾经，有温肾壮阳、活血散瘀作用。提取物含雄激素，治疗肾阳不足。**煎服偶可引起皮肤紫斑、蛋白尿及肾功能减退。**

18. ABCDE 本题考查常见对肾功能有影响的中药。原国家食品药品监督管理总局公布的药品不良反应信息通报报告中具有肾毒性风险的中成药共16种，包括感冒清片（胶囊）、珍菊降压片、雷公藤制剂、维C银翘片、穿琥宁注射剂、双黄连注射剂、清开灵注射剂、莲必治注射液、含青木香的中药汤剂、冠心苏合丸、舒肝理气丸、二十五味松石丸、含广防己的中药汤剂、含朱砂莲的中药颗粒剂、感冒通（片剂）、龙胆泻肝丸。

19. ABCD 本题考查常见对肾功能有影响的中药。苍耳子含苍术苷或羧基苍术苷可导致近端肾小管坏死、肝中心小叶坏死。此外，柴胡（柴胡皂苷）、番泻叶（番泻苷）、苦杏仁（苦杏仁苷）等药物的肾毒性也主要与其苷类成分相关。大黄中含有的大黄蒽醌类成分有肾毒性。

20. BCE 本题考查常见对肾功能有影响的中药。美国"国家毒理学规划"研究显示，大黄蒽醌类成分（大黄、番泻叶、芦荟）具有潜在的肝肾毒性和致癌性。

21. ACDE 本题考查常见对肾功能有影响的中药。部分芳香类药物的肾毒性可能与其挥发油类成分相关，如土荆芥、广藿香、茵陈、艾叶等。国外文献

曾报道过患者自行服用苦艾草精油导致急性肾损伤；服用含广藿香、茵陈的患者人群发展为肾脏病终末期的概率大大增加。

22. ABCDE　本题考查常见对肾功能有影响的中药。含雷公藤类中成药有雷公藤片、雷公藤多苷片、昆明山海棠片等，剂量稍大时即可出现血尿、蛋白尿、管型尿、腰痛和肾脏叩击痛。

23. ACE　本题考查肾功能不全者用药的基本原则和注意事项。肾脏是人体重要的生命器官，具有诸多生理功能：①排泄功能：肾脏通过尿液的生成与排出，排除机体代谢终产物以及药物和毒物。②调节功能：肾脏通过调节体液渗透压、体液量和电解质浓度，维持机体酸碱平衡，维持血压。③内分泌功能：肾脏通过分泌肾素，参与动脉血压的调节；通过合成促红细胞生成素等，调节骨髓红细胞的生成，改善贫血；肾脏的 1α – 羟化酶，可使 25 – OH – D_3 转化为有活性的 $1,25 - (OH)_2 - D_3$，从而调节机体钙磷代谢；肾脏还能生成前列腺素及激肽类激素，参与局部或全身血管活动的调节。肾脏还有灭活甲状旁腺激素和胃泌素等功能。

第五节　中药药学服务发展与健康促进

一、最佳选择题

1. B　本题考查咨询环境。咨询环境的要求包括：①紧邻门诊药房或药店大堂；②药师咨询处标识：标识要清楚、位置应明确、显而易见，使患者可清晰看到咨询药师；③环境舒适：咨询环境应舒适，并相对安静，避免受外界干扰，创造一个让患者感觉信任和舒适的咨询环境。如咨询时间较长、老年患者或站立不便的患者，应请患者坐下，药师与患者面对面咨询；④适当隐秘：对大多数患者可采用柜台式面对面咨询的方式；但对某些特殊患者应单设一个比较隐蔽的咨询环境，以便为特殊患者（如计划生育、妇产科、泌尿科、皮肤性病科患者）咨询，使患者放心、大胆地提出问题；⑤必备用品：咨询台应准备药学、医学的参考资料、书籍以及面对患者发放的医药科普宣传资料。有条件的单位可以配备装有数据库的计算机及打印机，可当场打印患者所需文件。

2. A　本题考查患者合理用药教育中的服药时间。空腹服药可使药力直达病所，如《伤寒论》中的十枣汤方后注明要求清晨空腹服下。驱虫药空腹服可使药效更佳；攻积导滞药空腹服可使泻下之力更强。此外，一些**活血化瘀药**宜空腹服药。

3. C　本题考查患者合理用药教育中的服药时间。对胃肠道有刺激的药物及苦寒伤胃之药宜饭后服；健胃消食药宜**饭后服**，如保和丸、大山楂丸等。

4. B　本题考查患者合理用药教育中的服药时间。通阳利湿之鸡鸣散即宜于五更时服药，盖因水湿之邪一般多留于阳分、气分，**清晨进药**，既可借营卫之气行阳之际载药直达病所，又可因清晨人体阳气旺盛，增强药物温行水湿之力。

5. E　本题考查患者合理用药教育中的服药时间。截疟药宜于**疟疾发作前 1~2 小时服用**。

6. C　本题考查患者合理用药教育中的服用次数。**频服**：频服指少量多次，频频服用的方法。本法多用于病变在上焦者，目的是使药力能持续作用于咽喉，达到清解热邪之功。

7. E　本题考查患者合理用药教育中的服药温度。**冷服**：通常适用于解毒药、止吐药、热证药、清热祛暑药。解表药需趁热服用，服后须温覆衣被，或啜热稀粥以助发汗。

8. A　本题考查需特别提示的特殊情况。患者同时使用 2 种或 2 种以上含同一成分的药品时，或合并用药较多时，药师需特别提示。

二、配伍选择题

[1~3] CBA　本题考查患者合理用药教育的服药时间。①涩精止遗药宜**睡前服**，以便增强治疗梦遗滑精之效。②病在胸膈以上，如头痛、眩晕、目疾、咽痛等宜**饭后服**，使药力停留于上焦，便于发挥药效。③制酸药宜**饭前服**，以减少胃酸分泌，增强对胃黏膜的保护。

[4~6] CDE　本题考查患者合理用药教育的服药温度。①一般汤剂均适宜**温服**，对于丸、散、胶囊、片剂等固体剂型，除有特殊规定外，通常用温开水送服。温服一方面可和胃益脾，避免损伤脾阳，如补益类的汤药以及散寒的当归四逆汤等；另一方面可减轻药物对胃肠道的刺激，如乳香、没药、瓜蒌仁等。②治疗寒证用热药宜**热服**，这也体现出治寒以热的用药思路。③如患者出现真寒假热之证应热药**冷服**，以防患者格药。

三、综合分析选择题

1. D　本题考查患者合理用药教育的服药时间。天王补心丹作为治疗失眠的药品，为增强其治疗作用，应在**睡前服用**。

2. A　本题主要患者合理用药教育的考查服药方式。天王补心丹作为浓缩丸剂通常直接**以温开水送服**。

四、多项选择题

1. ABCDE　本题考查用药咨询服务的方式。用药咨询服务的方式包括：窗口（或柜台）咨询、电话咨询、网络咨询、专题讲座及其他科普资源，如药师通过药讯，制作合理用药图片、宣传手册、简报、光盘等方式进行用药教育。

2. BCDE　本题考查医师用药咨询。执业药师可从以下几个方面向医师提供**用药咨询服务**：新药信息、合理用药信息、药品不良反应、药物相互作用和禁忌证。

3. ABCDE　本题考查需要特殊提示的情形和特别注意的问题。需特别提示的特殊情况包括：①患者同时使用2种或2种以上含同一成分的药品时；或合并用药较多时。②当患者用药后出现不良反应时；或既往曾发生过不良反应事件。③当患者依从性不好时；或患者认为疗效不理想，或剂量不足以有效时。④病情需要，处方中配药剂量超过规定剂量时（需医师双签字）。处方中用法用量与说明书不一致，或非药品说明书中所指示的用法、用量、适应证时。⑤患者正在使用的药物中有配伍禁忌或配伍不当时（如有明显配伍禁忌时应第一时间联系该医师以避免纠纷的发生）。⑥第一次使用该药的患者。⑦近期药品说明书有修改（如商品名、适应证、剂量、有效期、贮存条件、药品不良反应）。⑧患者所用的药品近期发现严重或罕见的不良反应。⑨使用含有毒中药或有毒成分药品的患者。⑩同一种药品有多种适应证或用药剂量范围较大或剂量接近阈值时。⑪药品被重新分装，而包装的标识不清晰时。⑫使用需特殊贮存条件的药品时；或使用临近有效期药品时。

4. ABDE　本题考查中药处方点评的意义。无论是医疗机构的药师，还是零售药店的药师，积极开展中药处方点评意义重大：有利于发挥药学人员在药物使用过程中的作用与责任；有利于提升中药治疗水平，提高医疗质量；有利于处方或用药医嘱以及调剂工作的规范，防范发生与用药有关的错误；有利于提

高患者对医院和医务人员信任度，提高患者用药依从性，改善医患关系与构建和谐社会；有利于降低医疗费用，节约医疗卫生资源。

5. BCD　本题考查中成药点评的形式及要求。中成药点评医疗机构门急诊抽样率一般不少于总处方量的1‰，且每月点评总处方数不少于100张；病房（区）抽样量按出院患者病历数抽取医嘱单，抽取率应不少于1%，且每月点评出院病例绝对数不少于30份。处方点评工作要有完整、准确的书面记录和报告。

6. ABDE　本题考查中成药点评的形式及要求。中药饮片点评门急诊中药饮片处方抽查率不少于中药饮片总处方量的0.5%，每月点评处方绝对数不少于100张，不足100张的全部点评；病房（区）中药饮片处方抽查率（按出院病历数计）不少于5%，且每月点评出院病历绝对数不少于30份，不足30份的全部点评。处方点评工作要有完整、准确的书面记录和报告。

7. ABCDE　本题考查中药处方点评的结果。可以判定为用药不适宜处方的情况包括：①适应证不适宜；②遴选的药品不适宜；③药品剂型或给药途径不适宜；④无正当理由不首选国家基本药物；⑤用法、用量不适宜；⑥联合用药不适宜；⑦重复给药；⑧有配伍禁忌或者不良相互作用；⑨其他用药不适宜情况。

8. ABCD　本题考查中药处方点评的结果。可以判定为超常处方的情况包括：①无适应证用药；②无正当理由开具高价药；③无正当理由超说明书用药；④无正当理由为同一患者同时开具2种以上药理作用相同药物。

9. ABCDE　本题考查药学监护服务。药师对患者开展药学监护的要点包括用药方案合理性的评估、用药方案疗效监护、药品不良反应监护、药物治疗过程监护、患者依从性监护、药物基因检测及治疗药物监测等结果进行解读等。

10. BCDE　本题考查居家药学服务。居家药学服务内容至少包括：①评估居家患者药物治疗需求，如使用的药品中是否含有需使用特殊给药途径的药品和/或高警示药品、最近是否有较大用药调整、家中是否余药较多并存在过期用药风险等。药师应当依据评估结果，与居家患者共同制定药学服务计划；②对于用药种数多的患者，药师可协助整理和制作用药清单；③居家患者对所用药物有疑问时，药师宜提供用药咨询服务；④药师应当了解居家患者的用药依从

性，进行药物的使用目的、用法用量、注意事项等用药教育；⑤药师可指导有需要的居家患者清理家庭药箱，关注家中药品的有效期、性状和贮存条件等，对居家患者进行药品整理、分类存放、过期或变质药品清理提供服务指导等；⑥药师对居家患者所用药品的常见不良反应进行询问和筛查；⑦药师通过对居家患者所用药品的整理，判断是否存在药物相互作用；⑧在访视中发现居家患者存在药物治疗问题，药师应及时与家庭医生沟通，由家庭医生确定是否需要调整药物治疗方案。

第十三章 中药用药安全

第一节 中药安全应用和药物警戒

一、最佳选择题

1. B 本题考查中药药物安全性的认识。医药的毒性分级思想在中医药理论形成之初就已逐步产生并持续发展。如现存最早的本草著作《神农本草经》将药物按照功效及毒性分为上、中、下三品："上药一百二十种，为君，主养命以应天，无毒，多服、久服不伤人；中药一百二十种为臣，主养性以应人，无毒有毒，斟酌其宜；下药一百二十五种为佐使，主治病以应地，多毒，不可久服。"魏晋时期的《名医别录》，首次将中药分为大毒、有毒、小毒三个等级。明代《本草纲目》则将毒性中药分为大毒、有毒、小毒、微毒四个等级。清代对药物的分级进一步细化，如汪昂《本草易读》将毒性中药分为了大毒、有毒、小毒、微毒、微有小毒五个等级。

2. C 本题考查中药药物安全性的认识。中药妊娠禁忌思想由来已久，魏晋时期的《本草经集注》专设了堕胎药项，并载药41种。

3. A 本题考查中药药物安全性的认识。《中华本草》将毒性中药分为极毒、大毒、有毒、小毒四个等级，《中药大辞典》将毒性中药分为剧毒、大毒、有毒、小毒、微毒五个等级，《中国药典》则规定毒性中药分为大毒、有毒、小毒三个等级。

二、配伍选择题

[1～3] BEA 本题考查毒性分级思想。①上药一百二十种，为君，主养命以应天，无毒，多服、久服不伤人。②中药一百二十种，为臣，主养性以应人，无毒有毒，斟酌其宜。③下药一百二十五种，为佐使，主治病以应地，多毒，不可久服。

三、多项选择题

1. ABCDE 本题考查中药药物警戒与中药不良反应。中药药物警戒是指与中药用药安全性相关的一切科学研究与活动。中药药物警戒的内容包括中药临床用药安全性研究、中药的不良反应监测、中药毒理学研究，以及中药上市前后的安全性监测和再评价、中药安全使用的科普宣传活动等。

2. ABCDE 本题考查传统中医药对药物安全性的认识。我国传统中医药对药物安全性的认识主要包括配伍禁忌、妊娠禁忌、毒性分级、中毒解救及炮制减毒思想等。

第二节 中药不良反应

一、最佳选择题

1. B 本题考查中药药物不良反应的基本类型。苦杏仁主要成分为苦杏仁苷，含量约为3%，治疗量的苦杏仁苷在体内消化分解后会产生少量的氢氰酸，对呼吸中枢呈轻度的抑制作用，从而达到止咳平喘的疗效，但是当大剂量服用时，产生的大量氢氰酸能够抑制细胞内的呼吸循环，使细胞内的氧化反应停止，形成"细胞内窒息"组织缺氧，由于中枢神经系统对缺氧最为敏感，故脑部首先受到损害，**呼吸中枢麻痹常为氰化物中毒致死的原因。**

2. E 本题考查常见中药品种的不良反应。蓖麻子中毒不良反应的救治：①用1∶4000高锰酸钾或2%～3%药用炭洗胃，口服5mg酒石酸锑钾催吐，用50%硫酸镁或硫酸钠导泻。而后口服牛奶、蛋清、冷米汤等保护胃黏膜。②对症治疗：如有惊厥，可给予镇静剂苯巴比妥钠或水合氯醛等。**故应先洗胃后给予对症治疗，以防呕吐物呛入呼吸道。**

3. C 本题考查中药药物不良反应的临床表现。中药引起肝损害的临床表现：主要为全身表现和急性肝损害。全身表现为纳差、乏力、恶心、厌油腻、尿黄等症状及皮肤、巩膜黄染等体征，也可有肝区疼痛、肝脏压痛、肝肿大。

4. A 本题考查中药药物不良反应的药物相关因素。四川布拖作为附子的道地产区，其附子的总生物碱和双酯型生物碱含量最高。

5. A 本题考查中药药物不良反应的临床使用因素。大多数中药不良反应的发生，都与超剂量使用有关，如肉桂过量会发生血尿，麻黄过量出现心率加快、血压升高、心律失常等。

6. A 本题考查中药药物不良反应的报告范围和程序。药品生产、经营企业和医疗机构发现或者获知新的、严重的药品不良反应时应当在 15 日内报告，**其中死亡病例须立即报告**；其他药品不良反应应当在 30 日内报告。有随访信息的，应当及时报告。

7. A 本题考查中成药的不良反应。鼻炎宁颗粒的常见不良反应表现包括过敏性休克、全身过敏反应、皮疹。本患者的不良反应为过敏性休克，遂最可能导致此现象发生的是鼻炎宁颗粒。

8. E 本题考查中药注射剂的不良反应。生脉注射液不良反应的表现包括：①全身表现为发热、寒战、过敏性休克、过敏样反应等；②呼吸系统主要表现为呼吸困难、胸闷、憋气、喉头水肿等；③心血管系统主要表现为发绀、心律失常、高血压等；④皮肤及其附件损害主要表现为皮疹、剥脱性皮炎等。

二、配伍选择题

[1~4] DAED 本题考查中药药物不良反应。①药物的**过敏反应**本质上是一种病理性免疫反应，过敏反应的发生机制往往与药物的药理作用和剂量大小无关，因而往往难以预料。中药引起的变态反应包括多种类型，如五味子、白芍、当归、丹参等可引起荨麻疹；如**蟾酥、苍耳子、蓖麻子可引起剥脱性皮炎**。②**副作用**是药物的固有反应，其发生机制往往是因为一种药物具有多种功效，治病时通常只利用其中一二种作用，而其他的作用就会成为副作用。例如临床利用大黄逐瘀通经的功效治疗瘀血肿痛，其泻下攻积的功效就会导致腹泻。③药物的**后遗作用**指停止用药后遗留下来的生物学效应。遗留的效应分可逆和不可逆两种情况，如长期大量服用关木通造成的肾损害，就

是不可逆的，无法恢复。

[5~8] CAEB 本题考查常见中药品种的不良反应。①雷公藤甲素可损伤内皮细胞，致毛细血管通透性增加，部分蛋白成分漏出至肾小球囊，刺激壁层上皮细胞增生，若长期服用或剂量过大可能导致肾功能衰竭。②香加皮所含强心苷类化合物，表现为选择性地作用于心脏：刺激延髓呕吐中枢，引起胃肠道反应；**抑制窦房结，并直接抑制心脏房室传导组织**；抑制 Na^+, K^+ – ATP 酶，促使心肌细胞内 K^+ 大量丢失，增加心肌兴奋性，提高异位节律点（如房室结）自律性，引起心律失常，甚至室颤；抑制脑细胞氧的利用；减少肾脏血流量。③鸦胆子一般认为其毒性成分主要存在于水溶性的苦味成分中，鸦胆子苷、双氢鸦胆子苷是水溶性的苦味成分，可能也是鸦胆子的主要毒性成分。其水溶性苦味成分为剧烈的细胞原浆毒，**对中枢神经有抑制作用，对肝肾实质有损害作用**，并能使内脏动脉显著扩张，引起出血。其脂肪油对皮肤和黏膜有强烈的刺激性。④白矾的中毒机制主要为含金属离子的硫酸根电解质经口服后导致的消化道灼烧样症状（硫酸根对胃肠道黏膜以及吸收入血后所接触的血细胞和器官组织等均有腐蚀性），以及高血钾导致的心律失常等，严重者可休克致死。

三、多项选择题

1. ABCDE 本题考查中药药物不良反应的基本类型。与药物剂量有关的中药不良反应包括药物的副作用、毒性作用，以及继发反应、首剂效应、后遗作用等。

2. ABCDE 本题考查常见中药品种的不良反应。细辛中毒时，常可出现头痛、呕吐、出汗、口渴、烦躁不安、面赤、呼吸急促、脉数、瞳孔散大，体温血压均升高；个别出现心慌、气短、胸闷，动则加重，窦性心动过速及双下肢水肿等急性心力衰竭症状，或精神紧张、失眠、胆小易惊、心悸、濒死感、面色萎黄灰暗，多发性阵发性窦性心动过速等心律失常伴自主神经紊乱等。严重者可出现牙关紧闭、角弓反张、意识不清、四肢抽搐、尿闭，最后因呼吸麻痹而死亡。

3. ABCDE 本题考查中成药的不良反应。壮骨关节丸的不良反应表现：皮疹、瘙痒、恶心、呕吐、腹痛、腹泻、胃痛、血压升高、肝损害。在不良反应的报告中，胆汁淤积型肝炎例数有一定比例。

4. ABCDE 本题考查常见中药品种的不良反应。苍耳子不良反应的表现包括：①消化系统：恶心、呕

吐，腹痛、腹泻，重者可见黄疸、肝肿大、消化道出血等。②神经系统：头痛、头晕等。③循环系统：胸闷、心慌气短、血压下降、心律失常、房室传导阻滞等。④呼吸系统：呼吸困难、呼吸节律不整、肺水肿

等。⑤泌尿系统：水肿、少尿、尿闭、血尿、尿失禁、肾功能异常、急性肾功能衰竭等。⑥其他：见于报道的还有血小板减少性紫癜、神经性水肿、声哑、喉头水肿、喉梗塞等。

第三节　中药用药错误

配伍选择题

[1～4] DAEB　本题考查用药错误分级标准。①根据用药错误分级标准，差错造成患者暂时性伤害，需要采取处置措施属于 E 级。可归纳为发生差错，且造成患者伤害。②根据用药错误分级标准，客观环境或条件可能引发差错（差错隐患）属于 A 级。可归纳为差错未发生。③根据用药错误分级标准，差错导致患者死亡属于 I 级。可归纳为发生差错，造成患者死亡。④根据用药错误分级标准，发生差错但未发给患者，或已发给患者但未使用属于 B 级。可归纳为发生差错，未造成伤害。

第四节　医疗用毒性中药的中毒反应和基本救治原则

一、最佳选择题

1. E　本题考查医疗用毒性中药的中毒反应和基本救治原则。含乌头类药物的中成药包括追风丸、追风透骨丸、三七伤药片、附子理中丸、金匮肾气丸、木瓜丸、小金丸、风湿骨痛胶囊、祛风止痛片、祛风舒筋丸、正天丸、右归丸等。

2. B　本题考查医疗用毒性中药的中毒反应和基本救治原则。含马钱子的中成药包括九分散、山药丸、舒筋丸、疏风定痛丸、伤科七味片等。

3. D　本题考查医疗用毒性中药的中毒反应和基本救治原则。含蟾酥的中成药包括六神丸、六应丸、喉症丸、梅花点舌丸、麝香保心丸、麝香通心滴丸等。

4. B　本题考查医疗用毒性中药的中毒反应和基本救治原则。含雄黄的中成药包括牛黄解毒丸（片）、六神丸、喉症丸、安宫牛黄丸、牛黄清心丸、牛黄镇惊丸、牛黄抱龙丸、牛黄至宝丸、追风丸、牛黄醒消丸、紫金锭（散）、六应丸、梅花点舌丸等。

5. A　本题考查医疗用毒性中药的中毒反应和基本救治原则。含朱砂、轻粉、红粉的中成药包括牛黄清心丸、牛黄抱龙丸、抱龙丸、朱砂安神丸、天王补心丸、安脑丸、苏合香丸、人参再造丸、安宫牛黄丸、牛黄千金散、牛黄镇惊丸、紫雪散、梅花点舌丸、紫金锭（散）、磁朱丸、更衣丸、复方芦荟胶囊。

6. C　本题考查医疗用毒性中药的中毒反应和基本救治原则。雄黄主要成分含二硫化二砷，此外还含

有少量三氧化二砷。砷盐毒性较大，进入体内后，蓄积和分布于体内各组织，主要分布在肝、肾、脾等内脏及指甲、毛发等部位。砷对机体的毒性作用是多方面的，首先危害神经细胞，使中枢神经中毒，产生一系列中毒症状，并直接影响毛细血管通透性。也可使血管舒缩中枢麻痹，而导致毛细血管扩张，并可引起肝、肾、脾、心脏等血管的脂肪变性和坏死。

二、配伍选择题

[1～3] CAE　本题考查医疗用毒性中药的中毒反应和基本救治原则。①蟾酥及含蟾酥的中成药的中毒表现：循环系统表现为胸闷、心律失常、脉缓慢无力、心电图显示房室传导阻滞等。严重时面色苍白、口唇发绀、四肢厥冷、大汗虚脱、血压下降、休克，甚至心搏骤停而死亡。消化系统表现为恶心呕吐、腹痛、腹泻等。②乌头类药物的中毒表现：神经系统表现为口舌、四肢及全身麻木，头痛，头晕，精神恍惚，语言不清或小便失禁，继而四肢抽搐、牙关紧闭、呼吸衰竭等。循环系统表现为心悸气短、心律失常、血压下降、面色苍白、口唇发绀、四肢厥冷等。消化系统表现为流涎、恶心、呕吐、腹痛、腹泻、肠鸣音亢进等。③含朱砂、轻粉、红粉的中成药的中毒表现：消化系统表现为恶心呕吐、腹痛腹泻、口中有金属味、流涎、口腔黏膜充血、牙龈肿胀溃烂等。泌尿系统表现为少尿、蛋白尿，严重者可发生急性肾功能衰竭。

[4～7] DBCA　本题考查医疗用毒性中药的中毒反应和基本救治原则。①含朱砂、轻粉、红粉的中

成药中毒后的解救措施包括：清除毒物，如催吐、洗胃、导泻、输液，服用牛奶、蛋清等；也可用二巯基丙醇类、硫代硫酸钠等解毒；纠正水液代谢和电解质紊乱，抗休克、肾透析等对症治疗；甘草、绿豆煎汤饮，或以土茯苓煎汤饮。②马钱子及含马钱子的中成药中毒后的解救措施包括：患者需保持安静，避免声音、光线刺激（因外界刺激可引发惊厥、痉挛），吸氧；清除毒物，洗胃、导泻；较大量的静脉输液，以加快排泄。对症治疗，痉挛时可静脉注射苯巴比妥钠 $0.2 \sim 0.3g$；肉桂煎汤或甘草煎汤饮服。③蟾酥及含蟾酥的中成药中毒后的解救措施包括：清除毒物，如洗胃、灌肠、导泻、较大量静脉输液；服用蛋清、牛奶保护胃黏膜并大量饮水或浓茶；对症治疗，如注射阿托品，服用颠茄合剂等；甘草、绿豆煎汤饮用，或以生姜捣汁、鲜芦根捣汁内服。④乌头类药物中毒后的解救措施包括：清除毒物，在无惊厥及严重心律失常情况下，反复催吐、洗胃。肌内注射阿托品 $0.5 \sim 1.0mg$，根据病情可注射数次；如未见症状改善或出现阿托品毒性反应，可改用利多卡因静脉注射或静脉滴注；对呼吸衰竭、昏迷及休克等垂危患者，酌情对症治疗；绿豆、甘草、生姜、蜂蜜等煎汤内服。

三、综合分析选择题

1. D　本题考查医疗用毒性中药的中毒反应和基本救治原则。雄黄及含雄黄的中成药的中毒表现：①消化系统表现为口腔咽喉干痛、烧灼感，口中有金属味，流涎，剧烈恶心呕吐、腹痛腹泻，严重时类似霍乱。②各种出血症状，如吐血、咯血、眼结膜充血、鼻衄、便血、尿血等。③肝肾功能损害而引起氨基转移酶升高、黄疸、血尿、蛋白尿等。④严重者因心力衰竭、呼吸衰竭而死亡。⑤长期接触可引起皮肤过敏，出现丘疹、疱疹、痤疮样皮疹等。

2. A　本题考查西药组分的中成药。雄黄及含雄黄的中成药中毒的原因：①超量服用。②饮雄黄酒易致中毒。

3. D　本题考查医疗用毒性中药的中毒反应和基本救治原则。雄黄及含雄黄的中成药中毒的解救措施包括：①清除毒物，如催吐、洗胃、导泻、输液，服用牛奶、蛋清、豆浆、药用炭等吸附毒物，保护黏膜，必要时可应用二巯基丙醇类。②纠正水液代谢和电解质紊乱，抗休克、肾透析等对症治疗。③甘草、绿豆煎汤饮用，也可用中医对症治疗。